中华医学百科全书

军事与特种医学

激光与微波医学防护学

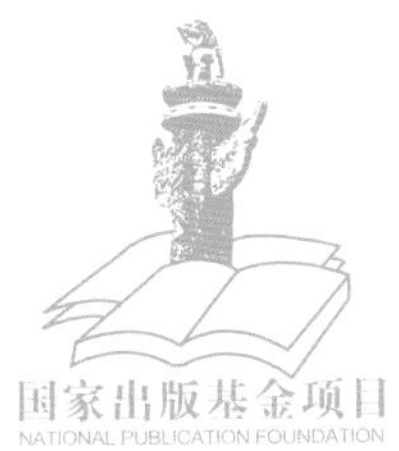

中国协和医科大学出版社
北 京

图书在版编目（CIP）数据

中华医学百科全书·激光与微波医学防护学 / 胡向军主编. —北京：中国协和医科大学出版社，2021.6
ISBN 978-7-5679-1735-4

Ⅰ. ①中… Ⅱ. ①胡… Ⅲ. ①激光技术—应用—医药学—辐射防护 ②微波技术—应用—医药学—辐射防护 Ⅳ. ①R

中国版本图书馆 CIP 数据核字（2021）第 086672 号

中华医学百科全书·激光与微波医学防护学

主　　编：胡向军
编　　审：谢　阳
责任编辑：李亚楠

出版发行：中国协和医科大学出版社
（北京市东城区东单三条 9 号　邮编 100730　电话 010-6526 0431）
网　　址：www.pumcp.com
经　　销：新华书店总店北京发行所
印　　刷：北京雅昌艺术印刷有限公司

开　　本：889×1230　1/16
印　　张：11.25
字　　数：330 千字
版　　次：2021 年 6 月第 1 版
印　　次：2021 年 6 月第 1 次印刷
定　　价：258.00 元

ISBN 978-7-5679-1735-4

（凡购本书，如有缺页、倒页、脱页及其他质量问题，由本社发行部调换）

《中华医学百科全书》编纂委员会

刘华生　刘志刚　刘克良　刘更生　刘迎龙　刘建勋　刘胡波
刘树民　刘昭纯　刘俊涛　刘洪涛　刘献祥　刘嘉瀛　刘德培
闫永平　米玛　米光明　安锐　祁建城　许媛　许腊英
那彦群　阮长耿　阮时宝　孙宁　孙光　孙皎　孙锟
孙少宣　孙长颢　孙立忠　孙则禹　孙秀梅　孙建中　孙建方
孙建宁　孙贵范　孙洪强　孙晓波　孙海晨　孙景工　孙颖浩
孙慕义　严世芸　苏川　苏旭　苏荣扎布　杜元灏　杜文东
杜治政　杜惠兰　李飞　李方　李龙　李东　李宁
李刚　李丽　李波　李勇　李桦　李鲁　李磊
李燕　李冀　李大魁　李云庆　李太生　李曰庆　李玉珍
李世荣　李立明　李永哲　李志平　李连达　李灿东　李君文
李劲松　李其忠　李若瑜　李泽坚　李宝馨　李建初　李建勇
李映兰　李思进　李莹辉　李晓明　李凌江　李继承　李森恺
李曙光　杨凯　杨恬　杨勇　杨健　杨硕　杨化新
杨文英　杨世民　杨世林　杨伟文　杨克敌　杨甫德　杨国山
杨宝峰　杨炳友　杨晓明　杨跃进　杨腊虎　杨瑞馥　杨慧霞
励建安　连建伟　肖波　肖南　肖永庆　肖培根　肖鲁伟
吴东　吴江　吴明　吴信　吴令英　吴立玲　吴欣娟
吴勉华　吴爱勤　吴群红　吴德沛　邱建华　邱贵兴　邱海波
邱蔚六　何维　何勤　何方方　何绍衡　何春涤　何裕民
余争平　余新忠　狄文　冷希圣　汪海　汪静　汪受传
沈岩　沈岳　沈敏　沈铿　沈卫峰　沈心亮　沈华浩
沈俊良　宋国维　张泓　张学　张亮　张强　张霆
张澍　张大庆　张为远　张世民　张永学　张华敏　张宇鹏
张志愿　张丽霞　张伯礼　张宏誉　张劲松　张奉春　张宝仁
张建中　张建宁　张承芬　张琴明　张富强　张新庆　张潍平
张德芹　张燕生　陆华　陆林　陆小左　陆付耳　陆伟跃
陆静波　阿不都热依木·卡地尔　陈文　陈杰　陈实　陈洪
陈琪　陈楠　陈薇　陈士林　陈大为　陈文祥　陈代杰
陈尧忠　陈红风　陈志南　陈志强　陈规化　陈国良　陈佩仪
陈家旭　陈智轩　陈锦秀　陈誉华　邵蓉　邵荣光　武志昂
其仁旺其格　范明　范炳华　林三仁　林久祥　林子强　林江涛
林曙光　杭太俊　郁琦　欧阳靖宇　尚红　果德安
明根巴雅尔　易定华　易著文　罗力　罗毅　罗小平　罗长坤
罗颂平　帕尔哈提·克力木　帕塔尔·买合木提·吐尔根

图门巴雅尔　岳伟华　岳建民　金　玉　金　奇　金少鸿　金伯泉
金季玲　金征宇　金银龙　金惠铭　周　兵　周永学　周光炎
周灿全　周良辅　周纯武　周学东　周宗灿　周定标　周宜开
周建平　周建新　周春燕　周荣斌　周福成　郑一宁　郑志忠
郑金福　郑法雷　郑建全　郑洪新　郑家伟　郎景和　房　敏
孟　群　孟庆跃　孟静岩　赵　平　赵　群　赵子琴　赵中振
赵文海　赵玉沛　赵正言　赵永强　赵志河　赵彤言　赵明杰
赵明辉　赵耐青　赵临襄　赵继宗　赵铱民　赵靖平　郝　模
郝小江　郝传明　郝晓柯　胡　志　胡大一　胡文东　胡向军
胡国华　胡昌勤　胡晓峰　胡盛寿　胡德瑜　柯　杨　查　干
柏树令　柳长华　钟翠平　钟赣生　香多·李先加　段　涛
段金廒　段俊国　侯一平　侯金林　侯春林　俞光岩　俞梦孙
俞景茂　饶克勤　施慎逊　姜小鹰　姜玉新　姜廷良　姜国华
姜柏生　姜德友　洪　两　洪　震　洪秀华　洪建国　祝庆余
祝蔯晨　姚永杰　姚克纯　姚祝军　秦　川　袁文俊　袁永贵
都晓伟　晋红中　栗占国　贾　波　贾建平　贾继东　夏照帆
夏慧敏　柴光军　柴家科　钱传云　钱忠直　钱家鸣　钱焕文
倪　健　倪　鑫　徐　军　徐　晨　徐云根　徐永健　徐志云
徐志凯　徐克前　徐金华　徐建国　徐勇勇　徐桂华　凌文华
高　妍　高　晞　高志贤　高志强　高金明　高学敏　高树中
高健生　高思华　高润霖　郭　岩　郭小朝　郭长江　郭巧生
郭宝林　郭海英　唐　强　唐向东　唐朝枢　唐德才　诸欣平
谈　勇　谈献和　陶广正　陶永华　陶芳标　陶·苏和　陶建生
黄　钢　黄　峻　黄　烽　黄人健　黄叶莉　黄宇光　黄国宁
黄国英　黄跃生　黄璐琦　萧树东　梅　亮　梅长林　曹　佳
曹广文　曹务春　曹建平　曹洪欣　曹济民　曹雪涛　曹德英
龚千锋　龚守良　龚非力　袭著革　常耀明　崔　蒙　崔丽英
庾石山　康　健　康廷国　康宏向　章友康　章锦才　章静波
梁　萍　梁显泉　梁铭会　梁繁荣　谌贻璞　屠鹏飞　隆　云
绳　宇　巢永烈　彭　成　彭　勇　彭明婷　彭晓忠　彭瑞云
彭毅志　斯拉甫·艾白　葛　坚　葛立宏　董方田　蒋力生
蒋建东　蒋建利　蒋澄宇　韩晶岩　韩德民　惠延年　粟晓黎
程　伟　程天民　程仕萍　程训佳　童培建　曾　苏　曾小峰
曾正陪　曾学思　曾益新　谢　宁　谢立信　蒲传强　赖西南
赖新生　詹启敏　詹思延　鲍春德　窦科峰　窦德强　赫　捷

蔡　威	裴国献	裴晓方	裴晓华	廖品正	谭仁祥	谭先杰
翟所迪	熊大经	熊鸿燕	樊飞跃	樊巧玲	樊代明	樊立华
樊明文	樊瑜波	黎源倩	颜　虹	潘国宗	潘柏申	潘桂娟
薛社普	薛博瑜	魏光辉	魏丽惠	藤光生	B · 吉格木德	

《中华医学百科全书》学术委员会

盛志勇　　康广盛　　章魁华　　梁文权　　梁德荣　　彭名炜　　董　怡
程天民　　程元荣　　程书钧　　程伯基　　傅民魁　　曾长青　　曾宪英
温　海　　裘雪友　　甄永苏　　褚新奇　　蔡年生　　廖万清　　樊明文
黎介寿　　薛　森　　戴行锷　　戴宝珍　　戴尅戎

《中华医学百科全书》工作委员会

军事与特种医学

总主编

孙建中　　原中国人民解放军军事医学科学院

军事与特种医学编纂办公室

主　任

刘胡波　　原中国人民解放军军事医学科学院卫生勤务与医学情报研究所

副主任

吴　东　　原中国人民解放军军事医学科学院卫生勤务与医学情报研究所

学术秘书

王庆阳　　中国人民解放军军事科学院军事医学研究院卫生勤务与血液研究所

本卷编委会

主　编

胡向军　　中国人民解放军军事科学院军事医学研究院辐射医学研究所

副主编

彭瑞云　　中国人民解放军军事科学院军事医学研究院辐射医学研究所

王长振　　中国人民解放军军事科学院军事医学研究院辐射医学研究所

康宏向　　中国人民解放军军事科学院军事医学研究院辐射医学研究所

钱焕文　　原中国人民解放军军事医学科学院放射与辐射医学研究所

杨国山　　原中国人民解放军军事医学科学院放射与辐射医学研究所

学术委员

李传胪　　原国防科技大学光电科学与工程学院高功率微波技术研究所

王德文　　原中国人民解放军军事医学科学院放射与辐射医学研究所

编　委（以姓氏笔画为序）

王水明　　原中国人民解放军军事医学科学院放射与辐射医学研究所

王长振　　中国人民解放军军事科学院军事医学研究院辐射医学研究所

王玉芝　原中国人民解放军军事医学科学院放射与辐射医学研究所
王丽峰　中国人民解放军军事科学院军事医学研究院辐射医学研究所
王嘉睿　中国人民解放军军事科学院军事医学研究院辐射医学研究所
左红艳　中国人民解放军军事科学院军事医学研究院辐射医学研究所
乔思默　中国人民解放军军事科学院军事医学研究院毒物药物研究所
刘　琦　中国人民解放军军事科学院军事医学研究院辐射医学研究所
李　扬　中国人民解放军军事科学院军事医学研究院辐射医学研究所
李　翔　原中国人民解放军军事医学科学院放射与辐射医学研究所
杨在富　中国人民解放军军事科学院军事医学研究院辐射医学研究所
杨国山　原中国人民解放军军事医学科学院放射与辐射医学研究所
吴振宇　原中国人民解放军军事医学科学院放射与辐射医学研究所
邹　勇　中国人民解放军军事科学院军事医学研究院辐射医学研究所
张　静　中国人民解放军军事科学院军事医学研究院辐射医学研究所
陈　鹏　原中国人民解放军军事医学科学院放射与辐射医学研究所
周红梅　中国人民解放军军事科学院军事医学研究院辐射医学研究所
赵　黎　中国人民解放军军事科学院军事医学研究院辐射医学研究所
赵雪龙　中国人民解放军军事科学院军事医学研究院辐射医学研究所
胡向军　中国人民解放军军事科学院军事医学研究院辐射医学研究所
钱焕文　原中国人民解放军军事医学科学院放射与辐射医学研究所
高荣莲　原中国人民解放军军事医学科学院放射与辐射医学研究所
康宏向　中国人民解放军军事科学院军事医学研究院辐射医学研究所
梁　洁　中国人民解放军军事科学院军事医学研究院辐射医学研究所
彭瑞云　中国人民解放军军事科学院军事医学研究院辐射医学研究所
焦路光　中国人民解放军军事科学院军事医学研究院辐射医学研究所

前　言

《中华医学百科全书》终于和读者朋友们见面了！

古往今来，凡政通人和、国泰民安之时代，国之重器皆为科技、文化领域的鸿篇巨制。唐代《艺文类聚》、宋代《太平御览》、明代《永乐大典》、清代《古今图书集成》等，无不彰显盛世之辉煌。新中国成立后，国家先后组织编纂了《中国大百科全书》第一版、第二版，成为我国科学文化事业繁荣发达的重要标志。医学的发展，从大医学、大卫生、大健康角度，集自然科学、人文社会科学和艺术之大成，是人类社会文明与进步的集中体现。随着经济社会快速发展，医药卫生领域科技日新月异，知识大幅更新。广大读者对医药卫生领域的知识文化需求日益增长，因此，编纂一部医药卫生领域的专业性百科全书，进一步规范医学基本概念，整理医学核心体系，传播精准医学知识，促进医学发展和人类健康的任务迫在眉睫。在党中央、国务院的亲切关怀以及国家各有关部门的大力支持下，《中华医学百科全书》应运而生。

作为当代中华民族“盛世修典”的重要工程之一，《中华医学百科全书》肩负着全面总结国内外医药卫生领域经典理论、先进知识，回顾展现我国卫生事业取得的辉煌成就，弘扬中华文明传统医药璀璨历史文化的使命。《中华医学百科全书》将成为我国科技文化发展水平的重要标志、医药卫生领域知识技术的最高“检阅”、服务千家万户的国家健康数据库和医药卫生各学科领域走向整合的平台。

肩此重任，《中华医学百科全书》的编纂力求做到两个符合。一是符合社会发展趋势：全面贯彻以人为本的科学发展观指导思想，通过普及医学知识，增强人民群众健康意识，提高人民群众健康水平，促进社会主义和谐社会构建。二是符合医学发展趋势：遵循先进的国际医学理念，以“战略前移、重心下移、模式转变、系统整合”的人口与健康科技发展战略为指导。同时，《中华医学百科全书》的编纂力求做到两个体现：一是体现科学思维模式的深刻变革，即学科交叉渗透/知识系统整合；二是体现继承发展与时俱进的精神，准确把握学科现有基础理论、基本知识、基本技能以及经典理论知识与科学思维精髓，深刻领悟学科当前面临的交叉渗透与整合转化，敏锐洞察学科未来的发展趋势与突破方向。

作为未来权威著作的“基准点”和“金标准”，《中华医学百科全书》编纂过程中，制定了严格的主编、编者遴选原则，聘请了一批在学界有相当威望、具有较高学术造诣和较强组织协调能力的专家教授（包括多位两院院士）担任大类主编和学科卷主编，确保全书的科学性与权威性。另外，还借鉴了已有百科全书的编写经验。鉴于《中华医学百科全书》的编纂过程本身带有科学研究性质，还聘请了若干科研院所的科研管理专家作为特约编审，站在科研管理的高度为全书的顺利编纂保驾护航。除了编者、编审队伍外，还制订了详尽的质量保证计划。编纂委员会和工作委员会秉持质量源于设计的理念，共同制订了一系列配套的质量控制规范性文件，建立了一套切实可行、行之有效、效率最优的编纂质量管理方案和各种情况下的处理原则及预案。

《中华医学百科全书》的编纂实行主编负责制，在统一思想下进行系统规划，保证良好的全程质量策划、质量控制、质量保证。在编写过程中，统筹协调学科内各编委、卷内条目以及学科间编委、卷间条目，努力做到科学布局、合理分工、层次分明、逻辑严谨、详略有方。在内容编排上，务求做到“全准精新”。形式“全”：学科“全”，册内条目“全”，全面展现学科面貌；内涵“全”：知识结构“全”，多方位进行条目阐释；联系整合“全”：多角度编制知识网。数据“准”：基于权威文献，引用准确数据，表述权威观点；把握“准”：审慎洞察知识内涵，准确把握取舍详略。内容“精”：“一语天然万古新，豪华落尽见真淳。”内容丰富而精练，文字简洁而规范；逻辑“精”：“片言可以明百意，坐驰可以役万里。”严密说理，科学分析。知识“新”：以最新的知识积累体现时代气息；见解“新”：体现出学术水平，具有科学性、启发性和先进性。

《中华医学百科全书》之“中华”二字，意在中华之文明、中华之血脉、中华之视角，而不仅限于中华之地域。在文明交织的国际化浪潮下，中华医学汲取人类文明成果，正不断开拓视野，敞开胸怀，海纳百川般融入，润物无声状拓展。《中华医学百科全书》秉承了这样的胸襟怀抱，广泛吸收国内外华裔专家加入，力求以中华文明为纽带，牵系起所有华人专家的力量，展现出现今时代下中华医学文明之全貌。《中华医学百科全书》作为由中国政府主导，参与编纂学者多、分卷学科设置全、未来受益人口广的国家重点出版工程，得到了联合国教科文等组织的高度关注，对于中华医学的全球共享和人类的健康保健，都具有深远意义。

《中华医学百科全书》分基础医学、临床医学、中医药学、公共卫生学、军事与特种医学和药学六大类，共计 144 卷。由中国医学科学院/北京协和医学院牵头，联合军事医学科学院、中国中医科学院和中国疾病预防控制中心，带动全国知名院校、科研单位和医院，有多位院士和海内外数千位优秀专家参加。国内知名的医学和百科编审汇集中国协和医科大学出版社，并培养了一批热爱百科事业的中青年编辑。

回览编纂历程，犹然历历在目。几年来，《中华医学百科全书》编纂团队呕心沥血，孜孜矻矻。组织协调坚定有力，条目撰写字斟句酌，学术审查一丝不苟，手书长卷撼人心魂……在此，谨向全国医学各学科、各领域、各部门的专家、学者的积极参与以及国家各有关部门、医药卫生领域相关单位的大力支持致以崇高的敬意和衷心的感谢！

《中华医学百科全书》的编纂是一项泽被后世的创举，其牵涉医学科学众多学科及学科间交叉，有着一定的复杂性；需要体现在当前医学整合转型的新形式，有着相当的创新性；作为一项国家出版工程，有着毋庸置疑的严肃性。《中华医学百科全书》开创性和挑战性都非常强。由于编纂工作浩繁，难免存在差错与疏漏，敬请广大读者给予批评指正，以便在今后的编纂工作中不断改进和完善。

刘德培

凡　例

一、《中华医学百科全书》（以下简称《全书》）按基础医学类、临床医学类、中医药学类、公共卫生类、军事与特种医学类、药学类的不同学科分卷出版。一学科辑成一卷或数卷。

二、《全书》基本结构单元为条目，主要供读者查检，亦可系统阅读。条目标题有些是一个词，例如“激光波长”；有些是词组，例如“激光危害防护”。

三、由于学科内容有交叉，会在不同卷设有少量同名条目。例如《针灸学》《激光与微波医学防护学》都设有“激光针灸”条目。其释文会根据不同学科的视角不同各有侧重。

四、条目标题上方加注汉语拼音，条目标题后附相应的外文。例如：

jīguāng lǐliáo
激光理疗（laser physiotherapy）

五、本卷条目按学科知识体系顺序排列。为便于读者了解学科概貌，卷首条目分类目录中条目标题按阶梯式排列，例如：

激光损伤效应 ……………………………………………………………

　激光眼损伤效应 ………………………………………………………

　　眼的激光光学特性 …………………………………………………

　　激光辐射眼损伤机制 ………………………………………………

　　激光角膜损伤效应 …………………………………………………

　　激光辐射晶状体损伤效应 …………………………………………

六、各学科都有一篇介绍本学科的概观性条目，一般作为本学科卷的首条。介绍学科大类的概观性条目，列在本大类中基础性学科卷的学科概观性条目之前。

七、条目之中设立参见系统，体现相关条目内容的联系。一个条目的内容涉及其他条目，需要其他条目的释文作为补充的，设为“参见”。所参见的本卷条目的标题在本条目释文中出现的，用蓝色楷体字印刷；所参见的本卷条目的标题未在本条目释文中出现的，在括号内用蓝色楷体字印刷该标题，另加“见”字；参见其他卷条目的，注明参见条所属学科卷名，如“参见□□□卷”或“参见□□□卷□□□□”。

八、《全书》医学名词以全国科学技术名词审定委员会审定公布的为标准。同一概念或疾病在不同学科有不同命名的，以主科所定名词为准。字数较多，释文中拟用简称的名词，每个条目中第一次出现时使用全称，并括注简称，例如：甲型病毒性肝炎（简称甲肝）。个别众所周知的名词直接使用简称、缩写，例如：B超。药物名称参照《中华人民共和国药典》2020年版和《国家基本药物目录》2018年版。

九、《全书》量和单位的使用以国家标准GB 3100—1993《国际单位制及其应用》、GB/T 3101—1993《有关量、单位和符号的一般原则》及GB/T 3102系列国家标准为准。援引古籍或外文时维持原有单位不变。必要时括注与法定计量单位的换算。

十、《全书》数字用法以国家标准GB/T 15835—2011《出版物上数字用法》为准。

十一、正文之后设有内容索引和条目标题索引。内容索引供读者按照汉语拼音字母顺序查检条目和条目之中隐含的知识主题。条目标题索引分为条目标题汉字笔画索引和条目外文标题索引，条目标题汉字笔画索引供读者按照汉字笔画顺序查检条目，条目外文标题索引供读者按照外文字母顺序查检条目。

十二、部分学科卷根据需要设有附录，列载本学科有关的重要文献资料。

目　录

jīguāng yīxué fánghùxué

激光医学防护学（science of medical protection against laser）

研究激光对组织的损伤效应、规律、作用机制及其有效防护方法的学科。通过研究阐明激光与组织相互作用规律，明确激光的安全危害，制定安全应用标准，发展有效的防护技术与手段，以保护人员安全。

发展简史 光波是波长<1mm的电磁波，激光是受激辐射放大的光。激光的理论基础始于1917年，爱因斯坦在量子理论的基础上提出一个崭新的概念：在物质与辐射场的相互作用过程中，构成物质的原子或分子可以在光子的激励下产生光子的受激辐射或吸收。受激辐射的光子与激励光子具有相同的频率、方向、相位和偏振。20世纪50年代初，美国的汤斯（Charles H. Townes）、苏联的巴索夫（Nikolai G. Basov）等提出利用原子、分子的受激辐射放大电磁波的概念。1960年7月，美国的梅曼发明了第一台激光器。

激光在现代科学和技术领域产生了重大而深远的影响。以半导体量子阱激光器和光纤器件为基础的信息光电技术成为信息技术的基础之一，宽带光纤传输成为信息基础设施的骨干网络，光纤接入网也成为信息设施的神经末梢连接信息终端；光子技术和微电子技术、微机械技术交叉融合形成微光机电技术；激光切割、焊接、清洗、打标等技术在工业加工领域得到广泛应用，与工业机器人结合为制造业提供了先进、精密、灵巧、环保的加工手段；激光光谱分析和激光雷达技术为环境保护和污染检测提供有力手段；激光在军事领域具有极其重要的应用，包括激光制导、反导弹、反卫星、反无人机、侦察、通信、致盲、致眩等；激光已深入到生物医学的各个领域，解决了许多生物医学难题，如：眼科激光白内障治疗、视网膜治疗、角膜成形矫正视力等，激光光镊成为细胞融合、转基因、染色体操作的精准高效工具等。

激光的利弊几乎从诞生之日即为并存。1960年诞生激光，1961年就在外科手术中用于杀灭视网膜肿瘤。随着激光功率的逐步增加，其潜在危害越来越大，随着激光的应用日益广泛，其危害范围也越来越大，意外损伤事故发生的概率越来越高，激光危害的医学防护越来越受重视。美国在1973年颁布ANZI·Z136《激光器的安全使用》条例第一版，表明对激光的危害及其安全使用形成了比较系统的认知，标志着激光医学防护学的初步形成。

研究内容 激光具有方向性好、亮度高等特点，易造成生物组织损伤，尤其是视网膜损伤。可见波段激光经过眼球聚焦后，到达视网膜的功率密度是角膜表面的数万倍至数十万倍，极低功率激光即可导致视网膜永久性损伤，如激光指示笔引起的视网膜误伤事故经常发生。激光的安全危害极大，不容忽视。

激光作用的靶器官 最主要靶器官是眼。眼球是光敏感器官，各部分组织都可能被激光损伤，损伤的特点和规律与激光波长密切相关。紫外激光和波长>1 900nm的红外激光能被含水组织强烈吸收，主要损伤角膜和晶状体；可见波段激光能穿透角膜、房水、晶状体、玻璃体等直达视网膜，并且由于视网膜位于晶状体汇聚光线的焦平面，损伤阈值极低；波长760～1 900nm的红外线能部分穿透角膜、房水、晶状体、玻璃体等组织到达视网膜，在功率密度足够强的条件下可以导致途经的各部分组织损伤，但因其能量吸收部位分散，损伤阈值远高于可见激光。

皮肤也是激光作用的主要靶器官。激光损伤皮肤的主要作用机制是热效应和光化学效应。皮肤被激光照射后，根据损伤程度不同出现红斑、白斑、烧焦斑，较轻的红斑属于可逆损伤，经过数秒至数十分钟后一般可自行消退；白斑和烧焦斑属于组织凝固坏死，甚至组织炭化、汽化，病理检查可见不同深度的凝固坏死灶，表皮细胞界限不清晰，细胞核皱缩，有的细胞有空泡，激光能量密度大的可见全层皮肤破溃，坏死区与正常皮肤界限清楚。损伤斑愈合后，留下光滑的瘢痕，瘢痕上并长出比正常区少的新汗毛。

激光的安全危害 最主要是眼的危害。首先，眼组织的损伤阈值最低，最容易受到伤害；其次，神经细胞再生和修复甚难，其受损不仅无自行修复可能，而且缺乏有效治疗手段，可致永久性器质损伤和功能缺失。

皮肤暴露于体表也容易受到激光损伤，但其损伤阈值相对较高，且皮肤有较强的自我修复能力，预后良好，不会形成严重的功能缺失。激光对皮肤的危害远小于对眼的危害。

研究范围和方法 激光医学防护学研究包括：组织对激光的反射、散射、透射、折射、吸收等规律；激光组织损伤的阈值及量效关系；激光组织损伤的机制；激光损伤组织的修复规律；激光对组织的安全危害；降低激光危害保护组织安全的物理防护方法、技术、器材；促进激光损伤组织修复的医学救治方法、技术；激光安全防护标准的制定；激光安全防护措施；安全防护教育。其中激光组织损伤的阈值及量效关系研究是激光医学防护学的核心内容，是激光安全危害评估和开展激光安全应用的基础。

激光对眼和皮肤的损伤研究 研究激光辐射眼和皮肤损伤机制和相应的防护措施，不同激光波长、不同发射方式和不同照射剂量激光对眼和皮肤的危害及其影响因素，激光对眼和皮肤的损伤阈值和激光防护照射限值，激光辐射对人眼的意外损伤事故和安全教育，用最先进的仪器设备和技术开展激光生物学效应研究，为激光医学防护提供生物学依据。

激光防护器材和装备研究 针对常用激光和最新研制的各类激光器件及武器装备，以及不同人群和激光作业环境，开展不同防护材料和防护器材的研究，包括激光防护镜、防护面罩、防护窗、防护服等，常用激光防护材料有对激光波长选择性衰减的光学玻璃、光学塑料，对波长和光强敏感的非线性光学材料等，国内外已对多种防护器材开展研究，其防护机制不同，采用的技术方法也不同。有利用光的干涉原理对特定激光波长进行衰减的镀介质膜反射型防护镜、在光学玻璃或光学塑料中掺杂对特定激光波长或某激光波段吸收衰减的无机或有机染料的吸收型防护镜、利用光学全息技术制作的光栅衍射型的全息防护镜、镜片结构中充盈特定化学溶液的光化学反应型防护镜、偏振方向互相垂直的两偏振片与带电极的透明陶瓷片及光电二极管构成的光电型偏振防护镜、利用反饱和吸收原理的 C_{60} (fullerenes) 或阴丹士林（indanthrene）等高分子有机材料制成的非线性激光防护镜，以及变色微晶玻璃型激光防护镜、光学开关型激光防护镜、像差激光防护镜等。为应对激光武器装备和反恐应激的需要，已开展复合型多波长多功能激光防护镜和激光探测告警一体化的光电对抗激光防护器材研究。

激光防护器材的测试评价 激光防护器材性能及其防护效果是人眼或光电传感器（武器装备）免受激光损伤的关键，为保证防护器材达到所要求的防护性能指标，并为激光防护器材的设计、定型生产、装备及安全使用提供必要的性能保证与评价依据，使之符合国家和军队相应的防护标准要求。对激光防护器材性能进行测试评价是必不可少的工作，国内外相关组织机构已建立了激光安全防护的评价体系，中国军队相关计量部门已研究并建立了激光防护镜检定的标准装置和相应的测试评价方法，对国内外数十种不同型号或不同类型的激光防护装备和防护器材防护性能进行测试评价，以及对不同激光作业环境和场地进行激光安全测试评价。测试的主要防护性能参数包括表征对特定波长激光衰减程度的光密度、表明防护镜片透射可见光能力（视物能力）的光透射比（可见光透过率）、防护镜片的非均匀性、激光入射角度对光密度的影响、激光偏振方向对光密度的影响、防护镜的非对称性、紫外辐射透射比，以及防护镜的损伤阈值、雾度、棱镜偏差、光焦度、视野、防护镜的结构性能和环境适应性能等。

激光辐射的安全控制 为了避免或减少激光辐射危害，需对激光工作人员提供必要的安全保障和防护措施，依据激光对人体健康危害的生物学机制，根据国内外相关的激光安全防护标准和技术法规，以及激光器安全使用特点，采取必要的激光器辐射危害的安全控制方法和医学防护措施。主要的激光防护内容包括：激光器研制、生产和使用单位应采取有效的激光防护措施，如佩戴激光防护镜，穿防护服，加装激光防护窗或防护罩；在工程控制防护技术方面，要保证其工程结构上的安全性，如设置钥匙控制开关、安全联锁及遥控装置、警告标志、发射警告装置、光束衰减器或终止器、定位控制器等；并给出详细的用户资料及功率/能量校准说明，使用人员需采用科学且安全有效的操作规程和激光照射剂量，包括对激光照射功率、能量、照射时间，以及聚焦光斑的控制。对激光医务工作者来说，需提供临床激光安全操作指南，给出激光外科手术、激光物理治疗、激光血管内照射，以及眼科、内镜、显微手术等多种疾病激光治疗的照射剂量范围。同时，激光工作人员必须熟悉和正确使用激光器制造厂商所提供的激光危害控制技术和操作规范，如激光安全联锁、钥匙开关、警告标志、光束衰减器等防护装置，保护人眼和皮肤不受伤害，并加强由激光加工或激光手术而产生的吸入性有害物质或不良气体的防护，激光工作室必须制定切实可行的激光安全使用守则。军用激光器材通常配备具有一定放大倍率的望远镜、观瞄镜、炮队镜、潜望镜等光学仪器。光学聚焦作用可使目镜出瞳处的激光辐照量或辐照度增加数倍或数十倍，导致对

人眼的危害程度加重、危害距离增大，损伤因素增多。因此，需对该类激光器材加装适当的防护镜片或联动防护装置。

激光安全防护标准的制定 激光安全防护标准是为保障人员健康安全、促进激光技术发展和保证激光产品安全性能而制定的一套强制性的技术法规，其性质属强制执行的标准，集中反映出激光安全防护领域内的科研成果和技术水平，有利于国家和军队的检查人员从技术上进行监督和检察，有利于企业和研究部门进行管理，也有利于操作人员进行安全操作。国际与国内的标准化组织都在致力于激光辐射安全防护标准的研究制定。中国已先后制定了激光安全防护相关国家标准和国家军用标准，相关标准规定了军用激光器危害评价及分类方法、人眼和皮肤照射限值、不同危害类别及不同使用环境下激光辐射危害控制和防护措施，并对安全防护测量提出原则性要求。这些系列化的激光安全防护标准包含了激光安全防护工作所需要的主要内容，已被相关部门和人员广泛采用，取得明显的社会效益、军事效益和经济效益。

激光安全防护教育 激光的安全防护对于从事激光工作和有可能受激光辐射的所有人员都是十分重要的，缺乏安全防护知识往往容易造成激光伤害事故的发生。加强对激光辐射安全防护教育，使相关人员掌握激光安全防护知识是十分必要的。教育内容应包括激光技术基础知识、激光辐射对人员健康的危害、激光器危害评价及控制方法、激光对眼和皮肤的照射限值的要求及其意义、激光辐射防护监测和规避基本方法、常用激光辐射防护措施、激光防护器材的基本原理和防护性能等。

与邻近学科的关系 激光医学防护学涉及多个学科和技术领域，其关系较为密切的学科和相关技术：激光技术、激光医学、激光生物学、激光医学计量、激光安全防护标准、激光防护器材、激光防护器材的测试评价。例如：激光技术的发展涉及新型激光器的研制，其激光波长、脉冲宽度、重复频率、发射方式、作用目标，应用对象和配套设施均不相同，需要相应的激光防护器材和防护措施进行安全保障；激光医学和激光生物学的研究内容包括激光眼和皮肤的损伤阈值和照射限值等，为激光防护器材的性能指标、选型和研制提供数据和生物学依据；激光医学计量和激光安全防护标准能够为激光防护器材的性能提供计量保障和标准要求；激光防护器材和防护性能的测试评价能够为激光防护提供实用性装备和性能保障。

应用和有待解决的重要课题 防护设备与技术方面，由于采用传统的单一技术原理制成的激光防护器材很难同时对各种激光武器装备和新型高功率激光实现多功能和多波长防护。为此设计或提出了许多基于两种或多种技术原理的综合性方案，包括为了适应不同应用目标和不同激光作业环境的需要，正在发展对多波长激光、核闪光、低速弹片、微波等多因素危害的综合探测告警与防护装置。能有效阻断激光而对普通光有高透过性的新材料、新技术是目前需要重视和解决的问题。

激光损伤救治方面，无论是眼损伤还是皮肤损伤，尚缺乏有针对性的特效治疗药物，尤其是视网膜损伤预后较差，会导致永久性器质性变化和功能缺陷。需要解决的重要课题是发展针对性强的激光损伤治疗药物与技术，对于激光视网膜损伤，干细胞与基因治疗是最具希望的方向。

（康宏向）

jīguāng shēngwùxué jīchǔ

激光生物学基础（foundation of laser biology）

激光生物学学科所特有的各门基础医学学科知识。激光作用于生物体后产生的物理、化学或生物学反应，包括热效应、压强效应、光化学效应、电磁场效应和生物刺激效应 5 种。激光生物效应是研究激光生物学的基础，它运用现代自然科学和工程技术的原理与方法，从工程学的角度，在多层次上研究人体结构、功能及其相互关系，揭示生命现象，为防病治病提供新的技术手段。

激光生物效应机制 激光在均匀媒质中沿直线传播。但动物和人体组织中除眼屈光介质外几乎都是一种致密的非均匀的混浊光学介质，所以吸收和散射是激光在组织传输过程中的主要形式，且为多次吸收和散射，这决定了激光在组织中的分布。生物组织表面缺乏光滑的界面，除了部分潮湿组织表面外，在生物组织表面被反射的光多为漫反射。

激光具有波长、功率、能量、相干性、偏振性、振荡方式、模式等特征参数，生物组织的密度、弹性、热导率、比热容、热扩散率、反射率、吸收率、色素、含水量、血流量、不均匀性、层次结构等各不相同，对激光照射反应也不同，所以激光对生物的作用是由许多复杂因素所决定。

生物体的主要成分是水，约占生物体重量的 70%。水对红外光有着很强的吸收带，若在这些软组织上照射红外光，可以高效地将光能转换成热量。蛋白质对紫外光表现出很强的吸收。激光在生物组织内传输过程中，除了吸收，还会发生散射。散射是入射光的频率与组织内粒子的固有频率不匹配所致。激光与生物分子的相互作用决定于激光波长和分子能级结构。对于紫外区，由于光子能量太大，不能为分子所吸收或储存，但能破坏酶，诱发基因突变等。对于红外区，由于光子能量太小，只能使分子发生振动，转动能级的跃迁，使系统加热。对于近紫外光，可见光直到近红外光，则可引起大部分在生命过程中至关重要的光化学过程。

激光生物效应种类 ①热效应：激光生物学中最重要的一个效应。机制有两种：吸收生热和碰撞生热。红外光照射生物组织时由于红外光子的能量小，被生物分子吸收后，不能产生电子能级跃迁，只能转变为生物分子的振动能和转动能，即增强了生物分子的热运动，称为吸收生热。可见光和紫外光照射生物组织时，由于可见光子和紫外光子的能量较大，被生物分子吸收后，分子多由基态跃迁到激发态。激发态分子很不稳定，可通过与周围分子的碰撞，将多余的能量转换为周围分子的动能，加快了分子的热运动，称为碰撞生热。②光化学效应：一个处于基态的分子吸收足够大能量的光子后，受激跃迁到激发态，在它从激发态返回基态，但不返回其原来分子能量状态的弛豫过程中，多出来的能量消耗在它自身的化学键断裂或形成新键上，发生的原初光化学反应。在原初光化学反应过程中形成的产物大多数极不稳定，它们继续进行化学反应直至形成稳定的产物，这种光化反应称为继光化学反应。这两种化学反应组成了一个完整的光化反应过程。这一过程大致可以分为光致分解、光致氧化、光致聚合及光致敏化4种类型。③压强效应：有两种。一种是激光本身的辐射压力所形成的压强；另一种是激光作用于生物组织以后所形成的气流反冲击，内部汽化压、热膨胀、超声压和电致收缩所造成的压强。④电磁场效应：因为激光是电磁波，激光与生物组织的作用实质上是电磁场与生物组织的作用。生物组织吸收激光能量，可近似地把生物组织当作单相水溶液，可能发生两种现象：如果能量密度超过某一定阈值，就会产生蒸发并伴随机械波；若能量密度低于该阈值，就会产生机械波而无蒸发。另外，激光可通过电场和生物物质起作用，发生电致收缩、自聚焦、自俘获及受激布里渊散射等现象，这些现象可伴机械效应。⑤生物刺激效应：激光照射生物组织，不对生物组织直接造成不可逆损伤，而只产生某种与超声波、针灸、艾灸等机械的和热的物理因子所获得的生物刺激相似的效应。这种生物效应是低功率激光的结果，弱激光的生物效应取决于激光的波长、能量、脉冲宽度和生物组织的分子结构等。弱激光对生物的调节作用已在分子、细胞水平和组织、整体器官水平分别得到一些实验验证。

激光生物效应影响因素 激光作用于生物体产生的生物学效应，不仅取决于激光器的种类、波长、照射方式等诸因素，也决定于受辐照生物组织的性质。

激光器参数 ①波长：可见激光和红外激光产生热效应，紫外激光产生光化学作用，使化学键断裂。②聚焦程度：光斑的大小，可直接决定反应程度。如用 CO_2 激光原光束或聚焦照射，产生汽化效应；用散焦照射可达温热或凝固效应。③工作方式：连续激光对组织作用基本上是热效应；而脉冲激光当峰值功率较高脉宽较小时，还有不可忽视的压力作用。④作用时间：激光对组织作用时间越长，影响也越大。其次还有相干性、模式、偏振性等因素的影响。

组织生物性质 包括生物体所含色素、含水量、血流量、不均匀性、层次结构等。生物组织色素和水含量的多少是决定激光在组织中分布的重要因素。①色素：不论何种激光，色素含量多的组织比色素含量小的组织吸收光能多，色素和激光为互补色的组织，对该激光吸收最多，黑皮肤比白皮肤吸收激光要多。皮肤表层包含有黑色素，生物组织中所含的色素基本上是血色素。②含水量：生物组织含水比例相当高，水对不同波长光吸收的多少，决定了不同波长的激光在组织中穿透深度。吸收系数小，光可穿透至较深的位置；吸收系数大，光都被组织表层的水分所吸收，穿透较浅（图1）。③机械密度（密度、弹性等）：如组织密度高，激光治疗时需要的功率密度就大。④热学性质（比热、热容量、热导率、热扩散率等）：组织的热扩散率高，则激光对组织的刺激和损伤就小。此外，还有电学性质（阻抗、介电常数等）、声学性质（声阻、声吸收率等）等。

组织光学特性 组织光学性质包括反射率、透射率、吸收系数、散射系数等。组织内光的分

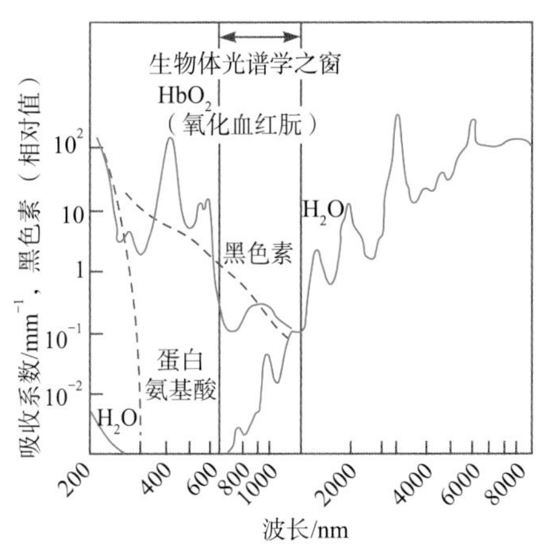

图1　组织吸收系数与波长的关系

布规律以及光辐射与组织的相互作用，与生物组织的光学性质有关。反射率越高，组织反应越小；激光对组织的吸收率越高，能量相对集中在很薄的一层组织上，则反应程度越大，穿透越浅；透射率越高，能量相对分散在很厚的一层组织上，穿透深，反应程度小。见组织光学性质。

应用　生物医学工程（biomedical engineering，BME）是理、工、医相结合的交叉学科，是多种学科向生物医学渗透的产物。激光生物效应运用现代自然科学和工程技术的原理与方法，从工程学的角度，在多层次上研究人体的结构、功能及其相互关系，揭示其生命现象，为防病治病提供新的技术手段，是研究激光生物学的基础。随着激光、光电子在生物医学领域研究与应用的不断拓展，将推动生物技术在医学、制药工业、食品工业和环境保护方面的应用和发展。激光技术在生命科学中的研究领域见表1。

生物系统处于各种状态并有各种功能，它们与周围环境发生紧密的相互作用，这些情况要求采用的研究方法有高的空间和时间分辨率，能不扰乱局部状态。而激光具有高的空间和时间分辨率，高灵敏度和可会聚性，辐射强度调节范围大等特点，用它进行诸如散射光检测、时间分辨吸收、荧光光谱等激光测量方法可满足上述研究的要求。在细胞光化学方面激光有两个作用：作为光子源，引发光化学反应；作为仪器确定位置和解释光化学过程。在人类遗传学、哺乳动物和植物遗传学中，激光光学技术和分子生物技术的结合将开辟新的环境影响分析和医学诊断（肿瘤诊断、分娩前后诊断、遗传引起缺陷的诊断）方法。

例如，利用激光多普勒效应可测量汽车行驶速度，也可检测生物系统内粒子的运动速率分布。激光流量细胞仪根据测出正常细胞和异常细胞 DNA 含量的差别，可在传统病理形态学手段还不能作出诊断前对非典型增生的分级判断提供客观诊断指标，可对白血病进行免疫分型，确定白血病的发病机制，作出恰如其分的治疗。通过选择性激光与生物组织相互作用，使其对特定组织产生影响，可进行临床激光诊断与非接触性手术。

（钱焕文　陈　鹏）

jīguāng fúshè cānshù

激光辐射参数（laser radiation parameter）　表征激光辐射在空域、时域、频域的强度分布等一系列特性的物理参数。在众多参数中，激光功率和能量是激光辐射的两个基本参数。通常，激光功率是指连续激光平均功率，而激光能量则指单脉冲激光能量。激光空域参数反映激光束横截面上的功率能量分布，包括光束直径、束腰直径、光斑尺寸、束散角、功率密度、能量密度、衍射极限倍因子、传输因子、横模模式、光束指向不稳定性及光束漂移等。这类参数是激光加工、激光防护、激光医疗、激光对抗、激光雷达等应用领域中的重要参数。激光时域参数反映激光光束

表1　激光技术在生命科学中的研究领域

激光控制	光学镊子 激光显微加工
激光分析、检测	
细胞和亚细胞粒子（微观等级）	宏观分子系统的结构、动力学和相互作用过程 短时间激光检测 DNA 顺序排列 细胞光化学 激光质谱
细胞和复杂生物系统（宏观等级）	激光流量细胞仪 环境分析 用激光诱导的荧光区分细胞和组织 光学动力学肿瘤诊断和治疗
激光光学计量技术	激光显微方法 激光生物传感技术
光学信息处理	光学存储器 生物芯片

的功率能量时域分布或随时间的变化，包括激光脉冲持续时间或脉宽、峰值功率、脉冲重复率、脉冲时域波形、脉冲激光功率以及功率（能量）稳定度等。这类参数是高功率光学、瞬态光学、激光测距等应用领域中的重要参数。激光频域参数反映激光功率能量的频域分布和相位关系，包括激光波长、频率、谱线宽度和轮廓、频率稳定度和相干性等。这类参数是激光长度基准、光频测量、激光检测、激光通信等应用领域中的重要参数。在测量激光辐射参数的量值大小时，可根据电磁辐射与物质的各种相互作用，用相应探测器接收，通过转换器把电磁能转变成其他形式的能量（例如热能、电能、机械能和化学能），借助于对这些能量变化的探测方法而加以测定。在激光生物效应中，决定作用机制与规律的主要激光辐射参数：激光波长、激光脉冲宽度、激光光束直径、激光照射剂量等。

（焦路光）

jīguāng bōcháng

激光波长（laser wavelength）

激光功率（能量）的频谱分布曲线中最大值所对应的波长。与之紧密相关的两个概念包括激光频率与激光线宽。激光频率指激光功率（能量）的频谱分布曲线中最大值所对应的频率。激光线宽指激光频域功率或能量的半峰值点的波长（频率）差。与普通非相干光相比，激光束能量在频谱分布上高度集中，即它的谱线宽度很窄，或者说它的单色性很好，时间相干性很好。在普通光源中，单色性最好的是作为长度自然基准的氪灯谱线 605.8 nm，其谱线宽度为 4.7×10^{-3} nm。在激光中单色性最好的当推气体类型激光器所产生的激光，如 He-Ne 激光器发射的 632.8 nm 谱线，其线宽只有 10^{-9} nm。激光束如此高的单色性是体现在其单模上。若不施加单模稳频技术，多个离散频率的并存也就埋没了其中单模的高度单色性。激光在生物组织中的穿透深度与其波长紧密相关，通常将其划分为若干波段，如表1所示。激光生物效应研究覆盖的波长范围极广，从远紫外直至远红外均有涉及。表 2 列举了常用激光器的波长及典型脉冲宽度，某些激光器输出包含多条谱线，如 Ar^+ 激光、Kr^+ 激光等，而某些激光器的输出波长可连续调谐，如染料激光、自由电子激光等。

表 1　光辐射波段划分一览表

波段术语	波长范围/nm
真空紫外（V-UV）	1～180
远紫外（UV-C）	180～280
中紫外（UV-B）	280～315
近紫外（UV-A）	315～400
可见光（Visible）	400～700
近红外（IR-A）	700～1 400
中红外（IR-B）	1 400～3 000
远红外（IR-C）	3 000～10^6

（焦路光）

jīguāng màichōng kuāndù

激光脉冲宽度（laser pulse duration）

时域中激光脉冲前沿和后沿半峰值功率点之间的时间间隔。简称脉宽。通常，激光器按其工作方式分类可分为连续和脉冲工作方式两大类。在激光安全标准中，将连续输出时间≥0.25 s 的激光视为连续激光，而脉冲激光一个脉冲的宽度<0.25 s。脉宽是脉冲激光器的基本参数之一，与其紧密相关的参数还包括：脉冲输出能量、脉冲平均功率、脉冲峰值功率、脉冲重复率及平均激光功率。脉冲输出能量指脉冲激光器件从输出端发射的每个脉冲所包含的激光能量。脉冲平均功率指激光脉冲能量与脉宽之比。脉冲峰值功率指脉冲激光器发射的功率时域函数的最大值。脉冲重复频率指重复脉冲激光器单位时间发出的激光脉冲数。重复脉冲激光平均功率指单脉冲能量与脉冲重复率之积。对于毫秒到纳秒级的激光脉宽，可采用光电探测器和示波器（带宽足够大）直接测量脉宽；对于皮秒、飞秒脉冲，有双光子荧光法、二次谐波法、高速条纹相机法等方法测量脉宽。常用激光器的典型脉宽见激光波长中表2。

（焦路光）

jīguāng guāngshù zhíjìng

激光光束直径（laser beam diameter）

在垂直于束轴的平面内，以光束轴为中心且包含规定为 $u\%$ 总激光束功率（能量）百分数的圆域直径。只有圆形激光束才能用光束直径这个量来描述。在非圆光束横截面情况下，在给定的相互正交且垂直于束轴而分别在 x 和 y 方向透过 $u\%$ 光束功率（能量）的最小宽度称为激光束宽度。例如，某些半导体或准分子激光的光束截面为矩形而不是圆的，这种激光束在水平和垂直方向上都有一个光束宽度。定义光束直径通常采用两种方法。第一种方法，光束直径定义为沿垂直束轴方向辐照度下降到峰值（轴上点）$1/e$ 倍时的离轴距离。根据该定义，光束中有相当多的能量在被定义所规定的直径之外的空间内传播。这种定义不适用于激光束全功率都重要的场合及光束截面不是高斯型的情况。对于注重全部激光功率（能量）的场合，本

表 2 常用激光器及其波长与典型脉冲宽度

激光类型	波长/nm	典型脉冲宽度
ArF	193.3	10~20ns
Ar^+	488/514.5	连续
Kr^+	530.9/568.2/647.1	连续
铜蒸气	510.6/578.2	准连续
倍频 Nd^{3+}：YAG	532	连续或脉冲
He-Ne	632.8	连续
红宝石	694.3	1~250μs
染料	450~900	连续或脉冲
半导体	375~2 200	连续或脉冲
钛蓝宝石	660~1 160	10 fs~100 ps
自由电子	800~6 000	2~10ps
连续 Nd^{3+}：YAG	1 064	连续
调 Q Nd^{3+}：YAG	1 064	5~20ns
锁模 Nd^{3+}：YAG	1 064	30~100ps
氧碘 COIL	1 315	连续
移频 Nd^{3+}：YAG	1 319/1 338/1 356	连续或脉冲
Ho^{3+}：YAG	2 120	100 ns~250ms
Er^{3+}：YAG	2 940	100 ns~250ms
氟氘 DF	3 800	连续
CO_2	10 600	连续或脉冲

注：ms 为毫秒；μm 为微秒；ns 为纳秒；ps 为皮秒。

条目给出的定义更为合适，亦更通用。u%常用到 95%和 86.5%两种。对高斯光束而言，86.5%值等效于光束直径处辐照度下降到中心值的 $1/e^2$。

（焦路光）

jīguāng zhàoshè jìliàng

激光照射剂量（laser irradiation dose） 照射到组织表面某处面元上的辐射能量除以该面元面积的值。又称激光辐照量。其符号是 H，单位是 J/m^2（焦耳每平方米）。与之紧密关联的物理量包括辐射功率、辐射能量与辐照度。辐射功率是以辐射的形式发射、传播和接受的功率，其符号是 P，单位是 W（瓦）。实际应用时，连续激光一般关注其平均功率，表示功率在一段时间内的平均值；脉冲激光一般关注其峰值功率；准连续激光既要关注其平均功率，又要关注其单脉冲峰值功率。辐射能量是以辐射的形式发射、传播或接受的能量，其大小为辐射功率对持续时间的积分，其符号是 Q，单位是 J（焦耳）。辐照度指照射到表面某处面元上的辐射功率除以该面元的面积，其符号是 E，单位是 W/m^2（瓦每平方米）。辐照量等于辐照度对照射时间的积分。在激光生物效应中，辐照量对应于照射剂量，辐照度则对应于照射剂量率。激光照射剂量及剂量率的确定，可解决激光照射剂量与激光生物损伤间的量-效关系问题，对于激光损伤及安全防护至关重要。测量激光辐照量及激光辐照度，一般不直接测量，而是通过测量激光辐射能量和功率与激光光束直径，两者之商即得。脉冲激光辐射能量通常选用合适的激光能量计测量，连续或准连续激光的辐射功率通常选用合适的激光功率计测量。

（焦路光）

jīguāng yǔ zǔzhī zuòyòng fāngshì

激光与组织作用方式（interaction of laser and tissue） 激光照射到组织时发生的基本相互作用过程。当一束激光照射到组织上时，理论上存在 4 种作用方式会妨碍激光束的自由传播，包括反射、折射、吸收和散射。在激光生物效应中，只有当辐照角膜或晶状体组织这样的透明介质时折射才起重要作用。通常在不透明的介质中，由于吸收和散射作用，折射效应是难以测量的。非反射、非吸收及前向散射的光子将透过组织，这部分光称为透射光。透射光与入射光的强度之比称为透射比。在反射、吸收或散射中以哪一种损耗为主取决于组织的类型和入射光的波长。

（焦路光）

zǔzhī guāngxīshōu

组织光吸收（light absorption by tissue） 组织分子吸收光子能量导致入射光能量发生衰减的物理现象。吸收率为吸收强度和入射强度之比。一个理想的完全透明介质允许光通过而不吸收，即从该介质中进入的总辐射能量与出射的能量是相等的。在生物组织中，对可见光来说角膜和晶状体被认为是高度透明的。相反，使入射光辐射几乎降为零的介质称为不透明的。“透明”和“不透明”是相对的，因吸收强烈依赖于辐射波长。例如，角膜和晶状体主要是由水组成，虽然在可见波段呈高度透明，但随着波长向红外光谱区转移，吸收将越发强烈。因此，在红外光谱范围内将显现“不透明”特性。如果介质对一定光谱范围内的所有波长的强度衰减程度相同，则称这种物质具有普遍吸收性。而选择性吸收，是对特定波长的吸收比其他波长的吸收强。颜色的存在实际上源于选择吸收。若在可见光波段，某介质具有选择吸收性，则当白光通过该介质后就变为有色光。在日光照射下物体所呈现的各种颜色，均是物体表面或体内对可见光波段的光具有选择吸收的结果。组织吸收激光辐射的能力取决于许多因素，主要是其原子和分子的电子结构、辐射波长、吸收层厚度和内部参数如温度或吸收剂的浓度。通常可采用朗伯-比尔（Lambert-Beer）定律描述组织光吸收，表示为：$I(z)=I_0e^{-\mu_a z}$，其中 z 表示光传播距离，$I(z)$ 是距离 z 处的光强，I_0 是入射光强，μ_a 是介质的吸收系数，μ_a 的倒数被称为吸收长度 L。在相当宽的光强范围内，a 保持为一常数，即吸收系数与光强无关，这被称为线性吸收规律。随着高强激光的发展，激发了光与物质相互作用的非线性效应，体现在吸收效应上便是吸收系数与光强相关。在生物组织中，吸收主要是由水分子、蛋白质及色素大分子引起的。在红外光谱区，水分子的吸收占主导作用，而蛋白质和色素分子主要吸收紫外和可见光成分。从可见到近红外光谱区水的吸收逐渐上升，而其他物质的吸收却逐渐下降，这就在600~1 200 nm 形成一个“光学窗口”，在此区域内生物组织的吸收相对较低，因此可对较深层的组织进行诊断或治疗。

（焦路光）

zǔzhī guāngfǎnshè

组织光反射（light reflection by tissue）

光在入射组织表面上返回的物理现象。一般情况下，反射表面是折射率不同的两种介质的物理边界，如空气与组织的交界。反射可分为镜面反射与漫反射两种。当表面不平整度或粗糙度与辐射波长相比很小时，表面被认为是光滑的，此种情况称之为镜面反射。相反，当反射表面的粗糙度远大于辐射波长时，则会出现漫反射。在镜面反射中，光的传播遵从反射定律，即入射光线、反射光线和界面法线处在同一平面内，反射角等于入射角（反射角与入射角是界面法线分别与入射和反射光线间的夹角）。在漫反射中，被反射的许多光束并不处于同一平面内。漫反射是大多数生物组织的一个共同现象，但在潮湿组织表面或眼角膜表面镜面反射的成分可能超过漫反射。

（焦路光）

zǔzhī guāngzhéshè

组织光折射（light refraction by tissue）

光从一种介质进入到另一种介质时交界面处发生的光束偏折现象。折射是由光波速度的变化引起的。折射定律表明，入射角正弦与折射角正弦之比等于各自介质中波速之比，与入射角大小无关，即 $\frac{\sin i_1}{\sin i_2}=\frac{v_1}{v_2}$。其中，$i_1$，$i_2$ 分别代表入射角和折射角，v_1，v_2 分别代表光在折射前后介质中的速度。相应的折射率定义为 $n_1=c/v_1$，$n_2=c/v_2$，c 代表光在真空中的光速，折射定律可改写为 $n_1\sin i_1=n_2\sin i_2$。一般来说，一种介质对不同波长的光具有不同的折射率，这种折射率随波长变化的现象称为色散。因此，一束白光经界面折射，就会分散为不同颜色的光束。棱镜分光就是先后两次折射的色散效应。在激光眼损伤中，眼介质的色散作用将导致视网膜上光斑大小随激光波长而变化。平行光入射条件下，人眼视觉敏感中心波长 550 nm 附近光波经眼介质聚焦后其焦点恰好落在视网膜上，此种情形下视网膜光斑最小；对于更短或更长的波长，眼介质色散作用将使焦点落在视网膜之内或之外，导致视网膜光斑增大。通常，由于吸收和散射的影响，对各种生物组织折射率的测量非常困难。大多数情况下，因为组织中含水量较高，可以采用水的折射率作粗略估计。水对不同波长光的折射率见表 1。

（焦路光）

zǔzhī guāngsǎnshè

组织光散射（light scattering by tissue）

定向光束经组织传播而向四周散开的物理现象。散射的本质是介质的光学特性起伏引起的，包含弹性散射和非弹性散射两类。非弹性散射的特点是与入射光子能量相比，散射光子能量会升高（频率升高，波长缩短）或降低（频率降低，波长增加），主要包括拉曼散射（Raman scattering）与布里渊散射（Brillouin scattering）两类。弹性散射的特点是光子能量不变，主要分为瑞利散射（Rayleigh scattering）与米氏散射（Mie scattering）。拉曼散射由介质内部原子、分子的振动或转动所引起，其主要特点可归纳为两点：在每条入射谱线 ω_0 两侧，均伴有频率差为 ω_j 的若干条谱线。在长波一侧的频率为 $(\omega_0-\omega_j)$，称为红伴线或斯托克斯

表 1 水对不同波长光的折射率

光波长/nm	折射率	光波长/nm	折射率
200	1.396	2 900	1.201
300	1.349	3 000	1.371
400	1.339	3 100	1.467
500	1.335	3 200	1.478
600	1.332	3 300	1.450
700	1.331	3 400	1.420
800	1.329	3 500	1.400
900	1.328	4 000	1.351
1 000	1.327	5 000	1.325
1 600	1.317	6 000	1.265
2 000	1.306	7 000	1.317
2 600	1.242	8 000	1.291
2 700	1.188	9 000	1.262
2 800	1.142	10 000	1.218

线，在短波一侧的频率为（$\omega_0+\omega_j$），称为紫伴线，其中 $j=1$，2，…，紫伴谱线强度明显弱于红伴谱线；频差 ω_j 与入射光频 ω_0 无关，而与散射物质的红外吸收频率一致，这是散射物质的分子本征振动参与了拉曼散射过程。布里渊散射是由介质密度（折射率）随时间周期性起伏形成的声波所引起，在生物组织中只有当入射光强度极高导致冲击波产生时，才能观察到布里渊散射现象。相比于拉曼散射，布里渊散射光的频移量较小，对应于声子能量，其散射光亦包含斯托克斯光和反斯托克斯光。瑞利散射起源于原子、分子空间分布的随机起伏，散射中心的尺度远小于入射波长，其强度与波长的四次方成反比，前向和后向散射光强度相同。米氏散射适用于散射微粒远大于入射波长，其散射光强几乎不依赖于波长，且主要发生在前向。在激光出现之前，散射效应研究主要是自发辐射光散射，入射光不改变介质的光学特性，其散射光是非相干的。强激光作用下的受激散射，如受激拉曼散射和受激布里渊散射，入射光会改变介质的光学特性，散射光为受激相干辐射。在大多数生物组织中，光散射更可能发生前向散射，即更接近米氏散射，但其波长依赖性比米氏散射强。单纯使用瑞利散射或米氏散射理论都无法很好地描述生物组织中的散射现象，可根据实验数据定义一个光子关于角度 θ 的经验函数 $p(\theta)$，称为散射位相函数。关于散射位相函数的理论描述，与实验观察符合最好的是 Henyey-Greenstein 函数：

$$p(\theta)=\frac{1-g^2}{(1+g^2-2g\cos\theta)^{3/2}}$$

无量纲常数 g 称为散射各项异性因子，$g=1$ 表示完全前向散射，$g=-1$ 表示完全后向散射，$g=0$ 表示各向同性散射。大多数生物组织具有高度前向散射特性，g 值介于 0.7 和 0.99 之间。散射引起的原光束光强变化也服从朗伯-比尔（Lambert-Beer）定律，若介质散射系数为 μ_s，则：$I(z)=I_0\exp(-\mu_s z)$，这里强调“原光束”，是指光子一旦被散射，就不再计入光强。多数生物组织对可见和近红外光的吸收和散射作用同时存在，具有这种特点的介质被称为混浊介质（turbid medium）。对于这种介质，考虑到散射光子对光强的贡献，可人为定义一个有效衰减系数 μ_{eff}：$\mu_{eff}=\sqrt{3\mu_a[\mu_a+\mu_s(1-g)]}$。有效衰减系数 μ_{eff} 的倒数称为有效穿透深度 δ，指光传播方向上辐射能流率降低到初始位置 $1/e$ 时所经过的距离。

（焦路光）

zǔzhī guāngxué xìngzhì

组织光学性质（optical characteristics of tissue） 生物组织对光线反射、透射、吸收、散射与折射时所表现的特性。激光照射生物组织时，组织光学性质决定了组织内外光的分布情况以及光辐射与组织的相互作用。

类型 组织光学性质包括反射、透射、吸收、散射与折射 5 种。它们与组织种类和入射光波长有关。

反射 由于生物组织缺乏光滑的表面，除了部分潮湿组织表面外，在生物组织表面的光反射多为漫反射。人体皮肤的反射率与肤色和波长有关：白人皮肤在 0.7μm 处的反射率最高，达 63%；黄种人皮肤在 0.7μm 处的反射率较高，达 55%；黑人皮肤在 1μm 处的反射率最高，达 40%。

透射 当光照射到生物组织表面上时，部分光子被生物组织表面反射，部分光子进入生物组织内部；进入生物组织内部的光子被吸收和散射；入射光中没有被反射、吸收的光子以及向前散射的光子构成了透射光。根据组织透射程度不同，透射光分为：①弹道直射光：光子在穿透生物组织过程中没有被散射。②蛇形折射光：光子在穿透生物组织过程中被散射的次数比较少。③漫透射光：在穿透生物组织过程中被多次散射，1mm 距离上发生上千次散射。

吸收　由于动物和人体组织中除眼屈光介质外几乎都是一种致密的非均匀混浊光学介质，吸收和散射是激光在组织传输过程中的主要损耗。吸收是由于部分光能转换成生物组织分子热运动或者某种振动引起的，除了波长因素还取决于组织的原子和分子的电子结构、吸收层的厚度和温度等因素。水对红外光有着很强烈的吸收带，人体组织中 70% 是水。在生物组织中，吸收主要是由于水分子和蛋白质以及色素等大分子引起的。若在皮肤、肌肉、内脏等含水量充足的软组织上照射红外光，可以高效地把光能转换成热量；蛋白质和色素主要吸收光谱的紫外线和可见光；特别是蛋白质在 280nm 处有一个强吸收峰。

散射　是入射光子和生物组织粒子发生碰撞的结果。分为弹性散射和非弹性散射：弹性散射是散射光子能量与入射光子能量相同，即散射光的频率不发生变化，两种重要的弹性散射是瑞利散射和米氏散射；非弹性散射是散射光子能量与入射光子能量不同，即散射光的频率发生改变，一种最重要的非弹性散射是布里渊散射。(见组织光散射)

激光在生物组织内传输过程中，吸收和散射是同时存在。①强吸收低散射波段：小于 0.3μm 的紫外激光和大于 2μm 的中远红外激光，反射率仅为 4%~5%，对此波段可近似的视为黑体。②低吸收强散射波段：由于大分子和水的吸收都不强，在 0.6~1.3μm 和 1.60~1.85μm 波段。③吸收散射相当波段：0.45~0.59μm，后向散射占主要波段。

折射　通常出现在两种具有不同折射率的介质的反射表面分界处，它是由光速的变化引起的。在生物组织中折射比较难见，通常只发生在角膜组织这样的透光介质处。

不同组织的光学性质　皮肤组织的光学性质：①皮肤对红外光的吸收光谱，对全皮的反射比、透射比、吸收比曲线见图 1（见皮肤激光光学特性）。②眼组织的光学性质：人眼的光学特征具有十分复杂的层状结构。来自物体的光线需经过多折光系统才能成像于视网膜黄斑的中心凹处。由于瞳孔面积约为视网膜上像的 10^6 倍，故视网膜上接收的光能量密度将可能是通过瞳孔的光能量密度的 $10^{4\sim5}$ 倍（见眼的激光光学特性）。③血液组织的光学特性：见图 2。④牙釉质和牙本质的光学特性：牙釉质是人体最硬的组织。牙釉质和牙本质在红外波段都有吸收峰，牙本质的吸收峰值最高，见图 3。

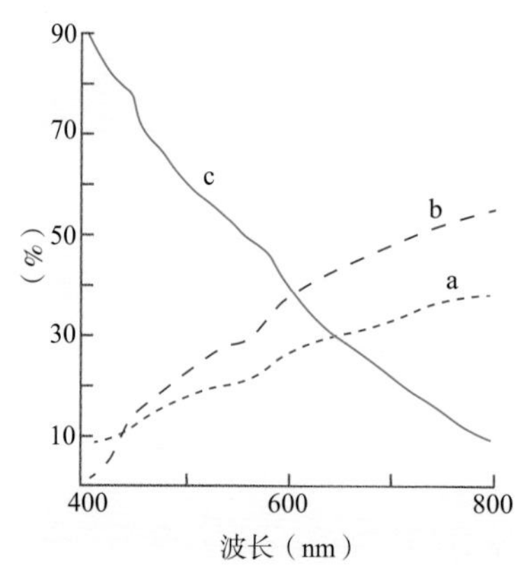

图 1　皮肤反射、透射、吸收比示意

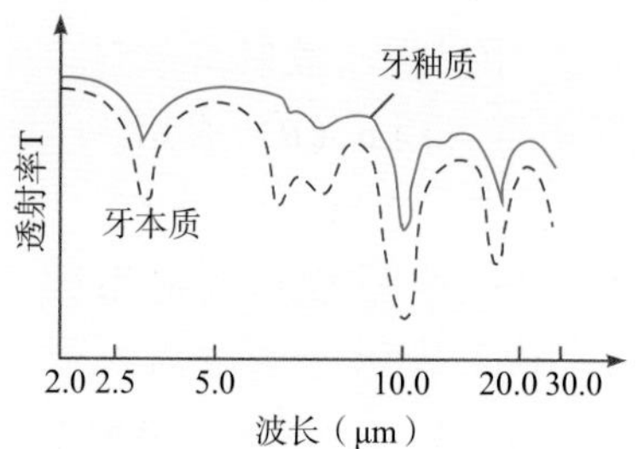

图 3　牙齿组织光学特性

（陈　鹏）

zǔzhī guāngxué cānshù

组织光学参数（optical parameter of biological tissue）

描述光在生物组织（包括人体组织）中的传输、分布以及光与组织的相互作用的特性参数。组织光学参数可以分为微观光学特性和宏观光学特性两类。部分离体人组

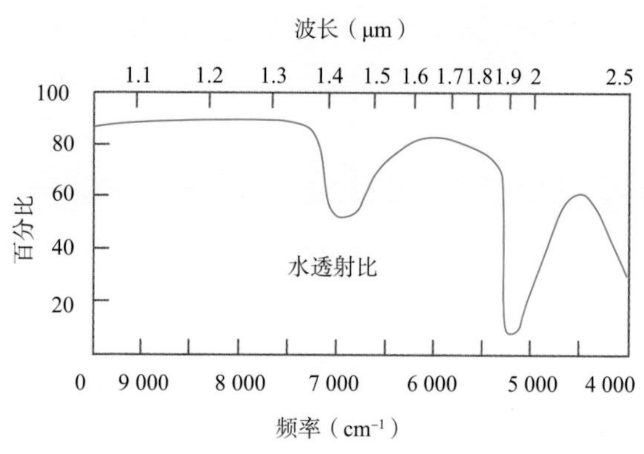

图 2　血液组织光学特性

织的光学参数见表 1。

微观参数 组织体的 6 种微观光学特性参数。①吸收系数（absorption coefficient）：组织中单位长度上一个光子被吸收的概率，α 表示，单位为 m^{-1} 或 cm^{-1}。通常吸收强度是由入射强度减去透射强度、反射强度和散射强度来获得的。②散射系数（scattering coefficient）：组织体中单位长度上一个光子被散射的概率，用 α_s 表示，单位为 m^{-1} 或 cm^{-1}。③散射相位函数（scattering phase function）：用以表示散射与散射角之间的关系，用 $p(\theta)$ 表示。④总衰减系数（total attention coefficient）：吸收系数和散射系数之和，用 α_t 表示，单位为 m^{-1} 或 cm^{-1}；$\alpha_t=\alpha+\alpha_s$。⑤平均散射余弦（mean cosine scattering）：或称为各向异性系数，用以直接表示组织中光分布的非均匀性或前向散射的大小，用 g 表示。

$$g=\frac{\int_{4\pi}p(\theta)\cos\theta\mathrm{d}\omega}{\int_{4\pi}p(\theta)\mathrm{d}\omega}$$

式中 $\mathrm{d}\omega=\sin\theta\mathrm{d}\ \theta\mathrm{d}\varphi$ 是空间角元，$g=-1$ 时为纯向后散射（散射角为 180°）；$g=+1$ 时为纯向前散射（散射角为 0°）；$g=0$ 时表示各向同性散射；一般生物体组织中 $g=0.8\sim0.97$ 显示很强的前向散射特性。⑥光漫反射率（optical albedo）。为 $a=\frac{\alpha_s}{\alpha_t}=\frac{\alpha_s}{\alpha+\alpha_t}$，当 $a=0$ 时，衰减完全由吸收所致；在 $a=1$ 时，只有散射存在；$a=1/2$ 时，$\alpha=\alpha_s$，及吸收系数和散射系数相等。同时存在的还有库贝尔卡-孟克（Kubelka-Munk）理论系数：A_{KM} 和 S_{KM}，分别被定义为吸收漫射辐射和散射漫射辐射，其中 $A_{KM}=2\alpha$，$S_{KM}=\alpha_s$。

宏观参数 组织体的宏观光学特征参数有 4 种。①穿透深度（penetration depth）：表示入射光强衰减到初始值的 1/e 时的深度（即光能到达组织的深度），用 δ 表示，单位是 m 或 mm。②有效衰减系数（effective attenuation coefficient）：是穿透深度的倒数，用 $\sum$ eff 表示，单位 m^{-1} 或 mm^{-1}。③漫射长度（diffusion length）：用 L 表示，单位为 m 成 cm。④漫射系数：是宏观表示块状生物组织漫射特性的另一个基本特征参数，用 D 表示，单位为 m 或 mm。

（陈　鹏）

zǔzhī rèxué xìngzhì

组织热学性质（thermal characteristics of tissue） 组织内部或表面的热传导、热对流及热辐射特性。人体组织的得热途径包括代谢生热、肌肉运动生热及外来辐射生热（如阳光、激光等），失热途径包括呼吸散热、蒸发散热等。人体和环境还可通过导热、对流、辐射形式交换热量。导热是指物体各部分之间不发生相对位移时，依靠分子、原子及自由电子等微观粒子的热运动而产生的热量传递过程。生物组织的导热性能差，热容量高，导致其热扩散速度慢，当高能量密度激光作用于生物组织局部时，热量无法及时传递出去，导致其温度迅速上升。对流是指由于流体的宏观运动，流体各部分之间发生相对位移、冷热流体相互掺混所引起的热量传递过程。对流仅能发生在流体中，而且由于流体中的分子同时进行着不规则的热运动，对流必然伴随着热传导现象。激

表 1　部分离体人组织的光学参数

生物组织	λ/nm	α/cm^{-1}	α_s/cm^{-1}	α/cm^{-1}	g	参考文献
膀胱	633	1.4	88.0	89.4	0.96	Cheong 等（1987）
血液	665	1.3	1246	1247	0.99	Reynolds 等（1976）
骨（颅骨）	514	1.3	190	191	0.87	Roggan 等（1995）
脑（白质）	633	1.58	51.0	52.6	0.96	Splinter 等（1989）
乳房	635	<0.2	395	395	—	Marchesini 等（1989）
肝脏	515	18.9	285	304	—	Marchesini 等（1989）
胆囊	633	4.0	182	186	0.94	Maitland 等（1993）
肺	635	8.1	324	332	0.75	Marchesini 等（1989）
肌肉	515	11.2	530	541	—	Marchesini 等（1989）
心肌	1064	0.4	175	175	0.97	Splinter 等（1989）
前列腺	1064	0.4	110	110	0.96	Roggan 等（1995）
皮肤（白人）	700	2.7	237	240	0.91	Graaff 等（1993）
皮肤（黑人）	700	8.1	229	237	0.91	Graaff 等（1993）
子宫	635	0.35	394	394	0.69	Marchesini 等（1989）

光生物效应中通常关注流体流过生物组织表面时的热量传递过程，称为对流换热。对流换热可分为：①自然对流。是流体冷、热各部分的密度不同所致，如皮肤表面受激光辐照后引起的空气对流，此部分对流换热对组织温度的影响通常可忽略。②强制对流。是各种压差作用所致，如血液流动引起的热量传递，大多数组织灌注率通常较低，激光辐照时间较短时，可忽略此部分散热，但当激光照射时间较长时，血液灌注的影响将不可忽略。组织表面存在射流或高速切向气流时，对流散热的影响亦不可忽略。热辐射是指在两个无接触系统之间以电磁波来传递能量的方式。生物体表面不停向空间发出热辐射，同时不断吸收其他物体发出的热辐射。辐射与吸收的综合结果造成了以辐射方式进行的热量传递，称为辐射换热。激光辐照组织引起的温升不会太高，辐射散热的影响常被忽略。傅里叶定律描述了导热现象的基本规律，即 $q=-k\mathrm{grad}T$，式中 $\mathrm{grad}T$ 代表组织某点的温度梯度，q 为该处的热流密度矢量，k 为热导率。对流换热的基本计算式为牛顿冷却公式，即 $q=h(T_s-T_f)$，式中 T_s 和 T_f 分别为组织表面和流体的温度，h 为对流换热系数。生物组织内对流热传递主要考虑含血组织的热流量分布，血液灌注率对局部的能量交换的贡献极复杂，因此常建立简化模型分析血液灌注对组织能量平衡的影响，较常用的方法为菲克定律，血液流动传递的热流密度为，$q=\rho_b c_b W_b(T_{art}-T)$，式中 ρ_b、c_b、W_b 分别为血液密度、比热、平均血流速度，T_{art} 为动脉血液温度。理想辐射体（黑体）单位面积发出的辐射能由斯忒藩-玻尔兹曼定律确定，即 $q=\sigma T^4$，σ 为黑体辐射常数，其值为 5.67×10^{-8}W/(m^2·K^4)。一切实际物体的辐射能力都小于同温度下的黑体，其辐射热流密度可采用经验关联式确定，即 $q=\varepsilon\sigma T^4$，ε 为物体的发射率。激光辐照下，生物组织热传输方程称为 Pennes 方程，即

$$\rho c\frac{\partial T}{\partial t}=\nabla(k\nabla T)+\rho_b c_b W_b(T_{art}-T)+Q_m+S$$

式中，ρ、c、k 为组织的密度、比热、热导率，T 为组织温度，Q_m 代表新陈代谢产热，S 代表激光光源在组织内的热量沉积，t 代表作用时间。组织表面的水蒸发和对流热损失通常处理为适当的边界条件，新陈代谢、体温调节机制（如血管收缩运动、呼吸、颤抖等）在激光辐照组织这样短的热现象中通常无须考虑。如果激光导致的温升率极高，通常也可忽略血液灌流项，但当激光温升率较低，辐照时间较长，血液灌流引起的通常不能忽略。

当组织温度高于约 44℃ 时，将会发生热损伤。阿伦尼乌斯（Arrhenius）方程是预测和计算组织热损伤程度的经典模型，其认为热损伤的两个最根本的影响参数是组织绝对温度和曝光时间，热损伤积分：

$$\Omega = A\int_0^t \exp[-E/RT]\,dt$$

$R=8.31$J/(mol·K) 为普适气体常数，A 是分子碰撞频率因子，E 为发生损伤所需的活化能。$\Omega=0.5$ 对应一级烧伤，$\Omega=10$ 对应二级烧伤，$\Omega=10000$ 对应三级烧伤。

（焦路光）

zǔzhī rèxué cānshù

组织热学参数（thermal parameter of tissue） 描述组织热学特性的一系列物理量。主要包括密度 ρ、热导率 k、比热 c、血液灌注率 W_b 等。组织的热学参数主要取决于含水量 W（单位 g/cm^3），被广泛应用的 Takata 经验公式：密度 $\rho=S+W$ [g/cm^3]，比热 $c=4.19(0.37+0.67W/\rho)$ [J/(g·K)]，热导率 $k=4.19(0.133+1.36W/\rho)$，当 $W>0.2$ [mW/(cm·K)]，其中，S 为除水以外物质的密度。之后 Jacques 等提出组织密度也可从含水量直接估计，$\rho=1.0-0.3W$ [g/cm^3]。根据上述公式可计算组织的热学参数，其结果大都与实验测量结果相吻合（表 1）。对于眼介质而言，其含水量较高，通常可采用水的热学参数近似替代。当激光作用于活体组织时，特别是温度在凝结临界温度以下，辐照时间较长情况下，需考虑血液流动引起的热量损失。血液灌注率表示每秒通过每克组织的血液的毫升数，血液灌注率随温度有变化并在时间上有延迟，温度升高，血流也增加，但当温度上升到凝结临界温度以上时，血管开始封闭，血流逐渐下降至零。表 2 为一些组织的血液灌注率。表 3 为眼中血流量的实验结果。不同工作者对于血流量采用了两种单位，一是 100g 组织中每分钟血流量的毫升数，一是全组织中每分钟血流量的毫克数。在眼的总血流量中，脉络膜的占 65%~85%，虹膜和睫状肌占 10%~35%，而视网膜仅占 5%。组织热损伤模型阿伦尼乌斯方程（见组织热学性质）中的关键参数，即分子碰撞频率因子 A 和损伤活化能 E 可通过实验测得，表 4 给出了几种组织的热

表 1 水和几种人体组织的含水量、密度、比热、热容量

组织	含水量/%	密度/(g·cm^{-3})	比热/(J·g^{-1}·K^{-1})	热导率（测量值）/(mW·cm^{-1}·K^{-1})
水	100	1.00	3.19	6.28
皮肤	30~70	1.21~1.09	2.25~3.35	1.97~3.22（2.1~3.1）
脂肪	20~30	1.24~1.21	2.00~2.25	1.48~1.97（0.94~3.7）
肌肉	75	1.075	3.51	4.53（3.4~6.8）
肝脏	70	1.09	3.35	3.22（3.2~5.7）
血液	80	1.06	3.67	4.86（4.8~6.0）
脑白质	85	1.045	3.83	5.19

表 2 组织血液灌注率

单位：×10^{-3}ml/(g·s)

组织	肾	脑	皮肤	肌肉	脂肪
血液灌注率	56.67	7.67~16.67	2.50~8.33	0.33~1.17	0.2~0.25

表 3 眼组织血流量

组织	种属	血流量
视网膜	人	170 ml/(min·100g)
视网膜	猴	25±2 mg/(min·全组织)
视网膜	猪	152±43 ml/(min·100g)
视网膜	猫	166 ml/(min·100g)
脉络膜	猴	677±67 mg/(min·全组织)
脉络膜	狗	56 ml/(min·100g)
脉络膜	猫	1200 ml/(min·100g)
脉络膜	兔	32 ml/(min·100g)
虹膜	猴	9±2 mg/(min·全组织)
睫状体	猴	89±6 mg/(min·全组织)

表 4 几种组织的阿伦尼乌斯常数

组织	A/s^{-1}	E/(J·mol^{-1})
视网膜	1.0E+44	2.9E+5
皮肤	3.1E+98	6.3E+5
肝脏	1.0E+70	4.0E+5

损伤计算常数。

（焦路光）

jīguāng shēngwù zuòyòng jīzhì

激光生物作用机制 （mechanisms of biological effect of laser） 激光作用于生物体后，对细胞或生物体产生的物理、化学或生物学的刺激和破坏作用的机制。激光生物效应包括光热效应、光化学效应、压强效应（又称光机械效应）、电磁场效应及弱激光的生物刺激效应。一种激光生物效应构成了一种生物作用的机制。激光与生物组织相互作用概况见下页表 1。

热作用 热效应是激光生物效应中最重要的一个效应。热效应包括 3 个过程：光转换为热、热传导及组织反应。光转换成热包括吸收生热、碰撞生热两种机制，红外激光照射组织时产生吸收生热，可见激光和紫外激光照射组织时产生碰撞生热。当高能量密度的激光照射组织时，激光生物热效应可以在几毫秒内使被照部位局部温度升到 200～1 000℃。激光对组织的热作用的最终反应可分为 3 类：过热反应、凝固反应以及蒸发反应。医学上常利用此 3 类反应治疗疾病。弱激光的生物效应可给予生命物质以能量，使其有能力改变病理状态，恢复健康。强激光的生物效应则可破坏细胞的正常新陈代谢，破坏蛋白质，有目的地造成生物组织的局部损伤，以达到生物组织的焊接或凝固、汽化和切除病变组织等治病目的。见激光生物热效应。

化学作用 利用光能作为激活能而发生的化学反应。根据光化学反应的最终产物不同，可将其分为光致分解、光致氧化、光致聚合及光致敏化 4 种主要类型。光化反应可以杀死病毒或产生刺激细胞的作用，提高机体免疫能力和增强机体局部抵抗炎症能力。光化学效应在临床上最主要的应用是利用光动力学治疗恶性肿瘤，光动力学作用是一种由光引起的在分子氧和敏化剂参与下发生的化学反应，可引起生物组织的功

表 1　激光与生物组织相互作用概况

	效应	相互作用
光化学	刺激	生物刺激
	化学效应	光化疗法
热	热解	微观局部发热热效应
	激光热效应	37~43℃
		细胞结构辐照后不立即变化
		45~60℃
		细胞膜消失（水肿组织融合，酵素等变性）
	凝固	60~100℃
		凝固，坏死
	炭化	100~130℃
		干燥，水蒸发，炭化
	蒸发	>300℃
		热分解，固态物质蒸发
电离或分解	消融（汽化）	高速热变化（短时间作用，热影响小）
	破坏或破碎	光击穿引起的机械冲击波（声效应）

能变化或形态学变化，甚至可使生物组织损伤或坏死。光动力学作用还可用于治疗皮肤鲜红斑痣、外阴白色病变，选择性去除动脉粥样硬化斑块以及消除血制品中的病毒等。见激光光化学效应。

压强作用　激光照射组织可直接或间接产生压强作用，包括由光子直接碰撞生物组织引起的光压和由激光生物热效应的激发作用引起的气流反冲压、内部汽化压、热膨胀超声压、热致等离子体以及因激光的强电场继发作用引起的电致收缩等。见激光致热机械作用。

电磁场作用　激光是电磁波，是变化着的电磁场，当聚焦处的功率密度达到一定程度时，它能在生物组织中产生高温、高压和高电场强度，产生蒸发并伴随有机械波。生物分子在激光束的强电场作用下，生物组织产生电致收缩，由于电致收缩，可使生物物质密度发生变化，形成弹射波；入射激光被这种弹射波所散射，产生很强的相干散射光，这种散射光对细胞内的染色体、DNA 及蛋白质等造成刺激或损伤，破坏细胞生长。

生物刺激作用　当激光照射生物组织时，不对生物组织直接造成不可逆性的损伤，而只产生某种与超声波、针灸、艾灸等机械的和热的物理因子所获得的生物刺激相似的效应。当弱激光直接或间接地作用于神经、肌肉和腺体等可兴奋组织时，就可能产生兴奋，促使有关系统的生物活动由弱变强（如使蛋白质合成活化、提高酶的活性等）。在分子水平上是调整蛋白质和核酸的合成，影响 DNA 的复制，调节酶的功能；在细胞水平上则是动员代偿、营养、修复、免疫和其他的再生或防御机制来消除病理过程。弱激光生物刺激应用研究的主要方面是有机体组织生长和修复，尤其是伤口愈合，再如坐骨神经、面神经、视神经等神经损伤的再生修复。见激光生物刺激效应。

（焦路光）

jīguāng shēngwù rèxiàoyìng

激光生物热效应（heating effect of laser）

激光照射生物组织产生的光热效应。对细胞生命过程产生一系列刺激或破坏作用，是激光生物效应中最重要的一个效应。

作用机制　热效应机制有吸收生热和碰撞生热两种。红外激光照射组织时，红外光子的热量小，被生物分子吸收后，不能产生电子能级跃迁，只能转变为生物分子的振动能，增强生物分子的热运动，这种生物热称为吸收生热。可见和紫外激光照射生物组织时，光子的能量较大，被生物分子吸收后，分子由基态跃迁到激发态，分子不稳定，通过与周围分子的碰撞，将多余的能量转换为周围分子的动能，加快分子的热运动的过程称为碰撞生热。

弱激光和强激光均可产生生物热效应，但两者所产生的效果不同。弱激光的生物热效应可以给予生命物质以能量，使其有能力改变病理状态，恢复健康。而强激光的生物热效应则可破坏细胞的正常新陈代谢，破坏蛋白质，造成生物组织局部过热、凝固、汽化、炭化和熔融等损伤现象。

过程　激光的热作用包括 3 个明显的阶段：光转换成热、热传导、组织反应（图 1）。这 3 个阶段一起作用造成被辐射组织的变性作用。影响这种作用的最重要的两个因素是激光束的特性（如光束空间分布、功率、波长、照射时间、脉冲或连续波激光等）和被照射组织的特性（如吸收及散射系数、反射比及热容量等）。

分类　根据激光热效应最终后果将其对组织的热作用分为 3 类。①过热反应：这种反应是细胞的不可逆改变，如细胞膜的松

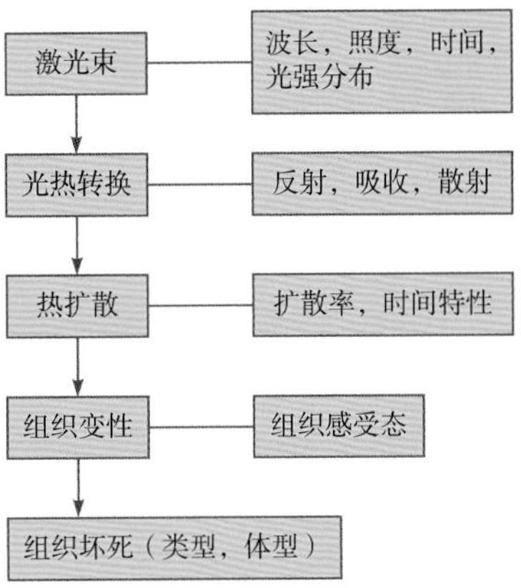

激光束 — 波长，照度，时间，光强分布

光热转换 — 反射，吸收，散射

热扩散 — 扩散率，时间特性

组织变性 — 组织感受态

组织坏死（类型，体型）

图 1 激光对组织热作用的 3 个阶段

弛丧失，酶的变性并导致细胞坏死。组织过热一般以间隙方式杀死恶性细胞而不改变受到治疗的器官的整个构造。②凝固作用：当局部温度上升到 55～60℃ 时，一般 10 秒之内可致该细胞热凝固坏死。但不立即出现组织烧灼。凝固作用可用于组织表面止血，临床上用于治疗血管病变和眼底病变。③蒸发作用：当局部温度上升到 100℃ 以上时组织沸腾，激光功率密度足够高时，就会有大量水蒸气冲破细胞和组织跑出来产生汽化。

当皮肤温度升高达到 300～400℃ 时，则组织迅速炭化，组织发生干性坏死，血液和血浆蛋白凝固呈棕黑色。当光照使皮肤温度上升到 530℃ 以上时，皮肤就会着火，燃烧，当皮肤温度上升到 573℃ 时，则组织直接变成气体以很大速率从皮肤射出而留下一个陷坑。

调节激光参数，以上几种光热作用都可以发生，包括组织表面的炭化以及在组织几毫米内的体温过高。临床上强激光可用来进行凝固、打孔、切割等光热治疗，弱激光也可用于激光针灸等治疗。

（陈　鹏）

jīguāng zǔzhī guāngrè zuòyòng

激光组织光热作用（heating effect of laser） 激光照射生物组织时，组织吸收激光产生热效应过程中生物组织产生一系列物理、化学及生物学的刺激和破坏作用。

作用机制 根据激光波长的不同，光热作用有吸收生热和碰撞生热两种类型。红外激光照射组织时，红外光子能量小，被生物分子吸收后，不能产生电子能级跃迁，只能转变为生物分子的振动能，增强生物分子的热运动，属于吸收生热类型。可见和紫外激光照射生物组织时，光子能量较大，被生物分子吸收后，分子由基态跃迁到激发态，分子不稳定，通过与周围分子的碰撞，将多余的能量转换为周围分子的动能，属于碰撞生热类型。

根据激光的强弱，光热作用有热刺激和热损伤两种类型。弱激光照射组织时，可以增加细胞活性，促进细胞新陈代谢，使其有能力改变病理状态，恢复健康。而强激光照射组织时，则可能破坏细胞正常的新陈代谢，破坏蛋白质，使生物组织出现过热、凝固、汽化和炭化、熔融等损伤。

应用 较弱的可见激光是一种冷光，不产生高热，不会灼伤皮肤，临床上常用于治疗皮肤病，用来进行激光针灸等治疗。强激光可用来进行凝固、打孔、切割等光热治疗。

激光凝固治疗是利用组织吸收激光后产生的热量使蛋白质成分和血液凝固的性质进行止血，它可封住毛细血管和直径 1mm 以下的小血管，使切割时出血少或不出血，缩短了手术时间，术野也更加清晰；凝固治疗可使被剥离组织由激光加热进行激光吻合黏结。

激光手术刀则是强激光汽化、炭化等热效应的成功应用。激光可以通过内镜、光纤进行腔内病灶组织的打孔、切割治疗，免除开胸开腹之苦。

肿瘤组织比正常组织供血量少、pH 值低，癌细胞比正常细胞更易感受热作用，在治疗肿瘤中利用这种选择性的过热作用比凝固、汽化效果更好。

（陈　鹏）

jīguāng rèzhì jīxiè zuòyòng

激光热致机械作用（bio-electromagnetic pressure effect of laser） 激光照射生物组织时，产生的压强效应主要包括：直接由光子碰撞生物组织引起的光压和间接由激光生物热效应等激发组织产生的压强作用。又称激光压强效应。

作用机制 ①光压：光压的产生是由于光具有粒子性，光子既有质量，又有动量，光子与物质碰撞时与实体粒子一样，会给被照射处施加压力，实际就是光子的动量传给吸收体的结果。②气流反冲压：生物组织表面受激光照射引起汽化时产生的反冲压。当高功率密度的激光聚焦于很小面积的生物组织时，该处温度急剧上升，体液迅速沸腾，从受照处会喷射出包括组织碎屑在内的一股气流，生物组织会受到这股气流的反冲作用形成气流反冲压。③内部汽化压：是激光聚焦于组织内部引起汽化时存在的压强，发生于组织内部或眼球、脑室等封闭体系内。④热膨胀超声压：若照射的激光功率密度不高，则不足以使组织产生汽化，而仅使其体积发生膨胀。体积的迅速膨胀会使其边缘区产生超声频率的弹性振动，产生超声在生物组织中传播，对生物组织有压力。⑤等离子体冲击波：高密度的脉冲激光照射生物组织，形成等离子体；等离子体强烈吸收入射激光，引起自身迅速膨胀，并产生压强很高的冲击波。⑥电致伸缩压：激光电磁场作用引起的激发作用。当足够强的激光照射生物组织时，生物微观实体在强电场的作用下出现极化现象，产生感生电偶极矩，并随极光电场频率变化，产生应力，应力引起电致收缩。

应用 产生的压强效应主要包括由光子直接碰撞生物组织引起的光压和由激光生物热效应的激发作用引起的气流反冲压、内部汽化压、热膨胀超声压、热致等离子体以及因激光的强电场激发作用引起的电致伸缩压等。直接由光子碰撞引起的光压称为一次压强，其余间接由激光引起的压强称为光的二次压强。其中二次压强在激光与生物组织相互作用中起主要作用。

在临床上常利用压强效应治疗疾病。如在眼科利用激光的压力在房角处打孔可以沟通房水，降低眼压，治疗青光眼；也可用压力在虹膜处打孔以代替虹膜切除手术；用Q开关激光治疗后发白内障以及玻璃体积血。但在临床上还应注意一点，尽量不要用压强大的脉冲激光照射肿瘤，由于肿瘤在激光照射的瞬间引起爆炸，可以使活的肿瘤挤到四周，引起肿瘤扩散。

（陈　鹏）

jīguāng guānghuàxué xiàoyìng

激光光化学效应（biochemical effect of laser）

激光照射生物组织，组织吸收光能而激发产生的化学反应。它包含光致分解、光致氧化、光致聚合及光致敏化4种主要类型。光化反应引起的生物组织功能变化或形态学变化称为激光生物化学效应或光化效应。

作用机制 生物组织大分子吸收激光能量而被激活，产生受激原子、分子和自由基，引起机体内一系列化学反应。光化反应是利用光能作为激活能而发生的化学反应，光的波长越短，光子能量越大，引起生物组织功能变化或形态学变化程度越大，严重的可使生物组织损伤或坏死。波长<320nm的光与生物组织作用后都可引起光化学反应，导致生物体内酶、氨基酸、蛋白质和核酸的活性降低或失活，分子结构也会有不同程度的变化，产生相应生物效应，如杀菌作用、红斑反应、色素沉着和合成维生素D等。

过程 主要包括两个过程。①原初光化学过程：一个处于基态的分子吸收足够大能量的光子后，受激跃迁到激发态，它从激发态返回基态，但不返回其原来分子能量状态的弛豫过程，多出来的能量消耗在它自身的化学键断裂或形成新键上，发生的化学反应。②继发光化学过程：在原初光化学反应过程中形成的产物大多数极不稳定，它们继续进行化学反应直至形成稳定的产物。这两种化学反应过程组成了一个完整的光化学反应过程。这一过程大致可以分为光致分解、光致氧化、光致聚合及光致敏化4种类型。

应用 生物体对不同波长的激光有选择吸收的特性，用合适波长的激光照射时，可使生物组织有较强的吸收作用，促使其发生某种光化学反应，起到杀死病毒和细菌或者产生刺激细胞的作用，从而提高机体免疫能力和增强机体局部抵抗炎症能力。

光敏化反应是在特定波长的照射和光敏剂的参与下，机体内产生的一系列化学改变。光致敏化反应在临床上有着重要的应用。在光敏化治疗中，其中一类是不需要氧分子参加的补骨脂素，它们是高效的光敏化剂，而且温度对它的光敏化反应速率几乎没有影响，在局部涂补骨脂素酊这类药物，再用紫外光的氮分子激光、准分子激光进行照射，可以治疗银屑病和白癜风。另一类光敏治疗是需要氧分子参与的光敏化过程，这一类光敏治疗又称为光动力疗法，这种光敏化反应的先决条件是特殊波长的光、光敏物质和分子氧。反应过程中关键所在是单态氧的形成。这种光化效应可引起生物组织的功能变化和形态变化，甚至可使生物组织损坏或坏死，用于治疗癌症、鲜红斑痣和银屑病等疾病。

（陈　鹏）

jīguāng zǔzhī guāngshíchú zuòyòng

激光组织光蚀除作用（photoablation interaction）

紫外激光照射生物组织时，高能量的紫外光子直接打断生物组织分子的化学键，导致组织离解、组织切除的作用。光蚀除作用属于组织光化作用。

作用机制 光化学反应是利用光能作为激活能而发生的化学反应。紫外激光的高能光子直接作用于组织的原子或分子之间的化学键，导致价键断裂，把通过吸引力凝聚在一起的原子，转变为排斥态，排斥状态的组织自动离解引起组织的切除，称为光蚀除效应。光蚀除过程见图1。

产生光蚀除效应的条件是，入射光子的能级必须达到一定的阈值（$h\nu$ >3.6eV或者λ<350nm），此时单光子才可能把C—C键分开，以达到效应的基点（表1）。

表 1 光子能量解离要求

价键类型	分离能量/eV	激光器类型	波长/nm	光子能量/eV
C＝O	7.1	ArF	193	6.4
C＝C	6.4	KrF	248	5.0
O—H	4.8	Nd：YLF（4w）	263	4.7
N—H	4.1	XeCl	308	4.0
C—O	3.6	XeF	351	3.5
C—C	3.6	氩离子	514	2.4
S—H	3.5	Nd：YLF（2w）	526.5	2.4
C—N	3.0	氦氖	633	2.0
C—S	2.7	二极管	800	1.6
		Nd：YLF	1 053	1.2
		Nd：YAG	1 064	1.2
		Nd：YAG	2 120	0.6
		Nd：YAG	2 940	0.4
		二氧化碳	10 600	0.1

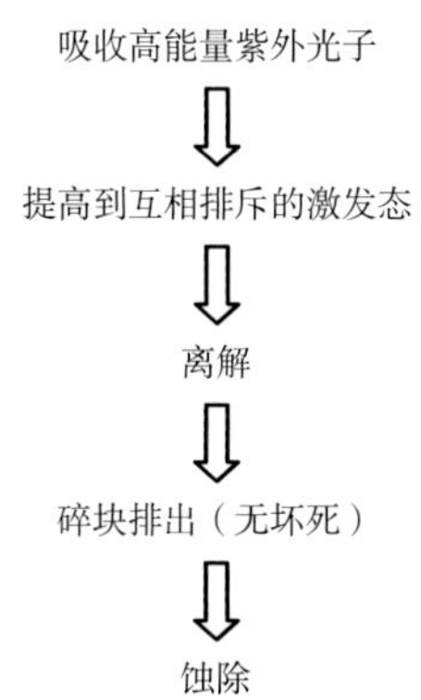

图 1 光蚀除原理

光蚀除过程包括两个方面：第一个过程是激发，即分子吸收高能光子从基态转变到受激态。第二个过程就是受激态的分子因原子间的斥力剧增，分子解离同时产生动能。大量的分子产生解离，造成光蚀除现象。另外出现光蚀除作用同时伴随有爆炸声以及可见荧光。

$$激发:AB+h\nu \rightarrow (AB)^*$$
$$离解:(AB)^* \rightarrow A+B+E_{kin}$$

式中，AB 表示基态分子；$h\nu$ 表示紫外光子；$(AB)^*$ 表示受激态分子，E_{kin} 表示动能。

利用激光的光热效应也可以实施组织切除，但它与利用光蚀除作用进行组织切除本质不同。光热效应是多个光子混合加热组织中的分子，分子的布朗运动增强，导致组织温升、凝固及蒸发，达到切除组织的目的。光热效应对激光波长无要求，几乎所有激光波段都可以产生光热效应。

应用 准分子激光切除组织技术已广泛应用于皮肤、心血管、角膜、骨及牙釉质的临床治疗。如准分子激光切除角膜手术；动脉粥样硬化斑块的切除，它可精确切除斑块而不损伤周围组织；XeCl 准分子激光可以用于膝关节半月板切除术。

特点 紫外激光照射生物组织产生光化学反应用于光蚀除时，细胞的 DNA 吸收紫外光子后可能导致 DNA 分子结构发生突变，在细胞内引起毒素反应，甚至引起癌变。

为了估测紫外激光用于光蚀除的潜在危害，专家做了大量研究并得出结论：准分子紫外激光与汞灯发出的紫外线相比，准分子紫外激光的致突变作用小。准分子紫外激光辐射对 DNA 损伤的能力和程度与其波长有关，并按 248nm＞193nm＞308nm 的顺序减少。ArF 或 XeCl 激光的潜在威胁不容忽视，它们足以引起一些组织癌变。

（陈　鹏）

jīguāng děnglízǐtǐ yòudǎo shíchú zuòyòng

激光等离子体诱导蚀除作用

（plasma induced ablation interaction） 高能脉冲激光照射生物组织发生光学击穿形成等离子体时常伴爆炸声和蓝色等离子体火花。等离子体使生物分子产生电离作用、极化作用和使细胞膜的脂质分子重排，导致生物组织蚀除。它属于一种激光组织电磁场效应。

作用机制 等离子体蚀除现象实际是基于光学击穿现象而发生的，是一种强电场的电介质击穿现象。固体和流体中光功率密度超过 10^{11}W/cm^2 或者空气中光功率密度达到一个 10^{14}W/cm^2，会发生光学击穿。等离子体诱导蚀除最重要的参数是局部的电场强度 E，由它决定是否发生光学击穿。如果 E 超过了某个阈值，即被加上的电场导致了分子和原子的电离，就会发生击穿。对皮秒级脉冲来说，光学击穿的典型阈值强度为 10^{11}W/cm^2，其对应的电场强度为 10^7V/cm，这个值与原子或分子内部的库伦场相当，是等离子体形成的必要条件。

应用 选用合适的激光参数，用诱导等离子体进行组织蚀除，切口光滑、轮廓清晰，没有任何热损伤和机械损伤的迹象。光学击穿时能量不仅可以积聚于被染色的组织中，还可以积聚于吸收能力很弱的介质上。通过对诱导等离子瞬间放电的光谱分析，可以估算出自由电子的密度和等离子体的温度，得到靶体化学浓度的详细信息，进而得到所观察组织的健康状况。因此，激光的等离子体蚀除作用在医学上的应用非常广泛。例如，1994 年德国学者尼姆兹（Niemz）发明的利用激光诱导等离子体来诊断和治疗龋齿的方法，它基于牙齿脱矿作用的检测，并由等离子体光谱估测实现。

（陈　鹏）

jīguāng guāngzhìpòliè zuòyòng

激光光致破裂作用（photo disruption interaction）　激光脉冲能量较高的光学击穿可产生冲击波，冲击波和其他机械副作用导致组织分离和切割的现象。往往与组织等离子体诱导蚀除现象同时发生。高能脉冲激光照射生物组织发生光学击穿形成等离子体时，可产生等离子体诱导组织蚀除现象（见激光等离子体诱导蚀除作用）。当激光脉冲能量更高时，光学击穿除了形成等离子体还产生冲击波。

光致破裂作用原理：等离子体诱导蚀除和光致破裂是两个不同的作用，但通常很难把两个过程区分开来，等离子体诱导蚀除是电离效应，而光致破裂作用主要是机械效应，被定义为冲击波和空化作用。尤其是纳秒脉冲，纳秒脉冲是很难观察到纯粹的等离子体诱导蚀除的，在整个击穿过程中，即使激光脉冲刚达到击穿阈值，其机械效应的空间范围也在毫米数量级上。光学击穿常伴有冲击波的形成，造成相邻组织破裂损伤，这是难以避免的。等离子体的形成、冲击波的产生、空化、射流的形成，这四个作用是发生在不同尺度上的，等离子体形成在脉冲期间开始，冲击波的产生与等离子体的扩散有关，在等离子体形成时已经开始。空化属于宏观效应，空化气泡在几百微秒内经过几次膨胀和闭合，每次闭合就会产生冲击波，气泡在固体边缘附近产生闭合，会引起射流形成（图 1）。

光致破裂过程所吸收的能量比等离子体诱导蚀除所需的能量高得多，与纯粹的等离子体诱导蚀除相比，光致破裂过程中自由电子密度和等离子体的温度也会高很多。光致破裂过程中激光与组织作用容易形成 3 个效应：等离子体屏蔽、布里渊散射和等离子体倍增。

冲击波形成的基本根源是激光诱导光学击穿产生的等离子体突然绝热性升温所致，这个升温是由自由电子动能产生的，高动能的等离子体电子扩散到周围介质，惯性粒子一定延迟后跟着运动，产生了冲击波。空化的形成同样是由于等离子体的高温，等离子体的高温使得焦点处的组织汽化，汽化的动能对抗外部组织压力做功把动能转变为势能，储存在气泡中，同时由于静压力的作用，气泡内的内含物（水蒸气和二氧化碳）被剧烈压缩，气泡内压力升高把气泡回弹，整个过程重复好多次导致空化的形成。在气泡不断闭合与膨胀过程中，靠近固体边缘的气泡中，靠近固体边缘的一侧有较少的流体，气泡在这一边的闭合就会慢一些，导致不对称闭合；较快闭合一边的流体粒子就会获得一个额外的动能，对较慢闭合一边所形成的力来得较晚，这种情况下就形成了指向相反的反射流，导致射流的产生。

（陈　鹏）

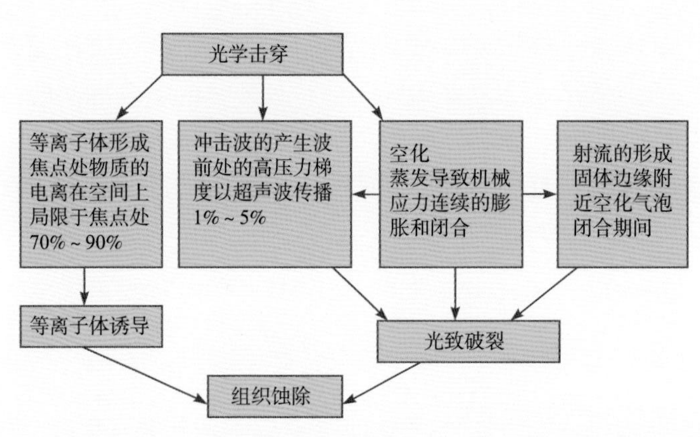

图 1　光学击穿的物理过程（百分比是转化为各种作用的能量估计值）

jīguāng shēngwù cìjī xiàoyìng

激光生物刺激效应（biological stimulus effect of laser）　低功率激光照射生物组织所致某种生物刺激效应。

作用机制　生物分子吸收激光光子能量，发生能量状态的改变，这种能量状态改变以及伴随发生的微弱热效应和光化学效应对靶细胞来说是一种刺激源，其直接或间接作用于神经、肌肉和腺体等，可产生兴奋作用，促使相关系统的生命活动由弱变强。在分子水平上调整蛋白质和核酸合成，影响 DNA 的复制，调节酶的功能；在细胞水平上动员代偿、营养、修复、免疫和其他的再生或防御机制来消除病理的过程（如蛋白质合成活化、提高酶的活性等）。同样在另一些刺激强度下可能使生物组织产生抑制作用，使生命活动减弱。

激光生物刺激效应由激光的波长、能量、脉冲宽度和生物组织的分子结构决定，激光类型不同，刺激效应明显不同（表1）。

应用 弱激光辐射已经应用于术后和外伤后促进伤口愈合、缓解疼痛、慢性溃疡和炎症的治疗以及运动医学等方面，如坐骨神经、面神经、视神经、嗅神经和延髓的再生和修复；激光针灸治疗、激光理疗。具体应用有8个方面：①神经系统，对中枢神经系统、自主神经系统和周围神经系统均有明显影响。它可调节失去平衡的自主神经系统，使高血压患者血压下降；可使损伤的神经修复期缩短。②心血管系统，使血管扩张，血循环改善，用于治疗心脏病、脑血管疾病。③血液系统，恢复因化疗、放疗或职业病而减少的白细胞数量。④骨骼系统，刺激骨折患者骨折处的骨痂生长，加速骨折愈合。⑤皮肤、肌肉，弱激光可使成纤维细胞数目增加，加速胶原形成，促进伤口再生，溃疡愈合。临床上治疗一些顽疾性溃疡、压疮、烧伤。⑥机体免疫功能，可加强巨噬细胞的噬菌功能，用于治疗炎症。⑦内分泌系统，可以调节肾上腺、甲状腺和前列腺的功能，常用于治疗甲状腺功能亢进、乳汁分泌不足。⑧抗炎功能，用来治疗关节炎、闭塞性脉管炎、鼻炎、甲沟炎等疾病。

（陈 鹏）

jīguāng zhìliáo jìshù

激光治疗技术

激光治疗技术（pattern of laser biological effect） 治疗相关疾病所采用的各种激光技术。包括激光组织汽化术、激光阻止凝固术、激光理疗、激光针灸等。

jīguāng zǔzhī qìhuàshù

激光组织汽化术

激光组织汽化术（laser tissue vaporization） 利用激光热效应使病变组织局部汽化的临床治疗技术。

原理 激光可被水吸收，人体生物组织的75%～90%都是水分（如血液中83%、肌肉中76%），所以也可被人体吸收。吸收情况与激光波长有关，水不能大量吸收可见光和近红外光，但波长较长的红外光可被水大量吸收。CO_2激光器输出波长为10.6μm的远红外激光，是汽化手术常用激光器。汽化过程包含两方面内容：①机体组织直接变成气体。②机体组织中的水分变成水蒸气。炭化过程是激光照射使机体温度达到300～400℃，将机体组织凝固、脱水、炭化。由于组织对远红外激光强烈的吸收，局部温度急剧升高至沸点以上，汽化的水蒸气和组织膨胀产生组织凝固、切割和汽化作用，但穿透力不大，只是浅表切割、止血作用，这正是汽化治疗表皮病变的基础。

组织汽化用激光器 激光向水中照射时，水的吸收作用光强随水的深度不断下降，将光强降为入射光强度1/10时的深度定义为光渗透深度。渗透深度与波长有关，显然易被水吸收的波长渗透深度小。CO_2激光器输出波长为10.6μm的远红外激光，它的渗透深度在10^{-3}cm以下；Nd：YAG激光器输出波长为1 064nm的近红外光，其渗透深度是CO_2激光的1 000倍以上，达到数毫米；Ar^+激光器输出波长为488nm的蓝绿色激光，被水吸收的最少，渗透深度约为10cm。可见激光被

表1 不同类型激光的刺激效应

观察物	对象	激光器类型	参考文献
头发生长	皮肤	红宝石	Mester等（1968）
创伤愈合	皮肤	红宝石	Mester等（1971）
		氦氖	Lyons等（1987）
创伤无愈合	皮肤	氦氖	Strube等（1988）
		氩离子	McCaughan等（1985）
刺激胶原蛋白合成	成纤维细胞	Nd：YAG	Castro等（1983）
		氦氖	Boulton等（1986）
抑制胶原蛋白合成	成纤维细胞	Nd：YAG	Abergel等（1984）
促进生长	细胞	二极管	Dyson and Young（1986）
抑制生长	细胞	氖镉	Lin and Chan（1984）
		氦氖	Quickenden等（1993）
血管形成	口腔软组织	二极管	Cho and Cho（1986）
减轻痛苦	牙齿	氦氖	Carrillo等（1990）
		二极管	Taube等（1990）
痛苦无减轻	牙齿	氦氖	Lundeberg等（1987）
		二极管	Roynesdal等（1993）

人体组织吸收情况和被照射组织颜色有关，当激光的颜色和组织的颜色为互补色时，激光则被组织强烈吸收。如 Ar^+激光器输出的蓝绿色激光，很易被红色组织吸收；He-Ne 激光器输出的红色激光易被蓝绿色组织吸收。CO_2、YAG、Ar^+三种激光器渗透深度的比较见表 1。

从表可得出以下结论：①CO_2激光在人体组织表层附近（约 0.05mm）几乎全部被吸收，组织易被汽化，适用于破坏露出的组织。② Nd：YAG 激光可穿透 70mm 的水，在人体中吸收和散射的效果止于 1mm 处；Nd：YAG 激光在人体的衰减不只是吸收，它的散射很大，适用于凝固止血。③Ar^+激光在水中透过性很好，但被血红蛋白选择性吸收，渗透只有 0.2mm；但是，利用水中的透过性，对眼底治疗很有效。可使用倍频 Nd：YAG 激光器输出波长 532nm、平均功率为 80W 的绿光激光进行尿道镜下激光前列腺汽化术。激光使用光纤传输，光纤头侧向出光，不用聚焦，只用原光束照射病灶组织，来回扫描，逐层汽化，直至彻底清除病变组织。

应用 临床上常用 CO_2、Nd：YAG 等激光器对体表赘生物、溃疡创面、浅表肿瘤等病变组织进行汽化治疗。激光汽化治疗的功率密度一般为 150 ~ 800W/cm^2（图 1）。

（梁　洁）

表 1　CO_2、YAG、Ar^+三种激光器的比较

激光	波长/nm	输出/W	光渗透深度/mm			应用
			水中	血液	生物体	
CO_2	10 600	~100	10^{-2}	——	0.05	手术刀
Nd：YAG	10 600	~100	70	3×10^{-4}	0.8	凝固
Ar^+	488、515	~5	10^4	10^{-5}	0.2	凝固

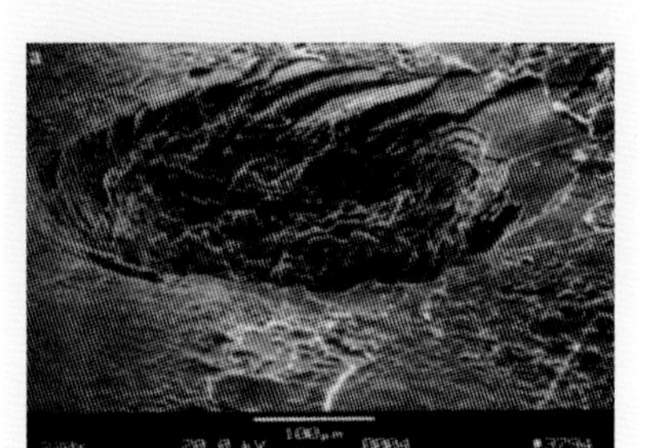

图 1　CO_2 激光汽化牙体组织

jīguāng zǔzhī nínggùshù

激光组织凝固术（laser tissue coagulation）

利用激光热效应使组织局部凝固的临床治疗技术。手术中常被用来凝固血液、血管、液体组织或清除病损组织。

原理 激光组织凝固术主要有凝固止血、凝固焊接及凝固病灶组织 3 种作用。光凝固实际上是热凝固，组织吸收光能后温度升高到 50~100℃，光照区的组织很快凝固坏死，其下较深处发生自行分解。热凝固坏死是均匀的、凝固区中的细胞全部坏死。热凝固所用的激光可以是连续输出的激光器，如 CO_2 和 Ar^+ 激光器，也可以是脉冲输出的激光器，如红宝石激光器、Nd：YAG 激光器（图 1）。

凝固止血 用来封闭出血点，如胃出血、眼底出血等，例如眼底病变的光凝治疗，主要是激光辐射后产生的热，使视网膜色素上皮细胞和邻近组织凝固坏死，形成粘连，封闭眼底的裂孔。对于出血性眼底病的治疗，激光照射病损血管，可使之热损伤、变形、痉挛而闭塞，通过血管的激光使血管内的物质吸收产生凝固而阻塞血管。

凝固焊接 焊接血管、神经、视网膜和其他组织。利用激光照射吻合部位，使受照处的蛋白质发生熔融产生固化凝结。

凝固病灶组织 对一般组织和皮肤，激光束对准病灶区做扫描照射至组织发白；对较大范围的病灶，可采用分点照射法，点与点间的间隔可根据病变大小而定，照射至组织表面发白。利用光凝使病灶组织凝固坏死，结痂覆盖创面，创面愈合后结痂自行脱落。

应用 人体组织含有大量的水分，血液为重要成分。激光照射病变组织，使其温度上升，水分蒸发或呈脱水状态，使出血部位或组织凝固而治愈。组织温度在 55℃以上时即可出现蛋白质的变性，血红蛋白在 63℃时即可凝固。CO_2 激光可被水强烈的吸收，在开始照射的同时，即从表面进行蛋白凝固，向内部呈直线进行，并使周围炭化和凝固。而 Nd：YAG 激光被水少量的吸收，慢慢凝固水中的蛋白成分，凝固区逐渐扩大，远比 CO_2 激光大得多。故 Nd：YAG 激光的凝固效果优于 CO_2 激光。Ar^+激光被血液吸收的程度比 Nd：YAG 激光强，但输出只有几瓦，适于较浅的病变。

一般认为 Nd：YAG 激光对动脉出血的止血效果要优于 Ar^+ 激光，它用于治疗凝血酶原障碍症具有极大的优越性，但对急性溃疡治疗时应防止溃疡穿孔；至于皮肤血管疾患，如血管瘤、血管扩张等，用 Ar^+激光较好，特别是一些精细部位更合适；而 CO_2 激光的远红外波长对正常色素细胞

图1 CO^2 和 Nd：YAG 激光凝固示意

和正常细胞之间的吸收差别很小，所以做光凝的效果较差。

（梁　洁）

jīguāng lǐliáo

激光理疗（laser physiotherapy） 利用类似于物理因子的弱激光刺激作用治疗疾病的方法。是激光生物组织光热作用的一种应用。理疗是利用热、电、磁、水和光等物理因子治疗疾病的方法。

原理 弱激光照射生物组织产生的热效应使被照射部位温度升高，并对细胞产生刺激，促进DNA、RNA的合成，成纤维细胞增生及胶原形成，促进皮肤组织再生，加速伤口和创面愈合；可以提高机体的免疫功能，改善局部血液循环，具有抗炎、镇痛、抑制细菌生长的作用。临床上适用于烧伤整形外科或创伤后引起的溃疡。

激光出现后，人们通过激光与生物组织的相互作用的一系列实验研究和临床观察，发现激光对生物系统的刺激具有抗炎、镇痛、舒张血管作用，并发现小剂量时有兴奋作用，大剂量具有抑制作用。一些研究者利用He-Ne激光照射治疗多年不愈的伤口、溃疡性皮肤病、牙龈炎、类风湿性关节炎、烧伤等，取得了明显疗效。

生物学效应 以临床应用广泛的He-Ne激光为例。研究表明用He-Ne激光照射小白鼠创伤皮肤后，可加快伤口愈合速度，其表皮组织再生能力、上皮细胞的有丝分裂数量、微血管分布密度及肉芽组织生长均比对照组优越。郭氏用He-Ne激光照射豚鼠的肌肉组织，可使肌肉细胞内糖原的含量增多，琥珀酸脱氢酶活性下降，使糖原的有氧分解减少，肌横管的扩张明显，对肌肉组织兴奋性传导功能产生影响。

剂量 激光理疗的疗效与所用激光的波长和剂量密切相关，从紫外到红外波段的激光都可以产生这种热相互作用。依据激光器商业化的进程以及临床疗效情况，用得最普遍的是He-Ne激光器、CO_2激光器和半导体激光器。一般通过透镜扩束照射或者通过光纤束照射，光斑面积覆盖患处面积。激光理疗的疗效与治疗方法和疗程有关，医师需根据患者的年龄、职业、肤色、病程、病种和病灶的不同部位选用合适的激光波长、剂量、疗程和疗法。

用于激光理疗的He-Ne激光器，输出波长为632.8nm的红色激光，通常输出功率为5~50mW，经发散镜扩束使光斑扩大到5cm直径，照射剂量为0.25~2.5mW/cm²，照射时间一般每日一次，每次10~20分钟，10次为一疗程，疗程间隔7~10天。照射时注意避免激光照射眼睛，少数患者在激光照射治疗过程中出现头晕、恶心等症状时可按晕针处理。

用于激光理疗的CO_2激光器，输出波长为10.6μm的远红外激光，一般输出功率为30W，经不同焦距的锗透镜聚焦，调节激光束的焦点与照射区的距离，使光斑直径达6~10cm，照射剂量为0.38~1.06mW/cm²，照射时间一般每日1次，每区域照6~10分钟，25~30次为一疗程，每疗程间可间隙1~2周，连续2~3个疗程。治疗时注意勿灼伤皮肤，一般使受照区有温热感即可，用半导体测温计测量皮温，将皮温控制在40~42℃，以免局部生物组织过热烫伤。

（梁　洁）

jīguāng zhēnjiǔ

激光针灸（laser acupuncture） 利用激光照射穴位治疗疾病的方法。又称激光光针疗法。

特点 ①激光照射人体无疼痛感，可消除患者怕痛的心理。②激光光针与皮肤没有机械接触，可避免滞针、断针等危险，也避免了将病菌带入体内。③激光功率、激光脉冲波形和重复频率可控制，可对症治疗。④激光光针疗法的缺点是设备较大且操作复杂。另外是医生在治疗时无针感。激光光针常用He-Ne激光作为治疗光源，输出功率从几毫瓦到几百毫瓦不等，也有用半导体激光进行针灸治疗的。

方式 ①He-Ne激光：经过光纤束将光传输到照射穴位。光纤柔软可弯曲，光纤末端的输出点位置易于调整，使用起来十分方便，He-Ne激光治疗机大多采用这种方式。②半导体激光：经过光导将光传输到穴位，光导可以是直头，也可以是弯头。③CO_2

激光穴位照射：低功率或低能量的 CO_2 激光器也常用于穴位照射来治疗疾病。由于 CO_2 激光的波长为 10.6μm，位于红外区，因此用 CO_2 激光进行穴位照射时，对穴位有热作用，起着传统艾灸的治疗作用。与传统中医针灸相类似，激光光针疗法的取穴，也必须根据经络理论，辨证选穴，循经辐照。但一次总的照射时间不宜过长，一般总的照射时间以不超过半小时为宜。

（梁　洁）

guāngdònglì zhìliáo

光动力治疗（photodynamic therapy，PDT）

用激光照射生物组织中的光敏剂使之激活产生单价态氧对病变组织进行治疗的方法。又称光敏治疗、光化学治疗和光动力学治疗。是激光生物组织光化作用的一种应用。

原理　光化学反应是利用光能作为激活能而发生的化学反应，分为光致分解、光致氧化、光致聚合及光致敏化 4 种主要类型。光动力治疗属于光致敏化原理。局部应用光敏剂，正常组织与肿瘤组织吸收及代谢速度不同，在一定时间后光敏剂会在靶组织中积聚较高的浓度，经过光动力的光源照射后，迅速激发光动力反应，在靶组织中产生大量的单态氧同时释放出荧光，单态氧的细胞毒性作用将导致靶组织细胞坏死或影响细胞功能，使病变组织脱落，恢复正常组织的形态和功能；而邻近正常组织则不受任何影响。这是临床治疗肿瘤的技术原理。PDT 治疗流程见图 1。

光敏剂　血卟啉衍生物（HpD）是最常用的光敏剂，它对氧化剂，光，X、β、γ 射线敏感。癌组织对 HpD 的亲和力是正常组织的 2～10 倍，HpD 注入人体后能有选择地聚集、潴留在肿瘤组织内。用蓝紫激光照射，吸收了 HpD 后的癌组织便发出橘红色荧光，HpD 产生一系列光动力学反应并产生单价态氧。单价态氧处于亚稳态，寿命很短，具有很强的氧化能力，能够有效地杀死癌细胞。

光源　光动力学治疗所要求的波长一般在 600～800nm 这个范围，其光谱介于血红蛋白吸收和水吸收之间的区域，光在组织结构中穿透距离较长，可提供较大的治疗窗口。HpD 并不一定要求激光光源，但普通光源发出的光是复色光，有效波长的光约占总光能的 25%，方向性差，光纤偶合效率低，体积大，故障率高。随着半导体激光的迅速发展，红光半导体激光器效率高体积小，平均无故障工作时间长，已成为光动力学治疗的主要光源。

PDT 优点　与传统的手术、放疗和化疗三大常规治疗肿瘤手段相比有如下优点如下。①创伤小：借助光纤、内镜和其他介入技术，可将激光引导到体内深部进行治疗，避免了开胸、开腹等手术造成的创伤和痛苦。②毒性低微：进入组织的光敏药物，只有达到一定浓度并受到足量光照射，才会引发光动力学反应而杀伤肿瘤细胞，是一种局部治疗的方法。人体未受到光照射的部分，并不产生这种反应，人体其他部位的器官和组织都不受损伤，也不影响造血功能，因此光动力疗法的毒副作用是很低微的。③选择性好：光动力疗法的主要攻击目标是光照区的病变组织，对病灶周边的正常组织损伤轻微，这种选择性的杀伤作用是许多其他治疗手段难以实现的。④适用性好：光动力疗法对不同细胞类型的癌组织都有效，适用范围广；而不同细胞类型的癌组织对放疗、化疗的敏感性可有较大的差异，应用受到限制。⑤可重复治疗：癌细胞对光敏药物无耐药性，病人也不会因多次光动力治疗而增加毒性反应，所以可以重复治疗。⑥可姑息治疗：对晚期肿瘤患者，或因高龄、心肺肝肾功能不全、血友病而不能接受手术治疗的肿瘤患者，光动力疗法是一种能有效减轻痛苦、提高生活质量、延长生命的姑息性治疗手段。⑦可协同手术提高疗效：对某些肿瘤，先进行外科切除，再施以光动力治疗，可进一步消灭残留的癌细胞，减少复发机会，提高手术的彻底性；对某些肿瘤，也有可能先做光动力治疗。

注意事项　PDT 适于治疗体表或内镜可以进入的内腔表浅恶性肿瘤，主要包括膀胱癌、支气

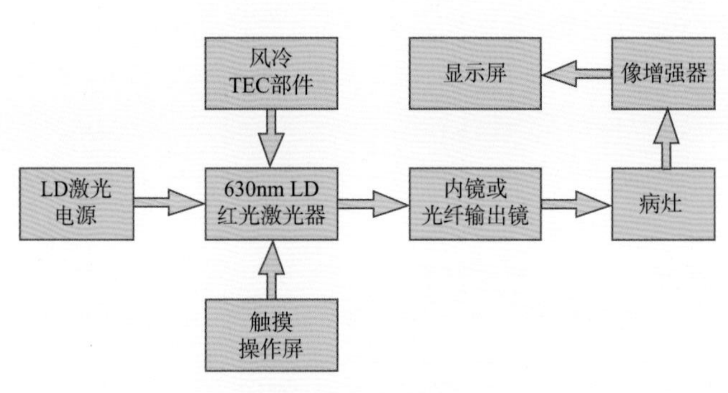

图 1　PDT 治疗流程

管肺癌、皮肤癌、喉癌、鼻咽癌、结肠癌、腹腔癌、胰癌、眼部癌症等，以及已发生转移的癌症的复合治疗。随着新型光敏药物的问世，PDT 可治疗体积更大、深度更深的恶性肿瘤。

（梁　洁）

jīguāng sǔnshāng xiàoyìng

激光损伤效应（laser damage effect）　激光辐射照射生物体引起有害不可逆改变。激光辐射可以通过热作用、热致机械作用、光化学作用、光蚀除作用、等离子体诱导蚀除作用、光致破裂作用等不同的作用机制引起组织损伤。具体哪一种作用机制为主则取决于激光辐射参数以及组织的光学特性。一般来说，长脉冲（毫秒以上）或连续光照射条件下，长波可见光和红外激光主要引起热损伤，短波可见光和紫外激光主要引起光化学损伤；脉冲宽度短至微秒至纳秒量级时，紫外激光主要通过光蚀除作用，可见和红外激光主要通过热致机械作用引起损伤；当脉冲宽度短至纳秒以下时，激光主要通过等离子体诱导蚀除作用和光致破裂作用引起组织损伤。激光损伤表现有多种形式，如热损伤随着激光剂量的升高可依次表现为凝固、汽化、炭化和熔融；光化学作用虽然不会出现即刻损伤反应，但后期会出现明显的炎症反应或皮肤色素沉着；光蚀除作用表现为组织表面非常整洁的蚀除，伴爆炸声和荧光；等离子体诱导蚀除会造成组织爆破性损伤，伴随有清晰的爆炸声和蓝色的等离子体火花，蚀除后的组织表面不如光蚀除面光滑；光致破裂作用则不但可以观察到等离子体火花，还可观察到空化气泡和射流的形成。激光辐射可造成几乎所有组织的损伤，合理利用激光损伤效应可以达到疾病治疗目的，如利用激光凝固作用进行视网膜焊接或封闭血管、利用汽化作用进行组织切割、利用光化学作用杀灭肿瘤细胞、利用光蚀除作用进行角膜屈光手术或组织打孔、利用等离子体诱导蚀除作用治疗龋齿、利用光致破裂作用碎石等。但从公众健康和安全防护的角度，激光损伤效应关注的重点是眼和皮肤的损伤，见激光眼损伤效应和激光皮肤损伤效应。

（杨在富）

jīguāng yǎnsǔnshāng xiàoyìng

激光眼损伤效应（damaging effect of laser on eye）　人眼受到激光照射后产生的各种损伤效应。眼是人体中一个非常重要的感觉器官，它接受光线刺激，把光刺激引起的神经冲动传至大脑神经中枢，最终形成视觉。由于眼是外露器官，构造精细、层次繁多，被激光照射后无论哪个组织产生轻微损伤都可能引起严重视觉功能障碍，甚至失明。激光辐射眼损伤效应的研究内容主要是人眼各个组织激光损伤机制和病理。

眼的光学性质　激光通过眼介质时，角膜对波长短于 280nm 的远紫外线吸收率近似 100%，所以波长短于 280nm 的远紫外线很难透过眼介质；角膜对 1 400～1 900nm 的中红外线是部分吸收，1 900nm 以上的中红外线和远红外线角膜是全吸收体，所以 1 900nm 以上的中红外线和远红外线难以通过眼介质，而 1 400～1 900nm 的中红外线可部分通过。晶状体是波长 760～1 400nm 近红外线的主要吸收体，所以波长 760～1 400nm 近红外线仅有小部分能通过，且波长愈短透过愈多。眼介质中的房水没有特征吸收，仅能减弱光线，对光的透过影响不大。绝大部分可见激光可透过眼介质而到达眼底。光的透射遵循光吸收的相反规则。波长较长的红光和红外线比波长较短的蓝光、绿光穿透能力强。紫外线及远红外线被角膜和晶状体吸收，只有可见光和近红外线能到达眼底，除一小部分为眼底反射外，大部分通过视网膜的 10 层结构，主要被视网膜色素上皮层吸收，其余的光进入厚约 200μm 的脉络膜，被含有丰富血管和色素细胞的脉络膜吸收。

损伤机制　激光对眼的损伤主要是光热效应、光化学效应以及电离效应所致。

热效应　激光照射后，组织内的吸光色素（黑色素、血色素、黄色素）摄取激光束的光子，其能量使组织内组织分子的平均运动和碰撞力增加，因此组织温度升高，并向周围组织扩散，温度可升至足以造成治疗性组织改变。热效应根据其程度不同，可发生 3 种不同的作用。①光凝固作用：当组织温度增加至蛋白质变性的临界水平时，就会产生光凝固反应。要使视网膜出现光凝斑，视网膜色素上皮的温度需增加 10～20℃。影响光凝的因素很多，与激光的波长、功率或能量，光斑直径以及曝光时间有关。光斑大小和曝光时间是影响辐照部位热逸散（传导和对流）的最重要参数。根据凝固程度，眼组织的反应有细胞增生、移行和瘢痕形成。②光汽化现象：当组织接收更强的激光照射时，可将组织温度升到沸点，即达到水的汽化温度，这时细胞内、外的水分变为水蒸气。可见光和近红外激光不能被水大量吸收，而波长较长的红外光则可被水和组织中的水分大量吸收。③光炭化作用：组织温度持续升高至一定程度（>210℃）可形成炭化作用。激光引起的热效应，对眼组织有直接或间接的作用。

电离效应 激光照射强度达到使组织内原子或分子放出电子产生电离态，称等离子体。等离子体急剧膨胀，产生光学击穿，发出声波与冲击波，结合组织的内应力，可产生切割组织的作用。产生光学击穿所需的功率密度很高，需用Q开关或锁模激光器。其特点是焦点很小，切割组织不受色素限制，可以切割透明的晶体前囊膜、混浊的晶体后囊膜、白色的玻璃体机化膜，亦可切穿富有色素的虹膜组织。

光化学效应 组织分子外层电子吸取光子的能量后发生化学反应，可破坏对光敏感的肿瘤组织和切割正常的组织。光的波长越短，光子的能量越大。紫外光所引起的光化学反应大于可见光和红外光。凡波长<320nm者，都可引起光化学反应。对光敏感的组织受到可见光照射，也可发生化学反应，如日光性视网膜炎。低能量水平的激光和其他光源均可产生光化学效应和热效应，这取决于波长和各种分子的特性。当紫外线光子被吸收时，可造成化学键断裂或破坏，而红外线吸收后可产生热效应。可见光则可产生光化学与热两种效应。光化学反应包括视紫质的漂白、光合作用、DNA和RNA的改变。

影响因素 激光辐射眼损伤受多种因素的影响，如：激光入射波长、辐照量或辐照度、发射方式（连续、长脉冲、巨脉冲、超长脉冲）和照射时间、瞳孔大小、视网膜上成像面积、眼屈光因素、光入射角度、眼底色素含量等有关。上述因素所致眼损伤的基本规律：不同波长损伤部位不同；相同照射条件时，眼损伤程度随激光辐照度增加而加重；激光对视网膜的损伤以绿色波段最为敏感，低剂量即可造成较重损伤，这与眼对该波段激光透射率和有效吸收率均较高有关；发射方式不同，造成视网膜大小相同程度损伤所需的照射剂量水平可相差几个数量级，如巨脉冲和超短脉冲激光较连续和长脉冲激光损伤所需剂量低，且容易引起组织的爆破性损伤。

眼损伤部位 不同波长激光引起眼损伤的部位有所不同。

紫外激光 紫外线在屈光介质中传播时损耗极大，不能到达眼底，会对角膜和晶体造成伤害。

可见激光 绝大部分可见激光可透过眼屈光介质而到达眼底被吸收，主要伤害眼底视网膜和脉络膜，一般不会引起眼屈光介质的可见损伤，但如果能量大，也可引起角膜表层或深层的损伤。可见激光如损伤了虹膜，则可由此引起邻近部位晶状体的继发性损伤。

近红外激光 眼的屈光介质对近红外辐射有一定透过率，特别是对1 100nm左右的光约有一半透过，另一半被屈光介质反射或吸收。因此，近红外激光（如1 064nm的钕激光）的相当部分可透到眼底聚焦，损伤视网膜，也可因部分光子被屈光介质所吸收（人眼角膜吸收7%。晶状体吸收约15%）而损伤这些组织。

中远红外激光 波长>1 400nm的红外激光几乎全部被角膜吸收，会对角膜造成伤害。光辐射被角膜吸收后，如损伤局限在角膜外部上皮层内，会产生角膜炎、结膜炎，有眼痛、异物感、畏光、流泪、眼球充血、视力下降等症状，症状2天后消失。如损伤深达内部组织，则可造成瘢痕及永久性角膜混浊，视功能严重损伤。

激光辐射眼损伤表现 激光造成角膜损伤的病变主要为凝固水肿和坏死溃疡。轻度损伤表现浅层上皮细胞凝固、核固缩及胞质浓染或角膜增厚、基质水肿。渗出肿胀明显者，角膜上皮膨胀隆起形成水疱。重者角膜凝固、坏死脱落，形成溃疡凹陷，或全层崩解而至角膜穿孔。典型病灶又可划分为3个区带：中央坏死区，周围凝固带，周围水肿、凝固环。

紫外线及红外激光可引起晶状体混浊，多局限沿入射光路至晶状体后囊，有的循晶状体纤维方向向中心区扩展。以Q-开关红宝石激光照射晶状体，单脉冲>10mJ，晶状体出现细胞的空泡病变，可能与光吸收后组织瞬间汽化引起机械性膨胀作用有关。视网膜对近红外激光的吸收从外层开始，因此损伤的病理改变首先在视网膜色素上皮层。色素颗粒将吸收的光能转换为热能，传递至视细胞，而使视细胞膜系统发生破坏。电子显微镜观察表明，最轻微的损伤表现在色素上皮细胞中线粒体膨胀、内质网断裂、空泡形成，色素颗粒由于组织热膨胀而引起位移。视细胞的早期损伤中，视锥细胞超微结构的变化比视杆细胞更敏感，多见外界盘膜有热融凝固或盘膜破坏而形成许多小囊泡或碎片，内节线粒体高度肿胀、嵴断裂或消失而形成大空泡。

激光照后眼组织变化 有关激光照射后眼组织生化变化研究

较少。以红宝石激光照射视网膜出现轻度形态变化的同时，于照后24~48小时角膜及视网膜酸性磷酸酶活性明显降低，钕激光照射亦有视觉变化。以0.1J红宝石激光照射角膜和视网膜，过氧化氢酶波动性增加，同时核糖核酸含量亦有增加。还观察到照后角膜的Na^+、K^+含量降低、—SH含量增加、房水中Na^+积蓄以及视网膜中K^+含量降低和胆碱酯酶活性增加。

眼损伤事故发生时，多数受伤者感到眼前突然闪光，继而出现一个不同颜色、不同大小的光斑或暗影，个别人眼部有冲击感。与此同时，视力出现不同程度的下降，重者短时间内不能分清眼前物体，有的伤后出现数小时的目眩及畏光。激光损伤眼后，眼视力变化及眼受伤部位和损伤程度有关。治疗后患者眼视力均有不同程度的提高，其中损伤程度愈轻，视力恢复愈好，但亦有个体差异。有黄斑破孔者，由于视觉敏感细胞受到严重破坏，视力一般难以明显恢复。

（高荣莲）

yǎn de jīguāng guāngxué tèxìng

眼的激光光学特性（optical characteristics of ocular） 眼对入射激光的反射、透射、吸收及散射物理性能。眼球具有很好的透光和聚光性能，好似一架自动照相机，它可以通过一系列精细的调节，将外界目标的物像清晰投射到眼底视网膜上。人要获得正常视力，必须具备以下3个条件：眼的屈光系统必须保持透明和正常的相互位置；健康的视网膜感光与传导功能；正常的视中枢功能。

眼的生理学特性是研究激光眼损伤效应的重要基础，激光辐射通过眼主要发生4种现象：部分激光直接透过眼介质到达眼底，在视网膜上成像；部分激光被散射，将眼内照亮；部分激光为眼介质吸收，且以较长的波长再辐射；还有一部分激光被反射。

眼介质对激光的反射 激光照射眼睛时，眼对光的反射主要发生在折射率变化最大的角膜前表面，当激光垂直入射角膜时，反射系数为r：

$$r=[(n_1-n_2)/(n_1+n_2)]^2$$

n_1与n_2分别为空气与角膜的折射率。若光线由空气射到角膜，空气折射率$n_1=1.000$，角膜折射率$n_2=1.376$时，代入公式$r=2.4\%$。当激光入射角在0°~40°时，反射率变化不大；而入射角>60°时，根据菲涅耳定律，激光随入射角的加大反射率明显增加。眼球内各层介质间虽有反射，但由于两种相应介质折射率相差很小（表1），反射系数仅为10^{-4}量级，所以对眼球整个屈光系统的反射现象可以忽略不计。

表1 眼球各介质的反射率

介质	折射率
角膜	1.376
房水	1.336
晶状体	1.380（外）
	1.410（内）
玻璃体	1.337

眼介质对激光的透射 激光光束通过眼介质直接到达眼底视网膜。眼介质对光的透射与对光的吸收是分不开的。据研究结果，在400nm~900nm波段光透射率达到80%以上，且变化小；在近红外波段，一般趋势是波长越长，透射率越小。

激光通过眼介质时，角膜对波长短于280nm的远紫外线吸收率近似100%，所以波长<280nm的远紫外线很难透过眼介质；角膜对1 400~1 900nm的中红外线是部分吸收，1 900nm以上的中红外线和远红外线，角膜是全吸收体。1 900nm以上的中红外线和远红外线难以通过眼介质，而1 400~1 900nm的中红外线可部分通过。然后，晶状体是波长760~1 400nm近红外线的主要吸收体，波长为760~1 400nm近红外线仅有小部分能通过，且波长越短透过越多。而眼介质中的房水和晶状体没有特征吸收，仅能减弱光线，对光的透过影响不大。绝大部分可见激光可透过眼介质到达眼底。激光对组织的穿透能力是，波长较长的红光和红外线比波长较短的蓝光、绿光穿透能力强（图1）。

光透过眼介质时，眼介质内不同的颗粒会发生光散射，光束中分离出散射光，必然会降低光束的能量密度。正常情况下，角膜、房水、晶状体、玻璃体均存在光散射。散射越多，被眼内其他组织吸收得越多，透过光就会相应地减少。

眼介质对激光的吸收 激光照射眼组织时，眼内组织各种不同色素对不同波长的光选择性吸收，产生相应组织的生物学效应。眼介质主要是指眼中的角膜、晶状体、房水、玻璃体等几部分，而光的吸收主要是它们之中的色素引起的。眼内色素主要有4种：黑色素、血色素、叶黄素和视色素。眼介质内主要有视色素（存在于感光细胞）、黑色素（存在于虹膜）和血色素（存在于玻璃体）。叶黄素主要存在于视网膜，血色素和黑色素以脉络膜中居多。

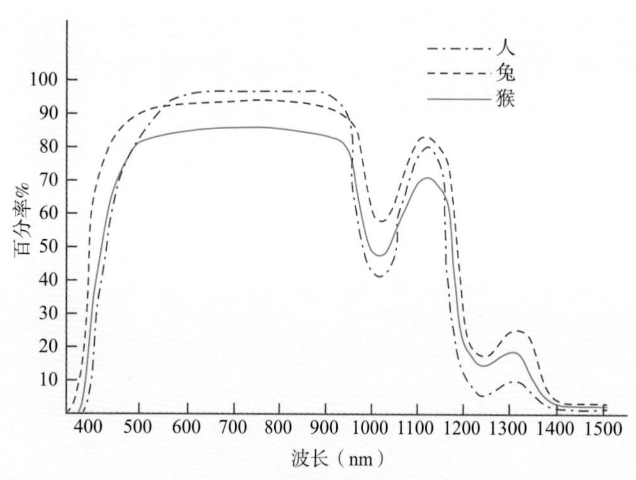

图1　眼介质对光的透射率

眼介质内各部位吸收的光亦不同。①角膜：角膜能吸收波长 < 295nm 的紫外线和波长 > 1 400nm 的红外线，对波长 < 280nm 的远紫外线吸收率近似为 100%，随波长的增加吸收率减少；对可见光和近红外线吸收很少，大部分通过，对 1 400 ~ 1 900nm 的中红外线只是部分吸收；1 900nm 以上的中红外线和远红外线角膜是全吸收体。②晶状体：晶状体对紫外线的吸收特性类似角膜，部分透过角膜的紫外线到达晶状体后则被完全吸收，同时它还是波长 760 ~ 1 400nm 近红外线的主要吸收体（其中波长越长吸收越多）。③房水：房水对光的吸收和水相似，对可见光只吸收百分之几。④玻璃体：玻璃体对可见光是透明体，对 450 ~ 900nm 的光几乎不吸收（图 2）。

眼介质内的不同色素吸收不同。①视色素：视色素主要产生光毒性效应，特点是光照后一般不会即刻发生可察见损伤。光毒性反应最强的光是波长 441nm 的光；而波长 1064nm 的光不存在这种反应；波长 488nm 的蓝光大部分有光毒性作用，也有热效应损伤；波长 514. 5nm 的绿光或波长更长的光，主要是热损伤。②黑色素：黑色素最易吸收的波长是 400 ~ 600nm，蓝、绿、黄和红光递减顺序 75% ~ 60% 被黑色素吸收。③血色素：血色素不吸收红光和红外线，只吸收蓝光、黄光和绿光，血色素较黑色素对激光更有选择性，以吸收黄光最多。含有血色素的组织吸收蓝光、绿光或黄光后，必然产生热效应。

眼底对激光的吸收　激光照射组织时，透射进眼底的激光束被眼底视网膜和脉络膜吸收的过程。紫外线及远红外线被角膜和晶状体吸收，只有可见光和近红外线能到达眼底，除一小部分被眼底反射外，大部分通过视网膜的 10 层结构，主要被视网膜色素上皮层吸收，余下光进入厚约 200μm 的脉络膜，被含有丰富血管和色素细胞的脉络膜吸收（图 3）。

眼底主要包括视网膜色素上皮和脉络膜两部分，眼底对激光的吸收主要是由眼底的色素引起的。眼底含有丰富的色素，眼底主要有黑色素、血色素和叶黄素。黑色素是眼内最多的色素，主要存在于葡萄膜（虹膜、睫状体和脉络膜）和视网膜色素上皮内。血色素主要存在于血管内，尤以脉络膜最多。叶黄素存在于视网

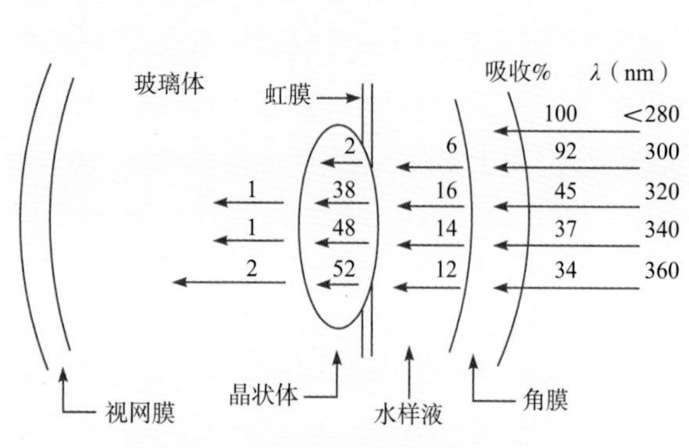

图2　人眼各层组织吸收紫外线

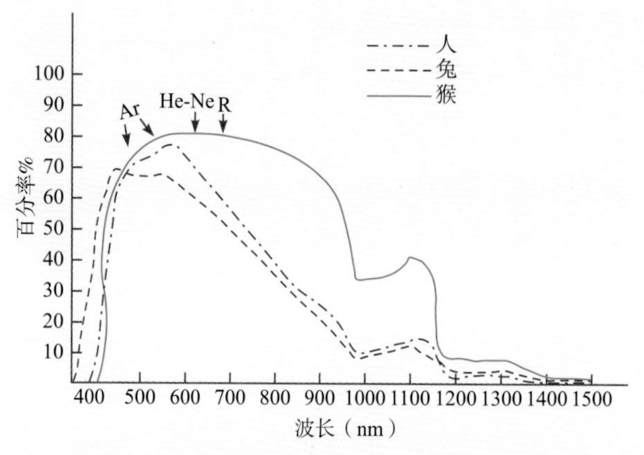

图3　视网膜和脉络膜对不同波长光的吸收

膜内层，尤其集中在黄斑部。

眼底内不同色素对不同波长的光有选择吸收，产生相应组织的生物学效应。黑色素、血色素以及叶黄素吸收光后产生相应组织的热效应。①黑色素：黑色素最易吸收的波长是 400 ~ 600nm，蓝光、绿光、黄光和红光递减顺序 75% ~ 60% 被黑色素吸收，而红外光（波长 1064nm）只有 10% ~ 15% 被视网膜色素上皮吸收。说明短波长光较长波长光更易被黑色素吸收。此外还应考虑视网膜色素上皮和脉络膜黑色素沉着的程度，脉络膜比色素上皮厚得多，大量的热能被脉络膜吸收。因为浓黑色素的眼底吸收可见光的能力是少黑色素眼底的两倍，对眼底黑色素沉着少的人应用激光能量要稍高些。②血色素：血色素不吸收红光和红外线，只吸收蓝光、黄光和绿光，血色素较黑色素对激光更有选择性，以吸收黄光最多。③叶黄素：叶黄素对吸收光的波长更有极强的选择性。只吸收蓝光，吸收绿光较少；对黄光、红光和红外光完全不吸收。眼内叶黄素 70% 集中在黄斑部的视网膜内层。当应用氩双色激光光凝黄斑部时，蓝光主要被叶黄素吸收（表 2）。

（高荣莲）

jīguāng fúshè yǎnsǔnshāng jīzhì

激光辐射眼损伤机制（mechanism of laser induced ocular injury） 激光对眼组织产生的物理、化学或生物学的刺激和破坏作用的机制。激光眼损伤机制是激光的生物效应，它包括光热效应、光化学效应、光压效应、电磁效应和生物刺激效应。眼损伤机制与激光波长和脉冲宽度有关。可见和近红外激光的连续和长脉冲照射组织主要为光热效应，紫外激光是通过光化作用使一些重要生物大分子受到损伤。随着激光脉冲宽度变窄功率密度提高，可有电磁效应和冲击波效应，而使组织发生爆裂。眼组织损伤部位则与眼的光学性质有关。见激光辐射眼损伤效应。

光热效应 激光照射眼组织时，组织的吸光色素摄取激光束中的光子，在一定的曝光时间内，其能量使组织内的分子平均运动和撞击增加，局部靶组织内温度升高，并向周围组织扩散，当温度升高至足以发生治疗性组织改变时，成为热效应。由于激光波长的不同，靶组织内的温度升高有两种机制：直接吸收生热（红外激光照射）和碰撞生热（可见光和紫外光照射）。此外，热效应还受到光斑大小、激光能量、曝光时间以及靶组织内色素沉着程度等多种因素影响。由于靶组织受激光照射后温度升高程度不同，对组织细胞、蛋白质、酶等影响程度亦不同，表现为组织蛋白的热变性、凝固、汽化和炭化等不同改变。见激光生物热效应。

光化学效应 主要是眼组织吸收激光能量并将光能转变为化学能导致化学反应的过程，主要包括光致分解、光致氧化、光致聚合和光致敏化。光化学效应主要是由紫外和可见波长激光引起的。光热效应与光化效应比较情况见表 1。见激光光化学效应。

光压效应 激光照射眼组织时产生压强效应，并且因眼组织吸收强激光能量后出现瞬时高温，激发眼组织表面汽化、内部汽化而体积剧增，产生声瞬变导致二次压强效应。见激光光致机械作用。

电磁场效应 激光是电磁波，激光作用于眼组织时，可以引起生物分子受激、振动和加热，在强脉冲激光作用下，一方面眼组织内产生高强度电场，生物大分子产生高度激化的自由基而损坏细胞；另一方面眼组织内产生短波长的激光谐波，可使蛋白质核

表 2 眼底对几种激光的有效吸收率

激光器	波长/nm	吸收率/%	介质透过率/%	有效吸收率/%
氪激光	1 064	12	42	5.04
红宝石	694.3	56	96	53.7
氩离子	488~514	70	80	56
倍频 Nd：YAG	532	74	88	65

表 1 热效应和光化学效应比较

	热效应	光化学效应
曝光时间	短	长
光能量	高	极低
波长依赖性	不明显	极强
眼对光的反应	不能耐受	可耐受
损伤面积和曝光区面积的关系	损伤面积小于曝光面积，中心重	损伤区与曝光区大小一致
组织病理改变	损伤早期即可见全视网膜损伤	轻度损伤时 48 小时后出现 RPE 和视细胞损伤
是否可以恢复	不可逆	可恢复

酸变性。如果激光功率足够高则可导致组织发生电离效应，产生等离子体。等离子体在极短时间内发生微小爆炸并产生冲击波导致组织破坏裂解。

弱激光刺激 眼组织吸收弱激光的光子能量后，发生理化效应或生物反应，如激光眩目效应。见激光生物刺激效应。

（高荣莲）

jīguāng jiǎomó sǔnshāng xiàoyìng

激光角膜损伤效应（threatment of laser induced on corneal）

紫外激光和中、远红外激光照射眼组织时对角膜造成的损伤效应。

损伤机制 角膜对波长<280nm的远紫外激光吸收率近似为100%。随着激光波长增加吸收率减少，透过率增加；对可见和近红外激光吸收很少，大部透过，而对1 400～1 900nm的中红外只是部分吸收；1 900nm以上的中、远红外线角膜则全部吸收。

波长<320nm的激光与生物组织作用后可引起光化学反应，导致生物体内酶、氨基酸、蛋白质和核酸的活性降低或失活；分子结构也有不同程度变化，产生相应的生物效应。中、远红外激光光子被分子吸收后可产生光热效应，分子由基态跃迁到激发态，激发态分子很不稳定，通过与周围分子的碰撞，将能量转换为周围分子的动能，加快了分子的热运动，使得照射处的组织温度升高、蛋白变性。此外，当激光能量（功率）密度较高时，高能量的激光会对组织产生电离效应。电离效应和热效应可在角膜组织内产生气泡，气泡传递激光能量，对角膜组织产生压力和振动，上述效应共同导致角膜的损伤。

临床表现 紫外激光对角膜损伤可导致角膜炎，又称日光性（紫外线）眼炎。临床表现：轻者眼部不适、有异物感；重者角膜上皮细胞凝固、坏死、脱落，神经纤维末梢外露而出现眼部剧烈疼痛、畏光和流泪。此种损伤随着角膜上皮细胞的快速修复，多在伤后1～3日内症状逐渐减轻或消失，一般不造成永久性损害。除了紫外激光的照射，日常生活中由于高原地区的日光及电焊电弧中的紫外线也可造成这类眼炎。

远红外激光以CO_2激光为例，它对角膜损伤，根据照射剂量不同，其损伤程度也不同。阈值剂量（3.64J/cm^2）照射产生的损伤与紫外线眼炎类似。10～200W/cm^{2}功率密度照射下角膜可产生凝固、炭化、汽化、穿孔等各种不同程度的损伤，轻者愈后瘢痕遮挡瞳孔影响视力，重者角膜汽化穿孔导致失明。

预防及治疗措施 角膜有一定再生能力，轻度损伤可自行修复，严重损伤将导致失明。在进行激光实验时应避免激光直射或散射光进入眼睛，并佩戴激光防护镜。

（高荣莲）

jīguāng fúshè jīngzhuàngtǐ sǔnshāng xiàoyìng

激光辐射晶状体损伤效应（laser-induced lens injuries）

近紫外和近红外激光照射眼组织产生光热、电离等效应对晶状体造成的损伤效应。

损伤机制 波长<320nm的激光与生物组织作用后可引起光化学反应，导致生物体内酶、氨基酸、蛋白质和核酸的活性降低或失活，分子结构也会有不同程度变化，产生相应的生物效应。近红外激光光子被分子吸收后可产生光热效应，分子由基态跃迁到激发态，激发态分子很不稳定，通过与周围分子的碰撞，将能量转换为周围分子的动能，加快了分子的热运动，使照射处的组织温度升高、蛋白质变性。当激光能量较高时，高能量的激光会对组织产生电离效应。电离效应和热效应可在晶体组织内产生气泡，气泡传递激光能量，对晶体组织产生压力和振动，上述效应共同导致了对晶状体的损伤。

病理学表现 晶状体损伤较轻可导致晶状体混浊，重则产生白内障。近红外线被晶状体吸收后，首先使晶体蛋白分解为较小单位，在持续照射后，晶体蛋白质凝聚成大分子量的不溶性硬蛋白，破坏了晶状体中胶原纤维的超微结构，使晶状体透明度丧失，直至出现白内障。

预防及治疗措施 晶状体损伤一般都是不可恢复性的，临床难治疗。进行激光实验时应避免激光直射或散射光进入眼睛，并佩戴激光防护镜。

（高荣莲）

jīguāng fúshè shìwǎngmó sǔnshāng xiàoyìng

激光辐射视网膜损伤效应（laser induced retina injury）

可见和近红外激光照射眼组织对视网膜造成的损伤效应。该激光大部分被视网膜吸收，红外线吸收后产生的热效应、可见光产生光化效应和热效应。

损伤机制 激光照射眼组织时，紫外光和远红外激光被眼角膜和晶状体吸收，无法到达视网膜，可见光和近红外激光绝大部分能到达眼底，除小部分被眼底反射外，大部分通过视网膜的10层结构，主要被视网膜色素上皮层吸收，其余的光进入厚约200μm的脉络膜，被含有丰富血管和色素细胞的脉络膜吸收。色素颗粒将吸收的光能转换为热能，传递至视细胞，使视细胞膜系统破坏。电子显微镜观察表明，最轻微的损伤表现在色素上皮细胞中的线粒体膨胀、内质网断裂、空泡形成，色素颗粒由于组织热膨胀而引起位移。视细胞的早期损伤中，视锥细胞超微结构的变化比视杆细胞更敏感，多见外界盘膜有热融凝固或盘膜破坏而形成许多小囊泡或碎片，内节线粒体高度肿胀、嵴断裂或消失而形成大空泡。

病理学表现 视网膜对入射激光的吸收从外层开始，因此损伤的病理改变首先在视网膜色素上皮层。眼底可见视网膜损伤及其组织学改变由轻至重分为以下几种：①眼底最轻损伤。检眼镜下可见细小色素游离，针尖样大小斑点或呈均匀淡粉（灰）色激光凝固斑，有的边缘模糊不清，需仔细观察方可发现，这些反应斑大多数于光照后数秒或数分钟才出现。其组织学改变主要发生在色素上皮层和视感受器层，光镜下受照射区视网膜微隆起，视感受器与色素上皮层有轻度水肿及少许渗出，部分细胞核固缩。此类损伤多于术后数日痊愈，愈后不留瘢痕。②稍重损伤。视网膜出现明显灰白或瓷白色凝固斑，有的外围有水肿环，边缘有点状色素沉着，或视网膜出现菊花型或小圆形出血斑。其组织学改变明显，视网膜全层均可受到不同程度的损伤，出现视网膜结构紊乱，色素上皮层肿胀、破裂，色素颗粒飞散、游离或堆积，视感受器崩解，细胞内节线粒体肿胀，嵴断裂；外节盘状结构局部空化，膜结构溶解消失，在膜结构之间出现高密度颗粒样物质；外颗粒层细胞质溶解，颗粒细胞减少，细胞核固缩、破裂或囊样变；神经节细胞排列不整齐，发生水肿或变性；神经纤维层破坏，蛋白渗出，内界膜破裂等。视网膜下有局限性出血或渗出，视网膜剥离向上隆起呈丘状斑。这类损伤者于照后一周左右消失，不留瘢痕，仅有色素沉着；重者多于伤后2~4周内修复，愈后组织形成瘢痕，周围明显色素紊乱。③重度伤者。多由短脉冲高剂量激光照射引起，可使视网膜发生爆裂，眼底大面积出血；重度损伤的组织学变化，光镜下该处视网膜全层坏死、崩解，呈“火山口”状病灶，色素上皮断裂，色素飞散游离，玻璃体破裂，大量出血进入脉络膜或玻璃体内（图1）。

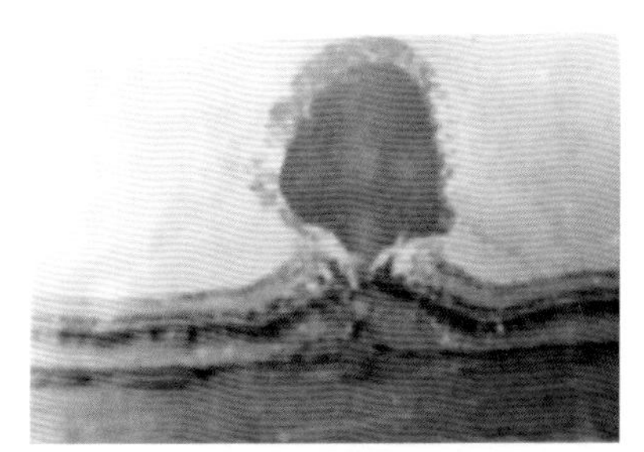

图1 视网膜层出血

临床表现 眼损伤事故发生时，多数受伤者感到眼前突然闪光，继而出现一个不同颜色、不同大小的光斑或暗影，个别人眼部有冲击感。视力出现不同程度下降，重者短时间内不能分清眼前物体，有的伤后出现数小时的目眩及畏光。治疗后患者眼视力均有不同程度的提高，损伤程度愈轻，视力恢复愈好，但亦有个体差异。有黄斑破孔者，由于视觉敏感细胞受到严重破坏，视力一般难以明显恢复。

预防 进行激光实验时应避免激光直射或散射光进入眼睛，并佩戴激光防护镜。

（高荣莲）

zǐwài jīguāng yǎnsǔnshāng xiàoyìng

紫外激光眼损伤效应（ultraviolet laser induced eye injury） 紫外激光照射眼组织对角膜和晶状体产生的损伤效应。中远紫外激光被角膜吸收、近紫外激光被角膜和晶状体吸收产生光化效应和光热效应。

损伤机制 紫外激光的波长范围为1~400nm，通常将其划分为三个波段：远紫外（1~260nm）；中紫外（260~315nm）；近紫外（315~400nm）。紫外激光照射眼组织时，中、远紫外激光的能量几乎全部被角膜吸收，可对角膜造成损伤。近紫外激光能量可部分透过角膜，到达晶状体后则全部被吸收，它们可对角膜和晶状体造成损伤。

紫外激光的波长短，光子能量大，照射生物组织时主要引起光化学损伤。如波长小于320nm的激光与生物组织作用后使组织的分子结构产生不同程度的变化，导致生物体内酶、氨基酸、蛋白质和核酸的活性降低或失活；发生相应的生物效应，如杀菌作用、红斑反应、色素沉着和合成维生素D等。同时由于紫外激光光子能量较大，组织分子吸收后由基态跃迁到激发态，并与周围分子碰撞，加快分子热运动，使照射处组织温度升高，引起光热损伤。

病理学症状 不同波段的紫外激光对眼的损害不同：波长在1~315nm的中、远紫外线主要被角膜吸收可造成损伤，角膜损伤可分为4级：①轻度烧伤（刚过阈值）见图1。上皮细胞水肿，甚至坏死，角膜出现灰白色或白色混浊点，但恢复迅速，不留痕迹。②中度烧伤伤及前弹力层和角膜基质，形成穿透角膜的白色伤痕以致白斑，若出现在角膜的瞳孔部位，同时影响视力。③较重烧伤。角膜完全被击穿，引起虹膜局部脱出，出现虹膜和伤口粘连，成粘连性白斑，引起青光眼，或形成溃疡性病灶或穿孔，后期形成放射性皱纹，形成瘢痕。④重度角膜损伤。通过反射作用，刺激虹膜和睫状体，轻则在角膜后形成沉淀物，重则造成前房积脓，引起眼内物弥漫性炎症，导致失明。波长在 315~400nm 的近紫外线能被晶状体吸收，可造成晶状体损伤，表现为晶体混浊、白内障。

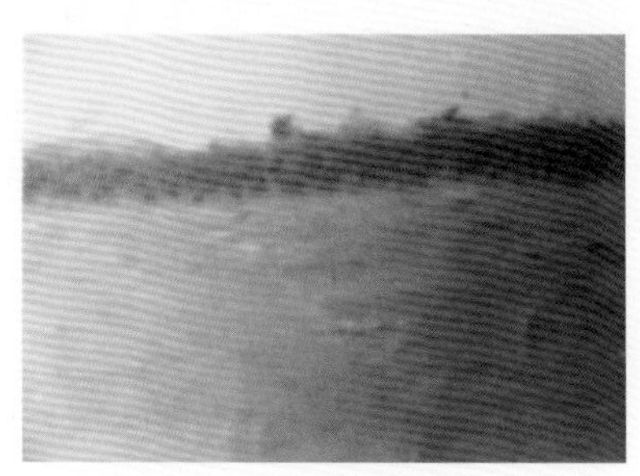

图 1　角膜轻度损伤

预防　由于角膜有一定再生能力，轻度损伤可自行修复，但严重损伤将导致失明。晶状体损伤是不可逆的，在进行激光实验时应避免激光直射或散射光进入眼睛，并佩戴激光防护镜。

（高荣莲）

kějiàn jīguāng yǎnsǔnshāng xiàoyìng

可见激光眼损伤效应（eye-able laser induced eye injury）

可见激光照射眼组织产生的光热效应和光化效应对眼的损伤。

损伤机制　可见光就是人眼能感受到的光，光谱范围 400~760nm。不同波长的光对眼睛引起的色觉不同，按颜色排列依次为紫、蓝、青、绿、黄、橙、红（表 1）。绝大部分可见激光可透过眼屈光介质到达眼底被吸收，主要损伤眼底视网膜和脉络膜，一般不会引起眼屈光介质的可见损伤，能量较大也可引起角膜表层或深层损伤。可见激光损伤虹膜则可产生邻近部分晶状体的继发性损伤。

表 1　不同波长的光对眼睛产生的色觉

单位：nm

颜色	波长
红	647~700
橙	585~647
黄	575~585
绿	491~575
蓝	424~491
紫	400~424

可见激光光子能量较大，生物分子吸收后由基态跃迁到激发态。激发态分子有高活泼性，很不稳定，通过与周围分子碰撞，将多余的能量转换为周围分子的动能，增加了分子的热运动，使组织升温引起热损伤。可见激光可使视网膜色素细胞产生脱色反应导致视力减退或暂时消失。

病理学表现　激光方向性好，在视网膜上聚焦成像光斑小，光斑能量密度高可灼伤视网膜。激光伤害视网膜，以伤害视杆细胞、视锥细胞和色素层为主，照射强度较大时才伤及脉络膜，脉络膜中以毛细血管和静脉较易受伤，表现为出血，毛细血管萎缩、血管壁细胞水肿，血管壁增厚变形等。轻微的伤害，往往照射后没有明显反应，照射后 1 小时才出现，一般只限于轻微水肿，1 天之后视网膜上才出现浅灰色伤痕，恢复较快，一般限于视像光斑部位，7 天后可完全康复，这种延迟出现的伤害虽少见，但需特别注意，不要忽视延缓出现的伤害。中度和较重的伤害在刚受伤时，伤情发展变化较快，起初视像光斑区域出现一个白色热凝固点，直径大约 50μm，外围是浅灰色的轻伤区，最外面是一圈暗色的环，3~5 分钟后，刚好又在暗色环的外边出现一白色环。与此同时，视像光斑中心热凝固点的色调逐渐变淡和外围的浅灰色区域混在一起。损伤一般不超过视像光斑面积的一倍。视网膜受伤部位痊愈前，无视觉功能，若形成永久性瘢痕，则瘢痕部位的视觉功能完全消失，若正好瘢痕处于视觉功能的敏感部位，如黄斑区、中央凹区或视神经盘（盲斑区），则将造成严重的视力损伤以致失明。

（高荣莲）

jìnhóngwài jīguāng yǎnsǔnshāng xiàoyìng

近红外激光眼损伤效应（near infrared laser induced eye injury）

近红外激光照射眼组织对屈光介质及视网膜造成的损伤效应。

损伤机制　近红外激光是光谱为 760~1 400nm 的激光，眼的屈光介质（角膜、房体、晶状体、玻璃体）对大部分近红外激光透射率高而吸收率低，对常用的 1 100nm 波长的激光也有 50% 左右的透射率，另一半被眼屈光介质反射或吸收。进入人眼的近红外激光大部分可经眼球聚焦透射到眼底，对视网膜造成损伤，被屈光介质吸收（角膜约吸收 7%，晶状体约吸收 15%）的那部分激光则可能对这些组织造成损伤，但近红外激光主要损伤人眼视网膜。近红外激光光子的能量较小，被生物分子吸收后，不能产生电子能级跃迁，只能转变为生物分子的振动能，增加分子的热运动，使组织升温。近红外激光导致的损伤主要是热效应损伤。

病理学表现 视网膜损伤的病理改变首先在视网膜色素上皮层。色素颗粒将吸收的光能转换为热能，传递至视杆细胞和视锥细胞，使视细胞的膜系统发生破坏。电子显微镜观察表明，视细胞的早期损伤中，视锥细胞超微结构的变化比视杆细胞更敏感，所以轻微的视网膜损伤都会影响人眼的视觉精度。照射剂量较大时才伤及脉络膜，脉络膜中以毛细血管和静脉较易受伤，表现为出血，毛细血管萎缩、血管壁细胞水肿，血管壁增厚变形等。当照射剂量很高时，视网膜上将形成永久性伤痕，损伤越严重，瘢痕的形成越大越快，不能完全恢复。

（高荣莲）

zhōngyuǎnhóngwài jīguāng yǎnsǔnshāng xiàoyìng

中远红外激光眼损伤效应（middle infrared laser induced eye injury） 中远红外激光照射眼组织，被眼角膜吸收后产生光热效应对眼角膜造成的损伤效应。

损伤机制 红外激光指波长在760nm以上的激光，按波长通常分为3类：近红外（760～1 400nm）；中红外（1 400～3 000nm）；远红外（>3 000nm）。到达人眼的中远红外激光，99%被角膜上皮层和基质所吸收。当激光能量（功率）密度超过损伤阈值时可对角膜造成损伤。由于红外光子能量小，被生物分子吸收后，不能产生光化学反应，只能转变为生物分子的振动能和转动能，增加生物分子的热运动，使照射部位温度升高，导致局部眼组织产生过热、凝固、汽化和炭化等损伤。损伤机制主要是光热效应。

病理学表现 基于眼的光学特性，不同波长激光对眼的损伤部位不同（表1）。波长>1 400nm的中远红外激光几乎全部被角膜吸收，对角膜造成伤害。根据照射激光功率（能量）密度不同，角膜损伤程度可分为3种程度：轻度损伤者角膜上皮浅层呈浅灰色混浊，形状不规则，边界模糊，或实质层出现灰白色圆形混浊。会产生角膜炎、结膜炎，有眼痛、异物感、畏光、流泪、眼泪充血、视力下降等症状。中度损伤者角膜全层凝固，组织坏死脱落，呈浅盘状或火山口状，表面有炭化点及小气泡，此类损伤多已累及角膜实质深层，愈后形成瘢痕，遮挡瞳孔时影响视力。重度损伤者角膜凝固坏死以致穿孔，但穿孔有轻重不同，微穿孔前房不消失，不波及晶状体孔口有细微房水渗漏。严重烧伤时，角膜汽化穿孔，房水喷出，前房消失，并可出现虹膜嵌顿，瞳孔变形。此时极易引起眼内组织大量流失或感染而导致失明。

（高荣莲）

jīguāng fúshè yǎnsǔnshāng yùzhí

激光辐射眼损伤阈值（threshold value of laser induced eye injury） 激光照射眼产生50%损伤概率的照射剂量。

检测方法 激光照射后24小时内，检眼镜下观察到的视网膜刚可见损伤，或裂隙灯显微镜下观察到的角膜刚可见损伤，经统计学概率分析得到的50%损伤发生率时的照射剂量称为视网膜或角膜的损伤阈值，又称ED_{50}，以角膜辐射量为剂量，单位是能量密度。

为了制定激光防护标准，开展了大量的眼损伤阈值研究。实验动物主要选用与黄种人种色素接近的青紫蓝灰兔眼与猴眼，以及临床上进行眼球摘除的人眼。结果见表1。

损伤阈值规律 ①相同激光照射不同种类动物眼，其损伤阈值不同。②视网膜损伤阈值为激光脉宽的函数，在脉宽>10^{-5}s脉冲照射下，损伤阈值随脉宽增加而增加。③紫外激光照射兔眼，损伤阈值随紫外波长不同而异，波长越短，角膜吸收率越高，损伤阈值越低。④色素含量多的动物眼容易受到激光损伤。

（高荣莲）

yǎn jīguāng zhàoshè xiànzhí

眼激光照射限值（laser exposure limit of eye） 人眼受激光照射后即刻或经一定时间后未引起可见眼组织损伤或眼组织无不良生物学改变的激光最大辐照度（量）。又称眼最大允许照射量（maximum permissible exposure of eye）。激光照射限值（laser exposure limit value，EL）是人体器官或组织受激光照射后即刻或经一

表1 不同波长损伤部位

波长分区	波长范围/nm	主要损伤部位
紫外激光	180～400	角膜晶状体
可见激光	400～700	视网膜、脉络膜
近红外激光	700～1 400	视网膜、脉络膜、晶状体
中、远红外激光	1 400～10^6	角膜

表 1 激光对眼的损伤阈值（ED_{50}）

激光器	波长/nm	实验对象	照射时间/s	角膜光斑直径/nm	角膜辐射量
ArF	193	兔眼角膜	1.4×10^{-8}	0.6	4.3×10^{-2} J/cm^2
KCl	222	兔眼角膜	8.0×10^{-9}	1.0	5.4×10^{-2} J/cm^2
四倍频 YAG	266	兔眼角膜	8.0×10^{-9}	1.0	4.4×10^{-2} J/cm^2
XeCl	308	兔眼角膜	8.0×10^{-9}	1.0	8.3×10^{-1} J/cm^2
三倍频 YAG	355	兔眼角膜	8.0×10^{-9}	1.0	4.0×10^{-1} J/cm^2
Ar^+	488	兔眼视网膜	1.0×10^{-1}	2.8	5.1×10^{-2} J/cm^2
	488	兔眼视网膜	1.0×10^{-1}	2.8	8.3×10^{-2} J/cm^2
	488	猴眼视网膜	1.4×10^{-1}	3.0	2.6×10^{-1} J/cm^2
	488	人眼视网膜	1.4×10^{-1}	0.8	2.6J/cm^2
	488	人眼视网膜	1.0×10^{-1}	2.8	1.8×10^{-1} J/cm^2
倍频 YAG	532	兔眼视网膜	5.0×10^{-9}	5.0	3.9×10^{-5} J/cm^2
	532	兔眼视网膜	8.0×10^{-9}	4.0	2.3×10^{-4} J/cm^2
	532	猴眼视网膜	5.0×10^{-9}	5.0	1.9×10^{-5} J/cm^2
He-Ne	632.8	兔眼视网膜	1.0	4.3	1.8×10^{-1} W/cm^2
	632.8	兔眼视网膜	1.2×10^{-1}	4.3	2.8×10^{-2} J/cm^2
红宝石	694.3	兔眼视网膜	6.0×10^{-4}	5.0	1.5×10^{-2} J/cm^2
	694.3	兔眼视网膜	7.0×10^{-4}	5.0	1.7×10^{-2} J/cm^2
	694.3	猴眼视网膜	7.0×10^{-4}	4.0	4.3×10^{-2} J/cm^2
YAG	1 064	兔眼视网膜	5.0×10^{-9}	5.0	1.2×10^{-3} J/cm^2
	1 064	兔眼视网膜	1.5×10^{-4}	1.5	1.5×10^{-2} J/cm^2
	1 064	兔眼视网膜	1.2×10^{-1}	5.0	6.5×10^{-1} J/cm^2
	1 064	兔眼视网膜	1.4×10^{-1}	1.7	9.2J/cm^2
	1 064	兔眼视网膜	1.0	1.7	1.8×10^{1} W/cm^2
	1 064	兔眼视网膜	1.0	5.0	2.5W/cm^2
	1 064	兔眼视网膜	1.5×10^{-4}	1.5	5.0×10^{-2} J/cm^2
	1 064	猴眼视网膜	5.0×10^{-9}	5.0	4.3×10^{-3} J/cm^2
	1 064	人眼视网膜	1.5×10^{-4}	1.8	6.5×10^{-2} J/cm^2
CO_2	10 600	兔眼角膜	1.2×10^{-1}	1.0	1.3J/cm^2
	10 600	兔眼角膜	1.2×10^{-1}	1.0	5.0×10^{-1} J/cm^2
	10 600	兔眼角膜	1.0	1.0	3.6W/cm^2
	10 600	兔眼角膜	1.0	1.0	5.7W/cm^2

定时间后未引起可见损伤发生或无不良的生物学改变的激光最大辐照量或辐照度，即最大允许照射量（maximum permissible exposure，MPE），习惯上用 MPE 表示激光照射限值。

激光照射限值 照射限值与激光器输出波长、发射方式（连续、单脉冲、重复频率）、照射时间、照射条件等众多因素有关，在制定照射限值标准时，需要考虑多种条件和因素如激光源发射类型、视距角、波长叠加、限制孔径等因素。医学上一般将激光损伤阈值的 1%～1/10 作为照射限值。

激光源类型 一台激光器同时发射一种以上波长，计算 MPE 时需按光谱效应比例进行叠加。激光器出射光束的尺寸（圆的直径或矩形对角线）与眼睛所形成的角度为视距角 α，α 小于极限对向角 α_{min} 的激光源属于点光源，α 大于极限对向角 α_{min} 的激光源属于扩展光源。点光源、扩展光源的 MPE 不同。

测量限制孔径 测量激光束辐照度（量）时需根据波段、照射时间采取不同的测量面积，即限制孔径。以眼为例在照射时间

$\leqslant 3\times10^4$ 秒时，180～1 400nm 波段，限制孔径取 1mm 和 7mm；10^5～10^6nm 波段，限制孔径取 7mm 和 11mm。

眼照射限值 国家标准 GB 7247.1—2012《激光产品的安全第 1 部分：设备分类、要求》制定的眼照射限值见表 1。

眼照射限值的修订 影响照射限值的因素很复杂，不同地区、不同民族的人眼、肤色差别很大，加上照射条件各异，受同等激光剂量照射造成的损伤也不尽相同。世界各国都有 MPE 的规定，国际电工委员会和美国国家激光安全标准都规定了从事激光操作的工作人员的个人最大允许辐射量 MPE。中国分别在 1987 年、1995 年、2002 年制定执行了激光产品的国家安全标准 GB 7247.2—1987、GB 7247.2—1995、GB 7247.1—2001《激光产品的辐射安全、设备分类、要求和用户指南》，2012 年 12 月 31 日制定并于 2013 年 12 月 25 日实施 GB 7247.1—2012《激光产品的安全第 1 部分：设备分类、要求》。

各国根据动物实验和人员事故分析建立了一套供安全使用的 MPE。随着案例的积累，这些条文在实践中需要不断修正和完善。目前世界上只对眼睛和皮肤提出了安全标准，对呼吸道、中枢神经以及机体各器官和组织照射限值的研究正在不断深入。

（王玉芝）

表 1 眼最大允许照射量（MPE）

<table>
<tr><th rowspan="2">波长（λ）/nm</th><th colspan="10">照射时间（t）/s</th></tr>
<tr><th>10^{-13}～10^{-11}</th><th>10^{-11}～10^{-9}</th><th>10^{-9}～10^{-7}</th><th>10^{-7}～1.8×10^{-5}</th><th>1.8×10^{-5}～5×10^{-5}</th><th>5×10^{-5}～1×10^{-3}</th><th>1×10^{-3}～10</th><th>10～10^2</th><th>10^2～10^3</th><th>10^3～3×10^4</th></tr>
<tr><td>180～302.5</td><td colspan="2" rowspan="3">3×10^{10}W·m^{-2}</td><td colspan="8">30J·m^{-2}</td></tr>
<tr><td>302.5～315</td><td colspan="5">光化学危害（$t>T_1$）
热危害 C_2 J·m^{-2}（$t\leqslant T_1$）C_1J·m^{-2}</td><td colspan="3">C_2J·m^{-2}</td></tr>
<tr><td>315～400</td><td colspan="5">C_1J·m^{-2}</td><td colspan="3">10^4J·m^{-2}</td></tr>
<tr><td>400～450</td><td rowspan="3">1.5×10^{-4} J·m^{-2}</td><td rowspan="3">2.7×10^4 $t^{0.75}$J·m^{-2}</td><td colspan="2" rowspan="3">$5\times10^{-3}t^{0.75}$J·m^{-2}</td><td colspan="3" rowspan="3">$18t^{0.75}$J·m^{-2}</td><td>100 J·m^{-2}</td><td colspan="2" rowspan="2">C_3W·m^{-2}</td></tr>
<tr><td>450～500</td><td>100 C_3J·m^{-2} 和 10 W·m^{-2}</td></tr>
<tr><td>500～700</td><td colspan="3">10W·m^{-2}</td></tr>
<tr><td>700～1 050</td><td>1.5×10^{-4} C_4J·m^{-2}</td><td>2.7×10^4 $t^{0.75}$ C_4J·m^{-2}</td><td colspan="2">$5\times10^{-3}C_4$J·m^{-2}</td><td colspan="3">$18t^{0.75}C_4$J·m^{-2}</td><td colspan="3" rowspan="2">$10C_4C_7$J·m^{-2}</td></tr>
<tr><td>1 050～1 400</td><td>1.5×10^{-3} C_7J·m^{-2}</td><td>2.7×10^5 $t^{0.75}$ C_7J·m^{-2}</td><td colspan="3">$5\times10^{-2}C_7$J·m^{-2}</td><td colspan="2">$90t^{0.75}C_7$J·m^{-2}</td></tr>
<tr><td>1 400～1 500</td><td colspan="2">10^{12}W·m^{-2}</td><td colspan="4">10^{-3}J·m^{-2}</td><td>5600 $t^{0.75}$J·m^{-2}</td><td colspan="3" rowspan="4">1000W·m^{-2}</td></tr>
<tr><td>1 500～1 800</td><td colspan="2">10^{13}W·m^{-2}</td><td colspan="5">10^4J·m^{-2}</td></tr>
<tr><td>1 800～2 600</td><td colspan="2">10^{12}W·m^{-2}</td><td colspan="4">10^3J·m^{-2}</td><td>5600 $t^{0.75}$J·m^{-2}</td></tr>
<tr><td>2 600～10^6</td><td colspan="2">10^{11}W·m^{-2}</td><td>100J·m^{-2}</td><td colspan="4">$5600t^{0.75}$J·m^{-2}</td></tr>
</table>

注：$C_1=5.6\times10^3t^{0.25}$；$T_1=10^{0.8(\lambda-295)}\times10^{-15}$s；$C_2=10^{0.2(\lambda-295)}$；$C_3=10^{0.02(\lambda-450)}$；$C_4=10^{0.002(\lambda-700)}$；$C_7=10^{0.018(\lambda-1150)}$。

jīguāng fúshè yǎnsǔnshāng shìgù

激光辐射眼损伤事故（accidents of laser induced eye injury） 激光辐射所致人眼损伤事故。随着激光技术日益广泛应用，人眼激光意外损伤事故不断发生。激光辐射眼损伤事故国内外已有报道。将激光眼损伤事故的特点、临床表现、照射剂量等进行综合分析，以便采取有效措施防止和减少事故发生。

眼损伤人员 激光眼损伤事故是一种职业病，主要受伤人群是学生、研究人员、工作人员、公司雇员、参观人员、激光工作者及眼科病人等。其中从事激光工作类人员占总数的80%左右。激光人眼损伤事故，主要是Nd：YAG、红宝石和氩激光所致，其他还有可调谐激光、氦激光、钕玻璃激光等（表1），损伤大部分由直射光束引起，亦有来自镜面反射或其他物体表面反射的事故。多数患者是在操作时未带防护镜导致的，还有1例患者虽已戴防护镜，但光束自眼镜缝隙斜射入眼内。

致伤条件 引起事故的致伤条件各不相同。照射光源大部分是正在研制的开放性激光器，分别为固体、液体和气体激光器等；发射方式有超短脉冲、巨脉冲、长脉冲和连续输出4种，其中以调Q Nd：YAG脉冲激光眼损伤数最多；致伤波长在可见光至近红外范围，尤以1 064nm波长的激光损伤眼次数最多，占总数的53.2%。其原因与该种激光器在中国使用广泛，接触人员多；输出光束为不可见光，不易引起防护警惕；眼受低剂量1 064nm激光照射后无刺痛感，不产生回避反应；以及巨脉冲激光的眼损伤阈值较低等因素有关。使用该类激光器要特别警惕，必须采取严格的防护措施。

临床表现 激光对眼造成肉眼可见的特定生理变化。激光眼损伤事故以眼底视网膜损伤为主，源于眼的注视功能，黄斑中心区损伤最常见。

眼损伤事故发生时，多数受伤者感到眼前突然闪光，继而出现一个不同颜色、不同大小的光斑或暗影，个别人眼部有冲击感。视力出现不同程度的下降，重者短时间内不能分清眼前物体，有的伤后出现数小时的目眩及畏光。如一位激光研究人员被巨脉冲Nd：YAG激光照射后，即感左眼前有明显强光，眼中有许多光环，并出现长时间的目眩，视物模糊，半小时后眼前发生暗影。

激光损伤后的眼底变化主要是受照部位的视网膜水肿、灰白斑或出血等症状，为了分析方便，根据其轻重程度将损伤分为3级。Ⅰ级损伤：灰白色凝固斑，大小不等，损伤直径为1/5~2/3视盘径（以下简称PD）。Ⅱ级损伤：直径<1PD的视网膜圆形出血斑。Ⅲ级损伤：视网膜团状或不规则形状的大出血，部分血液可流入玻璃体内，引起屈光介质混浊。按以上分级标准统计，以Ⅱ级损伤的发生率最高，有21只眼次，占总数的44.6%。

经临床对症治疗后，Ⅰ、Ⅱ级损伤多于伤后1~2周视网膜水肿消退，出血吸收，损伤部位形成小的、带有少许色素的灰白色瘢痕。Ⅲ级损伤急性病程一般3~4周，出血可大部分或全部吸收，形成较大灰白色瘢痕，少数眼有白色条纹状机化组织形成。如黄斑部破孔，其急性病程则明显延长，可达数月或半年。

视功能变化 激光照射眼组织，对眼造成伤害，眼组织发生的功能性变化。激光损伤眼后，眼视力变化、眼受伤部位和损伤程度有关。治疗后患者眼视力均有不同程度的提高，损伤程度愈轻，视力恢复愈好，但亦有个体差异。有黄斑破孔者，由于视觉敏感细胞受到严重破坏，视力一般难以恢复。

黄斑是视锥细胞最集中的地方，是视觉最敏锐区，因而黄斑中心区损伤视力下降最明显，损伤程度越重，对视力影响越严重。例如，同是黄斑区损伤，6只Ⅰ级损伤眼视力降至0.4~0.7之间，而24只Ⅱ级以上损伤眼中有19只眼伤后早期视力降至0.1以下，而黄斑区以外的轻度损伤，视力

表1 激光眼损伤事故

激光器	发射方式	波长/nm	受伤人数	损伤眼次数
Nd：YAG	超短脉冲	1 064	1	1
Nd：YAG	巨脉冲	1 064	23	24
Nd：YAP	巨脉冲	1 064	1	1
红宝石	长脉冲	694.3	11	12
染料	巨脉冲	560~590	3	3
Ar^+	连续	488~514.5	1	1
He-Cd	连续	441.6	1	1
不详	不详	不详	4	4
合计			45	47

仍可保持正常，但重度损伤眼内有大量出血遮挡视轴时，亦可引起视力明显降低。黄斑区损伤愈后，由于形成瘢痕，病人可出现明显的视觉干扰症状，如患眼容易疲劳、酸胀，眼前有中心暗影遮挡，视物模糊、变形，视颜色变淡、立体感差等。黄斑区Ⅰ级损伤或中心区以外损伤眼，在受伤数年以后上述症状可减轻或消失，部分病人眼前暗影亦逐渐恢复变淡。但严重的黄斑区损伤，尤其是继发黄斑破孔者，主观症状均比较重，且始终存在(表2)。

有关激光照射后眼组织生化变化研究较少。以红宝石激光照射视网膜出现轻度形态变化为例，于照后24~48小时角膜及视网膜酸性磷酸酶活性明显降低，以0.1J红宝石激光照射角膜和视网膜，过氧化氢酶波动性增加，核糖核酸含量亦有增加。还观察到照后角膜的 Na^+，K^+ 含量降低、—SH含量增加、房水中 Na^+ 积蓄以及视网膜中 K^+ 含量降低和胆碱酯酶活性增加。

损伤事例 ①学生眼损伤事例：调试红宝石激光器时意外触发，光束直射入眼内；导致眼右黄斑区水肿，色素沉着，视力0.05。②工人眼损伤事例：钕玻璃激光打孔检查棱镜时，激光器件误触发反射光入左眼；造成黄斑区淡黄色水肿，中心暗点，视物变性。③ 科研人员眼损伤事例：反射红宝石激光入射眼内，器件输出20~30J，造成右黄斑区水肿，中心凹出血，裂孔，视力0.2。④参观人员眼损伤事例：钕玻璃激光，晶体反射入眼，患者左黄斑区淡黄色水肿，视网膜深层出血，玻璃体垂帘状出血。⑤眼科医师眼损伤事例：观看红宝石激光虹膜切除器，误触发入射左眼；黄斑区淡黄色水肿，中央点状出血。⑥青光眼病人眼损伤事例：用红宝石激光进行局部切除时，误伤黄斑区；黄斑区灰白色水肿，轻度出血，视力0.01。⑦激光工作人员眼损伤事例：Nd：YAG激光照射左眼，器件峰值功率100mW，脉宽8ns；中心凹及玻璃体积血，绝对中央暗点，视力0.1，出血吸收后见黄斑破孔。Nd：YAG激光（20ns），20mJ/cm^2，入射右眼；见强闪光，眼前暗棕色“幕”，黄斑周围区白色灼伤斑，视网膜出血及玻璃体积血，卵圆形及弧形暗点，视力0.5等。

辐射剂量分析 了解激光辐射眼组织的剂量，对眼组织的保护是至关重要的。同时还可根据激光辐照量预测眼组织损伤程度。

事故照射剂量分析，定量研究激光人眼损伤效应，可为制定激光安全防护标准提供重要的人眼参考数据。在激光眼事故调查中，通过实际测量以及分析估算等方法，并考虑事故发生时的激光发射方式、光束直径、照射距离、光路中反射介质等因素，给出了激光人眼事故的角膜辐照量(表3)，从表中估算数据可以看出：①所有事故病例的角膜辐照量均明显高于激光安全防护标准中规定的相应照射条件时的眼照射限值，因而引起视网膜损伤。②致伤条件不同（激光器种类、波长、发射方式等），所致同等程度的损伤剂量相差很大。如长脉冲红宝石激光引起Ⅰ级损伤的辐照量为1.5J/cm^2，而调Q Nd：YAG激光所致相同损伤的辐照量是 8.4×10^{-2}J/cm^2，说明Q开关的巨脉冲较长脉冲激光容易引起眼损伤。③相似照射条件，角膜辐照量大小与眼底损伤程度基本对应，损伤程度随辐照量增大而加重。如1064nm波长巨脉冲激光照射，黄斑Ⅱ级损伤的角膜辐照量均为 10^{-2}J/cm^2 量级；当辐照量为 10^{-1}J/cm^2 量级时，眼底可出现Ⅲ级损伤；引起黄斑外Ⅰ级损伤的辐照量为 10^{-3}J/cm^2 量级，而引起黄斑外Ⅱ、Ⅲ级损伤的辐照量则为 $10^{-1}\sim10^{-2}$J/cm^2。

损伤事故原因与教训 通过对激光意外眼事故发生经过与致伤条件的全面分析，事故，原因主要有5点。①工作中未采取防护措施：受伤人员在接触激光时没有佩戴相应波长的激光防护眼镜。早期研制、生产的红宝石眼科治疗机的光学观察系统中亦未设置激光防护滤光片，使激光未

表2 受伤眼的视力变化

损伤部位	损伤程度	眼数（只）	视力	
			治疗前	治疗后
黄斑中心区	Ⅰ	6	0.4~0.7	1.0~1.5
	Ⅱ	5	0.2~0.5	0.6~1.2
		12	Fc~0.1	0.1~0.08
	Ⅲ	7	Hm~0.08	0.05~0.9
黄斑中心以外	Ⅰ	5	1.0~1.5	0.8~1.5
	Ⅱ	2	1.5	1.5
	Ⅲ	2	0.1~0.4	0.6~0.9

注：1.Fc为眼前指数；2.Hm为眼前手动。

表3　激光人眼事故损伤剂量估算结果

序号	激光器	波长/nm	照射时间/s	部位	程度	进入瞳孔能量/（$J \cdot cm^{-2}$）	角膜辐射量/（$J \cdot cm^{-2}$）
1	Nd：YAG	1 064	1.5×10^{-8}	黄斑	Ⅲ	5.6×10^{-2}	3.5×10^{-1}
2	Nd：YAG	1 064	1.0×10^{-8}	黄斑	Ⅲ	1.5×10^{-2}	1.7×10^{-1}
3	Nd：YAG	1 064	1.0×10^{-9}	黄斑	Ⅲ	2.5×10^{-3}	2.0×10^{-2}
4	Nd：YAG	1 064	1.0×10^{-10}	黄斑	Ⅲ	2.8×10^{-3}	2.2×10^{-2}
5	Nd：YAG	1 064	1.0×10^{-11}	黄斑	Ⅲ	2.7×10^{-3}	3.9×10^{-2}
6	Nd：YAG	1 064	1.5×10^{-8}	黄斑	Ⅱ	1.7×10^{-3}	1.1×10^{-2}
7	Nd：YAG	1 064	1.0×10^{-8}	黄斑	Ⅱ	9.6×10^{-3}	7.6×10^{-2}
8	Nd：YAG	1 064	1.0×10^{-8}	黄斑	Ⅱ	3.5×10^{-3}	5.1×10^{-2}
9	Nd：YAG	1 064	7.0×10^{-9}	黄斑	Ⅱ	3.5×10^{-3}	5.0×10^{-2}
10	Nd：YAG	1 064	1.0×10^{-8}	黄斑	Ⅱ	3.0×10^{-3}	2.4×10^{-2}
11	Nd：YAG	1 064	5.0×10^{-9}	黄斑	Ⅱ	1.6×10^{-3}	1.3×10^{-2}
12	Nd：YAG	1 064	1.0×10^{-8}	黄斑	Ⅱ	1.6×10^{-3}	1.0×10^{-2}
13	Nd：YAG	1 064	2.0×10^{-8}	黄斑	Ⅱ	2.0×10^{-3}	—
14	Nd：YAG	1 064	4.0×10^{-8}	黄斑外	Ⅲ	1.5×10^{-2}	9.3×10^{-2}
15	Nd：YAG	1 064	1.7×10^{-8}	黄斑外	Ⅲ	9.6×10^{-3}	1.4×10^{-1}
16	Nd：YAP	1 064	2.0×10^{-8}	黄斑外	Ⅱ	1.4×10^{-2}	2.0×10^{-1}
17	Nd：YAG	1 064	1.5×10^{-8}	黄斑外	Ⅰ	6.0×10^{-4}	8.4×10^{-3}
18	红宝石	694.3	6.0×10^{-4}	黄斑	Ⅱ	7.5×10^{-1}	2.4
19	红宝石	694.3	6.0×10^{-4}	黄斑	Ⅱ	6.0×10^{-2}	4.8×10^{-1}
20	红宝石	694.3	6.0×10^{-4}	黄斑	Ⅰ	4.7×10^{-2}	1.5
	红宝石	694.3	6.0×10^{-4}	黄斑	Ⅰ	4.7×10^{-2}	1.5
21	染料	560	1.0×10^{-8}	黄斑	Ⅰ	2.8×10^{-3}	4.4×10^{-3}
22	染料	584	5.0×10^{-9}	黄斑外	Ⅰ	1.0×10^{-4}	8.0×10^{-4}
23	Ar^+	488~514.5	1.3×10^{-1}	黄斑	Ⅰ	3.0×10^{-3}	2.3×10^{-2}
24	He-Cd	441.6	1.3×10^{-1}	黄斑	Ⅰ	9.8×10^{-4}	3.1×10^{-2}

经过任何衰减而直接进入眼中，照射值超过眼损伤阈值引起眼的损伤。②缺乏安全工作的环境：激光器在研制阶段多为开放光路，反射界面多；激光器放置输出窗接近人眼高度；激光器工作环境中缺少相应的安全装置及屏蔽措施等，这些都增加了致伤的机会。如有一例事故人员是在远离激光器位置行走时，偶然回头被来自远处发射的激光束射入眼内而损伤。③缺乏安全防护意识：从事激光研究人员缺乏安全防护意识，思想麻痹，对激光对眼的危害认识不足，甚至于用眼直接在光束内观察。如：有两例病人，在用调Q Nd：YAG激光束泵浦色心晶体的试验中，为了解其转换效率，直接用裸眼在光束内反复观看色心晶体而致伤，其中一人用左、右眼交替观看而双眼同时受伤。④激光器误触发：工作人员操作激光器配合不佳，在无准备条件下突然开机。如一位激光研究人员在停机时站在光路前方放置东西，待转身走回途中，其他人员突然误触发激光器而使其左眼受伤。⑤未严格控制治疗剂量：在激光临床眼科治疗中，未严格控制治疗剂量。通过上述事故可以清楚看出，从事激光工作人员如稍有疏忽，眼即可被损伤，而且损伤较多发生在黄斑区，可严重影响视功能。因而，一定要加强对激光安全防护工作的认识，要采取相应的安全防护措施，尤其对能投射到眼底而又不可见的1 064nm波长巨脉冲激光，更应保持高度警惕。只要思想上加以重视，并采取必要的防护措施，多数事故是可以避免的。

典型事故病例　事例1：1986年5月，激光研究员戎某在半暗室工作间的一台激光测距光学谐振腔全反射镜后的光路上调试激光器时，突然有人开机，一束激光经全反射镜漏出击中左眼。当时病人无疼痛及爆破感，数分钟后左眼前有云雾遮挡，并出现圆形暗影，视物不清。事例2：1986年大学激光教员李老师，在给别人讲解激光器时，偶尔歪头看一下光束中的凹面镜，被反射激光击中左眼，激光器是Nd：YAG激光器。伤后4小时，病人自觉左眼前有不规则圆形云雾遮挡，上浓下淡，有立体感。在距眼1.1m处暗影直径约100mm。眼科检查：右眼视力1.0，眼前部及眼底正常。左眼视力0.2，眼底有团状薄纱样出血，直径2~3PD范围，部分血液流入玻璃体，隐见黄斑区呈暗红色，视盘黄斑间视网膜有小圆形出血灶。给予常规对症治疗2~3周后，病人感觉黑影变淡，左眼视力逐渐恢复至0.9，检查眼底出血大部分吸收，可见黄斑外视网膜有明显的激光烧灼伤斑。伤后3个月，主觉左眼易疲劳，视物较伤前模糊，并时有眼泪、眼跳等症状，视力为1.0，眼底出血全部吸收，受照射部位形成米粒大小的色素性瘢痕，黄斑区正。

（高荣莲）

jīguāng fúshè pífū sǔnshāng xiàoyìng

激光辐射皮肤损伤效应（laser induced skin injury） 激光照射皮肤产生的物理、化学或生物学反应对皮肤造成的损伤。研究激光损伤皮肤的机制，为防止损伤、开展临床应用提供依据。

皮肤的光学特性 主要是皮肤对光的反射、散射、透射和吸收。具体见*皮肤激光光学特性*。

皮肤对光的反射：①皮肤对近红外线和红光的反射率最高。②对于波长<300nm的紫外线和波长>2 000nm的红外线，皮肤的反射率约为5%。

皮肤对光的透射和吸收：皮肤组织中的水分、黑色素及血管中的血红蛋白是吸收激光的主要成分。水分子主要吸收近红外激光，而血红蛋白和黑色素主要吸收紫外和可见光。皮肤对光谱的吸收是不同的，300~1 400nm范围内的激光辐射透入皮肤时，约99%被最初的3mm皮肤组织吸收。180~280nm的紫外辐射基本被皮肤角质层吸收，不能到达表皮的基底层。280~315nm的紫外辐射有相当部分被角质层吸收。

损伤因素 激光对皮肤的损伤决定于激光与皮肤两方面因素。激光因素主要包括照射剂量、波长、工作方式（连续、脉冲、调Q、锁模）和模式等；皮肤因素包括肤色、含水量、角质层的厚薄等。

皮肤损伤决定于皮肤对激光的吸收率。①波长>2μm的红外激光：皮肤对其吸收率高达90%以上，而且和肤色无关，这部分光对皮肤主要是热损伤。依次会出现热致温热、热致红斑、热致水疱、热致凝固、热致汽化、热致炭化、热致燃烧。②红光和近红外线：皮肤对其吸收率低，有的吸收率不到10%。因此，它对皮肤的损伤小。③波长<300nm的紫外激光，皮肤对其吸收率也高达90%以上，而且与肤色无关。但它们对皮肤的作用主要是光化损伤，可引起皮肤红斑、老化，过量时可使皮肤癌变，其中尤以270~290nm的光对皮肤危害最大。

激光剂量对皮肤的损伤，波长相同时，在超过安全阈值的情况下，受激光剂量越大，皮肤受损程度越大。波长<300nm的紫外激光对皮肤的损伤与肤色无关外，其他紫外、红外激光和可见激光对皮肤的损伤则与肤色有关。如对于500nm的蓝绿激光而言，白色皮肤的反射率>40%，黑色皮肤略高于10%，白色皮肤的透射率大于黑色皮肤，因此白色皮肤的吸收率要远小于黑色皮肤。在<300nm和>2 000nm的波段范围内，同一波长相同剂量的激光对黑色皮肤的损伤最大，黄色皮肤次之，白色皮肤最轻。其原因是黑肤所含黑色素颗粒最多，故吸收激光的能量最多。白色皮肤所含黑色素颗粒最少，吸收激光的能量也最少。

损伤机制 由皮肤光学特性可知，皮肤对大部分光辐射反射，小部分吸收。白色皮肤比黑色皮肤反射比高，黄色皮肤处于二者之间。但无论何种颜色皮肤对300nm以下的紫外线的反射都很少，大部透入皮肤的紫外辐射在其内部被散射和被吸收。主要在皮肤角质层的扁平细胞、黑色素体、核酸、蛋白质、类脂化合物、胆固醇等组分中通过散射和吸收来减弱紫外线对皮肤深层的辐照。

激光束具有很好的平行性和较纯的单色性，它的损伤机制比普通光源和太阳光更具初始作用，包括热作用、热-声效应和光化效应。激光辐照机体后，其损伤类型可能不同，但不同类型的机体损害会引起组织同样的生物反应。①热效应：当激光照射组织时，吸收的能量产生热，组织的温度升高及蛋白质变性，变性程度与单位面积照射能量或单位面积的照射功率和照射持续时间有关。②热-声瞬变效应：高的激光瞬时功率和窄的脉冲宽度对生物系统作用时，其能量密度将有独特的效应。③光化学反应等。

损伤症状及病理过程 激光辐射对生物组织的作用主要是热效应和光化学反应，激光辐射和生物组织的相互作用结果会造成皮肤损伤，轻者出现红斑，重者凝固坏死，甚至造成皮肤局部烧伤而凹陷。在进行形态学检查时，发现这类烧伤有其特点：由于黑色素颗粒能有选择的吸收光量子，含色素的细胞受到严重的损伤；皮下血管破裂，有时出血，有时形成血栓使微血管栓塞；损伤灶界限分明、破坏区明显地集中在某一处等。色素沉着是损伤程度最重要的特征之一，色素沉着多则损伤重，色素沉着少则损伤轻。

激光照成皮肤损伤的同时，末梢神经系统也受到伤害，其范围和程度因激光参数而变。红宝石激光器照射大鼠皮肤后的病理组织学检查显示，皮肤组织受照面可分辨出 3 个区域：中区、间区和边区。中区在受照面的中央，损伤最重，组织发生凝固坏死和溃变，照射区皮肤内的神经末梢受到不可逆的破坏；中区的外周是间区，组织呈渐进性坏死，严重程度轻些，但伴有神经纤维末梢兴奋；最外周是边区，区内组织结构没有变化，只有周围神经末梢有反应。激光照射后皮下结缔组织内细胞数目发生变化，巨噬细胞明显增多，中性粒细胞数少许增加，肥大细胞数增加有限，成纤维细胞数目略减少，胶原纤维束散开，嗜银纤维膨胀和液化，基质增多。皮肤内酶活性也有变化：酸性磷酸酶、DNA 酶和 RNA 酶活性均下降，DNA、RNA 和糖原含量减少。

氦氖激光照射后，皮肤的形态学改变极轻微，只有局部表皮颗粒层厚度减少，真皮乳头层中个别血管周围出现浸润灶。灶内有淋巴细胞，组织细胞和少量浆细胞，在真皮中可见成纤维细胞增生灶并观测到酶活性的改变。氦氖激光照射能刺激皮肤中噬菌作用和结缔组织的成分增生。

低功率 CO_2 激光长时间照射后可见豚鼠皮肤的胶原纤维肿胀并溶解，纤维上的横纹模糊不清，纤维间的基质呈水肿状态，类似烧伤瘢痕的变化，弹性纤维蜷曲和肿胀并有断裂，这些变化是激光热效应所致。光斑附近的非照射区也有改变，但程度较轻。部分胶原纤维肿胀和断裂，纤维上横纹清晰，纤维粗细尚一致，弹性纤维呈波浪状。

激光严重伤害皮肤时，一般皮肤出现隆起，可逐渐平复，中心出现褐色凹陷区，有时中心出现小孔，呈火山口状，凹陷部位周围呈苍白色，最外层为褐色区，皮肤皱缩，几分钟后，褐色区逐渐出现点状或片状出血区。24 小时后中心有坏死灶，结痂，硬结，周围有炎症反应及充血水肿，4 天后充血水肿逐渐消退，损伤灶与正常皮肤间的界限变清晰，10 天后痂开始脱落，以后留下光滑的瘢痕，瘢痕上并长出比正常区较少的新汗毛。组织切片检查，可见不同深度的凝固坏死灶，表皮细胞界限不清晰，细胞核皱缩，有的细胞有空泡，激光能量密度大的可见全层皮肤破溃，坏死区与正常皮肤界限清楚。

（陈　鹏）

pífū jīguāng guāngxué tèxìng

皮肤激光光学特性（optical characteristics of skin）　皮肤有反射、吸收、透射和散射 4 种光学特性。激光照射皮肤产生的生物效应与光学特性有关。

皮肤反射　皮肤的角化层表面粗糙不平，皮肤颜色各异，组织中含水量、血流状况以及血红蛋白含量不同，所以皮肤的反射现象多为漫反射。皮肤对红色和近红外之间波段的光反射较大，对波长 < 300nm 的紫外线和波长>2 000nm 的远红外反射较小。紫外辐射和中、远红外线波段反射率，只有 5%～10%；400～1 400nm 的可见光与近红外线波段反射率为 10%～65%，反射率最高的是 700nm 的红光和 1 050nm 的近红外辐射，反射率是 45%～65%。

在可见光范围内白色皮肤的反射率比黑色皮肤的反射率大，而且反射率随着激光波长的增加而增加。白种人皮肤反射率最高点在 700nm 处，高达 65%；黑人皮肤反射率较低，其最高点位于 890nm 和 1 070nm 波段，只有 43%～45%；中国人皮肤反射率在上述两种人之间，高于黑人皮肤反射率，但低于白种人的皮肤反射率。无论何种颜色皮肤，在< 300nm 的紫外辐射和>1 900nm 的中红外辐射，其反射率都比较低，近于 5%（图 1）。

对 500nm 波长的蓝绿光，白色皮肤的反射率达到 40%，而黑色皮肤的反射率仅为 10%，白色皮肤对 He-Ne 激光（波长为 623.8nm）的反射率是 CO_2 激光（波长为 10.6μm）的 10 倍。

皮肤散射　皮肤是一个动态非同质、非均一性组织，除对透入的激光吸收和传输外，还有很多次内散射，皮肤对激光的散射是漫散射，不同波长辐射有不同的散射角，波长越短，散射角越大，散射能量也越多。但它又和皮肤厚度有关，如波长为 550nm 时，其散射角约 42°，散射能量相对值约为 100；而波长 1 280nm 时，散射角约 20°，其散射能量相对值约 97；当波长 2 130nm 时，散射角约 2°，其相对散射能量约为 90。

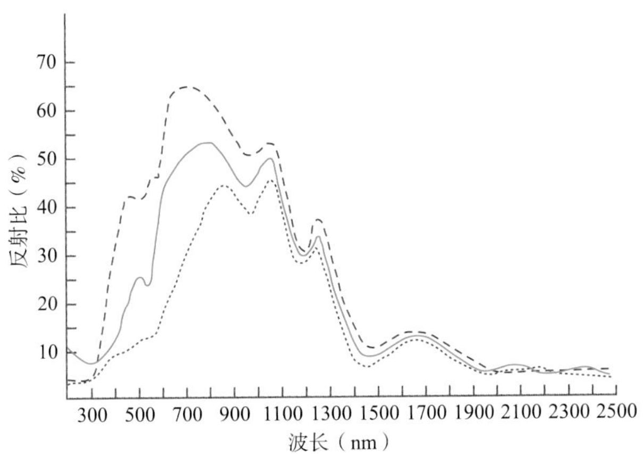

图 1　不同人种皮肤反射示意

皮肤是一种具有高度散射的混浊介质。当 He-Ne 激光垂直照射皮肤时，在各个方向上都能测到光强，说明皮肤确实是一种具有强烈散射的光学介质；其前行散射（透射）的总能量为后向散射（漫散射）的 2 倍以上；前向散射在 170°~188°范围内的散射光最强（假设入射光为 0°）；后向散射在 0°左右略强；整个散射光场以法线对称。

在红外辐射波段有两个光谱区效应，第一光谱区基本限于近红外线，其峰值波长为 700~1 250nm，此波段穿透最深的波长大约为 1 200nm，50%的辐射可透入至少 0.8mm，通过真皮乳头层，与神经末梢和毛细血管发生作用。第二个光谱区在 2 000nm 以上的中、远红外辐射，其效应与波长无关，主要是被照射皮肤的表皮层组织发热，照射能量增加，将导致皮肤热负载超过人体正常体温，局部组织液沸腾、蒸发，甚至生物组织被炭化。

皮肤吸收与透射　激光束在皮肤组织中传播时，将光能转化为其他形式能量的现象叫作吸收。皮肤组织中，主要的吸收体是皮肤中的水分、黑色素及血管中的血红蛋白。近红外的光谱吸收主要由水分子引起，而血红蛋白和黑色素的主要吸收光谱则位于紫外和可见光谱范围。

水是生物组织中远红外线的主要吸收体，而皮肤的含水量较多，其含量高达 60%~70%。水对红外线的吸收很强，其吸收系数 α 约为 950cm^{-1}。1 400nm 以上的红外辐射基本上不能透入皮肤，而是被照射部位的水分所吸收。

皮肤对光谱的吸收不同。300~1 400nm 范围内的激光辐射透入皮肤时，至少 99%将被最初 3mm 的组织吸收。180~280nm 的紫外辐射基本被皮肤角质层吸收，不能到达表皮的基底层。280~315nm 的紫外辐射有相当部分被角质层吸收。激光照射白人皮肤至少有 20%光强能达到马尔皮基细胞层（基底层与棘层的合称），大约有 10%辐射甚至可透过表皮而到达真皮上部。黑色皮肤的角质层由于含有较多的黑色素颗粒而大量吸收入射激光能量，波长为 315~400nm 的紫外线、可见光（400 ~ 700nm）和近红外线（700~1 400nm）均能穿过表皮被真皮内的光敏物质所吸收。透射比最高的波段在 400~1 400nm 之间，它们均可穿过表皮而达真皮层，32%~77%的辐射能穿过表皮，其中 5%~21%可达真皮层下部，甚至深入到皮下组织的上部，见表 1、表 2、图 2。

激光束在皮肤组织中传播时，主要的作用是吸收。皮肤组织中，主要的吸收是由皮肤中的水分、

表 1　不同波长激光透入皮肤深度

波段	波长/nm	透入深度	透射比/%
UV-C	180~315	表皮浅层	0~10
UV-A	315~400	真皮上部	10~20
可见光	400~700	真皮、皮下组织	32~86
IR-A	700~1 400	真皮、皮下组织	86~36
IR-B、C	>1 400	表皮角质层	0

表 2　皮肤对不同激光的吸收系数（μ）

波长/nm	对应的激光器	反射率/%	透射率/%	μ/mm^{-1}
400		8.0	4.0	2.750
441.6	He-Cd	12.0	11.0	1.824
488	Ar^+	17.0	20.0	1.248
514.5	Ar^+	19.0	24.0	1.067
632.8	He-Ne	28.5	40.5	0.499
694.3	红宝石	32.0	46.0	0.343
800		38.0	53.0	0.138

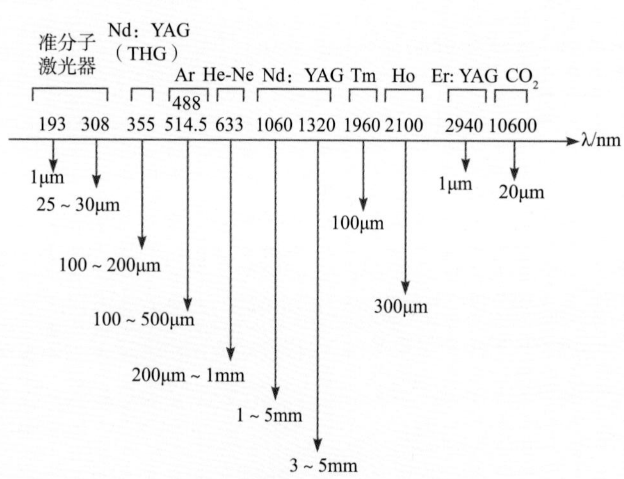

图 2 不同激光组织作用深度

黑色素及血管中的血红蛋白引起。近红外吸收主要由水分子引起的，而血红蛋白和黑色素的主要吸收光谱则位于紫外和可见光谱范围（图 3）。

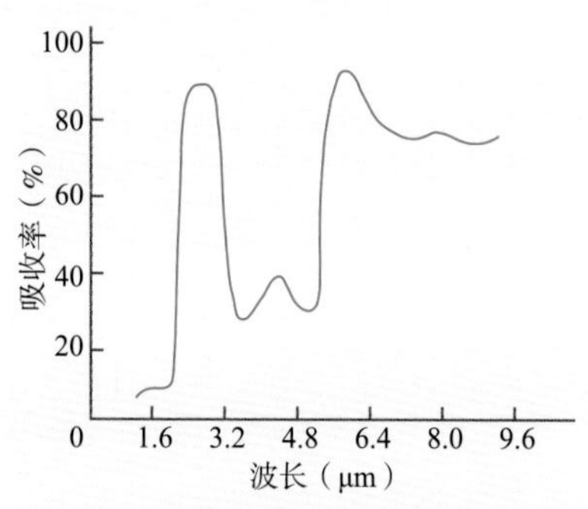

图 3 皮肤对红外光谱的吸收

（陈 鹏）

jīguāng fúshè pífū sǔnshāng yùzhí

激光辐射皮肤损伤阈值

（threshold value of laser induced skin injury） 激光照射皮肤产生 50% 阈值损伤概率的照射剂量。阈值损伤是激光照射皮肤组织出现肉眼可见红色斑点损伤。

检测方法 一般用直径 1mm 的激光束照射皮肤组织 24 小时后，以皮肤照射处出现肉眼可见红色斑点为标准，然后对 24～48 小时内红斑发生率经统计学处理，求得 50% 损伤发生率点的激光照射剂量，所谓最小反应剂量（MRD），定义为损伤阈值。单位为辐照量（J/cm^2）或辐照度（W/cm^2）。

阈值损伤规律 皮肤损伤阈值的高低受激光波长和照射时间的影响，也因皮肤颜色不同而有差异。几种常见激光辐射人体皮肤的损伤阈值见表 1。

损伤阈值与激光辐照参数有关：激光波长越短，其光子能量越高，皮肤损伤阈值越低。反之，激光波长越长，其光子能量越小，损伤阈值也就越高。就照射持续时间来说，在同一波长下，照射持续时间短，损伤阈值低，照射持续时间长，其损伤阈值高，这和其频带、能量密度及热传导特性有关；同一波长者，频带宽度越窄，其损伤阈值越低，反之，频带宽度越宽者损伤阈值越高。

损伤阈值与人种有关：白种人皮肤的损伤阈值较高，黑人皮

表 1 激光辐射皮肤损伤阈值

激光器	波长/nm	照射时间/s	实验对象	MRD_{50}/（$J\cdot cm^{-2}$）
四倍频 Nd：YAG	266	1.0×10^{-8}	中国人	9.2×10^{-3}
XeCl	308	1.5×10^{-8}	中国人	6.9×10^{-2}
三倍频 Nd：YAG	355	1.0×10^{-8}	中国人	3.8×10^{-3}
Ar^+	488	1.0	黑人	4.5～6.0
		1.0	白人	4.0～8.2
		1.0	中国人	5.6
	514.5	1.0	中国人	7.1
红宝石	694.3	7.5×10^{-8}	黑人	0.25～0.30
		7.5×10^{-8}	白人	0.25～0.34
		2.5×10^{-3}	黑人	2.2～6.9
		2.5×10^{-3}	白人	11.0～20.0
		3.2×10^{-4}	中国人	4.2～5.1
钕玻璃	1 064	7.5×10^{-8}	黑人	2.5～3.0
		7.5×10^{-8}	白人	4.2～5.7
		2.0×10^{-4}	中国人	9.3～10.6
		3.0×10^{-4}	中国人	19.0～21.9
Nd：YAG	1 064	1.0	黑人	46～60
		1.0	白人	48～78
		1.0	中国人	60～71
CO_2	10 600	1.8×10^{-4}	中国人	3.7×10^{-1}
		1.0	中国人	2.7
		1.0	黑人和白人	2.8

肤因其黑色素颗粒极易吸收激光能量，其损伤阈值较低，中国人皮肤损伤阈值处于两种人之间。在红宝石激光照射 75ns 时，黑人皮肤的 MRD_{50} 是 0.25～0.3J/cm²，白人皮肤的是 0.25～0.34 J/cm²；照射 2.5ms 时，黑人皮肤的 MRD_{50} 是 2.2～6.9 J/cm²，白人皮肤的是 11.0～20.0J/cm²。当用 CO_2 激光照射 0.18ms 时，中国皮肤的 MRD_{50} 是 0.37 J/cm²，而照射 1 秒时，是 2.7J/cm²，两者相差一个数量级。此外，Nd：YAG 基频激光经四倍频后，波长 266nm，以 10ns 照射中国人皮肤时，其 MRD_{50} 只有 9.2mJ/cm²，它是已知实验的最短波长，也是最低的损伤阈值。

（高荣莲）

pífū jīguāng zhàoshè xiànzhí

皮肤激光照射限值（laser exposure limit of skin） 皮肤受激光照射后即刻或经一定时间后未引起可见皮肤组织损伤发生或皮肤组织无不良生物学改变的激光最大辐照度（量）。激光照射限值、激光源类型、测量限制孔径参见眼激光照射限值。

激光照射限值 照射限值与激光器输出波长、发射方式（连续、单脉冲、重复频率）、照射时间、照射条件等众多因素有关，在制定照射限值标准时，需要考虑多种条件和因素如激光源发射类型、视距角、波长叠加、限制孔径等因素。医学上一般将激光损伤阈值的 1%～1/10 作为照射限值。

激光源类型 一台激光器同时发射一种以上波长，计算最大允许照射量（MPE）时需按光谱效应比例进行叠加。激光器出射光束的尺寸（圆的直径或矩形对角线）与眼睛所形成的角度为视距角 α，α 小于极限对向角 α_{min} 的激光源属于点光源，α 大于极限对向角 α_{min} 的激光源属于扩展光源。点光源、扩展光源的 MPE 不同。

测量限制孔径 测量激光束辐照度（量）时需根据波段、照射时间采取不同的测量面积，即限制孔径。

皮肤照射限值 国家标准 GB 7247.1—2012《激光产品的安全 第 1 部分：设备分类、要求》制定的皮肤照射限值见表 1。

（高荣莲）

jīguāng shīnéng xiàoyìng

激光失能效应（laser disability effect） 激光照射生物体致其感知、运动等功能下降或丧失的生物效应。激光照射眼睛可引起永久性或暂时性视力下降或失明，激光照射皮肤可诱发皮肤剧痛或肌肉痉挛，这些效应会致人员丧失正常的行为作业能力，但不会直接致命。激光失能效应的起效靶点都是体表暴露器官的感觉神经末梢，如视觉感受器（视锥和视杆）和痛觉神经末梢，但最终都是通过作用于中枢神经系统而达到“失能”效果。激光失能效应依据其生物学原理可分为激光致盲效应、激光眩目效应、激光致痛效应等。激光失能效应研究的最重要目的是研发激光失能武器，如激光致盲武器、激光眩目武器、激光拒止武器等。激光具

表 1 皮肤最大允许照射量（MPE）

<table>
<tr><th rowspan="2">波长（λ）/nm</th><th colspan="6">照射时间（t）/s</th></tr>
<tr><th>$<10^{-9}$</th><th>$10^{-9}\sim10^{-7}$</th><th>$10^{-7}\sim10^{-3}$</th><th>$10^{-3}\sim10$</th><th>$10\sim10^{3}$</th><th>$10^{3}\sim3\times10^{4}$</th></tr>
<tr><td>180～302.5</td><td rowspan="3">3×10^{10} W·m^{-2}</td><td colspan="5">30J·m^{-2}</td></tr>
<tr><td>302.5～315</td><td colspan="3">C_1 J·m^{-2} ($t>T_1$) / C_2 J·m^{-2} ($t<T_1$)</td><td colspan="2">C_2 J·m^{-2}</td></tr>
<tr><td>315～400</td><td colspan="3">C_1 J·m^{-2}</td><td>10^4 J·m^{-2}</td><td>10W·m^{-2}</td></tr>
<tr><td>400～700</td><td>2×10^{11} W·m^{-2}</td><td colspan="2">200 J·m^{-2}</td><td>$1.1\times10^4 t^{0.25}$ J·m^{-2}</td><td colspan="2">2000W·m^{-2}</td></tr>
<tr><td>700～1400</td><td>$2\times10^{11} C_4$ W·m^{-2}</td><td colspan="2">$200C_4$ J·m^{-2}</td><td>$1.1\times10^4 C_4 t^{0.25}$ J·m^{-2}</td><td colspan="2">$2000C_4$ W·m^{-2}</td></tr>
<tr><td>1400～1500</td><td>10^{12} W·m^{-2}</td><td colspan="2">10^3 J·m^{-2}</td><td>$5600t^{0.25}$ J·m^{-2}</td><td colspan="2" rowspan="4">1000W·m^{-2}</td></tr>
<tr><td>1500～1800</td><td>10^{13} W·m^{-2}</td><td colspan="3">10^4 J·m^{-2}</td></tr>
<tr><td>1800～2600</td><td>10^{12} W·m^{-2}</td><td colspan="2">10^3 J·m^{-2}</td><td>$5600t^{0.25}$ J·m^{-2}</td></tr>
<tr><td>2600～10^6</td><td>10^{11} W·m^{-2}</td><td>100J·m^{-2}</td><td colspan="2">$5600t^{0.25}$ J·m^{-2}</td></tr>
</table>

注：$C_1=5.6\times10^3 t^{0.25}$；$T_1=10^{0.8(\lambda-295)}\times10^{-15}$s；$C_2=10^{0.2(\lambda-295)}$；$C_3=10^{0.02(\lambda-450)}$；$C_4=10^{0.002(\lambda-700)}$。

有极高的单色性、方向性和亮度，是定向能武器的理想选择。激光失能武器既可用于战时的攻击和防御，也可用于平时反恐、防暴等非作战行动，是经过现代战争实践检验的高技术武器。

（杨在富）

jīguāng zhìmáng xiàoyìng

激光致盲效应（laser blinding effect） 激光辐射照射眼睛引起永久性视觉功能下降或丧失的效应。

基本内容 人眼是屈光介质（包括角膜、房水、晶状体和玻璃体）和感光元件（视网膜）组成的精密光学系统，该系统的任一部分受损都会造成视觉功能异常。就整个激光光谱（波长 180nm～1mm）而言，紫外激光（180～400nm）和中、远红外激光（1 400～1mm）主要造成角膜损伤，可见光（400～700nm）和近红外（700～1 400nm）激光主要透过屈光介质造成视网膜损伤。因而理论上任何波长的激光，只要其强度高于眼损伤阈值都可以造成眼损伤，引起视觉功能的下降或丧失。但实际上最容易损伤眼睛的是可见光和近红外波段激光，因为屈光介质的聚焦作用可使视网膜激光强度提高约 5 个数量级，损伤阈值大大降低，仅为毫瓦或微焦耳量级。视网膜上最主要的吸光色素是色素上皮细胞中的黑色素颗粒。色素上皮细胞吸收激光能量后，可以通过热传导效应或热致机械效应破坏与之毗邻的感光细胞，即视锥细胞和视杆细胞，造成视觉功能丧失。由于黑色素的吸收特性随波长变化较小，可见光范围内激光的眼损伤阈值基本不随波长而变化，近红外激光眼损伤阈值随波长的变化也不大。可见与近红外激光致盲效应各有利弊，前者的优点是聚焦效果好，损伤阈值低，缺点是隐蔽性较差，易于暴露；而后者的优点是隐蔽性好，不易暴露，缺点是由于眼屈光介质的色散作用，聚焦效果较差，损伤阈值偏高。脉冲宽度是影响激光眼损伤的另一个重要因素。一般脉冲宽度越窄眼损伤阈值越低，但当脉冲宽度窄到微秒级以下时，其对损伤阈值的影响就不再明显。因而激光致盲一般选择脉宽为亚微秒或纳秒量级的调 Q 脉冲。这种短脉冲激光造成的视网膜损伤多为爆破性损伤，往往导致视网膜全层结构崩解并伴随严重的视网膜出血或玻璃体积血，其后果比长脉冲引起的凝固性损伤要严重得多。需要注意的是，眼损伤是致盲的必要条件，但不是充分条件。由于视网膜光斑直径只有数十微米，只有损伤发生在黄斑区特别是中央凹附近，才会引起严重的视力下降甚至失明，达到“致盲”效果。如果损伤发生在视网膜周边，被照射人员几乎感觉不到，除非发生严重的玻璃体积血遮蔽了视线。

应用 激光致盲效应的一个主要军事应用是研发激光致盲武器。激光致盲武器研究自激光问世就开始，到 20 世纪 80 年代发展成熟并大量装备和使用。美国公开报道的有 10 余型号，包括机载式、车载式、单兵式等。机载式主要有“罗盘锤”高级光学干扰吊舱、“桂冠王子”和“浮雕宝石-蓝坚鸟”激光致盲武器，均采用板条式脉冲 Nd：YAG 激光器，输出波长 0.53μm 或 1.06μm，可用于致盲敌机飞行员、地面高射炮手。车载式主要有“黄貂鱼”和“美洲虎”车载激光致盲武器，也采用板条式 Nd：YAG 激光器，输出波长 1.06μm，可破坏 8km 远的光电传感器，并可在更远的距离上致盲人眼。“黄貂鱼”激光致盲武器安装在“布雷德利”战车上，曾在“沙漠风暴”行动中部署，但由于地面战斗结束过早而未真正使用。单兵式如 AN/PLQ-5 便携式激光致盲武器，采用钕玻璃激光器（1.06μm）或钛宝石激光器（700～815nm），可安装在 M-16 步枪上，人背电源，作用距离超过 2km。俄罗斯（苏联）的激光武器技术也不逊色，冷战时期就曾多次用舰载激光武器对西方国家侦察机进行干扰，其 FST-1 型坦克也配备了“拉瑟”激光致盲武器系统。英国是最早在现代局部战争中使用低能激光武器的国家。其舰载“激光眩目瞄准具”，采用 Nd：YAG 倍频激光器，曾在 1982 年的英阿马岛战争中使用，取得了使敌机坠毁或放弃攻击的可观战绩。激光致盲武器由于技术门槛较低，许多小国也竞相研制。美联军士兵在科索沃战争、海湾战争中曾多次遭受敌方激光眼损伤。1995 年，国际上签署了《关于禁止使用激光致盲武器的议定书》，规定禁止使用专门用于永久性致盲人眼的激光武器，但用于对抗光学系统的激光武器除外。不过该议定书并不能阻止激光致盲武器的发展，因为许多对抗光电传感器的激光武器同样适合于致盲人眼。

（杨在富）

jīguāng xuànmù xiàoyìng

激光眩目效应（laser dazzle effect） 激光辐射照射眼造成的暂时性失明或视觉干扰效应。

基本内容 可见光波段的激光或强光照射人眼可引起一类特殊的生物效应，包括闪光盲效应或眩目效应。闪光盲效应是指强光照射引起视网膜感光色素部分或完全漂白，以至于眼在光照结束后一定时间内对低亮度视觉靶标丧失感知能力的现象。眩目效应则是指较亮光线进入视野引起视力下降、视物消失或模糊等症状，去除亮光症状随之消失的现象。闪光盲和眩目效应的本质是一种光化学效应，其效应靶分子是视网膜感光色素，即位于视杆细胞内的视紫红质和位于视锥细胞内的视紫蓝质。由于感光色素对入射激光的敏感性随波长变化很大，而激光或强光眩目武器都不以眼损伤为目的，且都力求避免眼损伤，因而波长多选择人眼最敏感的蓝绿光；在脉冲宽度的选择上则避开短脉冲，而采用长脉冲。通常可见光在低于损伤阈值和人眼安全限值的剂量下就可引起闪光盲效应，引起眩目效应的光剂量则更低。激光眩目效应包括直射光和眼内散射光两部分，前者眩目效应强烈持久，但仅局限于像光斑及其附近；后者眩目效应较弱但可覆盖大部分甚至整个视野。上述激光眩目效应是可见光直接作用于视网膜感光分子引起的，除此还有一种间接眩目效应，其原理是利用紫色或紫外激光（350~430nm）照射晶状体诱发高亮度可见光荧光，该诱发荧光再作用于感光分子产生眩目效果。激光眩目效果与视觉靶标亮度和环境光亮度关系密切，通常视觉靶标和环境光越暗，眩目效果越强。

应用 激光眩目效应的一个主要军事应用是研发激光眩目武器。激光眩目武器可致人员眩晕、视力下降甚至暂时失明，被照射人员出现恐慌、注意力分散、方向感丧失、行为能力丧失等生理心理症状，因而对特种作业人员，如飞行员、驾驶员、狙击手、观瞄人员等会造成严重甚至致命的后果。在低能激光武器发展的早期，许多激光致盲武器兼具眩目功能，因而对“致盲”和“眩目”并不严格区分。1995 年国际上签署了《关于禁止使用激光致盲武器的议定书》之后，激光眩目武器才被分离出来，专指不会永久性损伤人眼但能够造成暂时性失明或视觉干扰的激光武器。该议定书的另一个作用是使激光眩目武器“合法化”。激光眩目武器用途广泛，不仅可用于军事打击，还可用于反恐、防暴等非战争军事行动，成为当前低能激光武器发展的重点。美军的研发策略是，一方面对部分现有激光致盲武器进行改造以符合“眩目”要求，如空军 20 世纪 90 年代初研制的“军刀 203”激光致盲武器，改为眩目器后输出波长 670nm，可在 300m 外干扰视觉；另一方面则加紧研制新一代激光眩目武器。特别是随着半导体泵浦固体激光技术的成熟使激光眩目武器小型化成为现实。2005 年底，美国空军研发出新型便携式激光枪——PHaSR，可以使敌人在激光的照射下失明，无法辨别方向，但不会对人的眼睛造成永久性伤害；2006 年又推出改良的 PHaSR 激光步枪原型，装配有“眼睛安全距离探测器”，可确保不造成眼损伤。俄罗斯 2005 年在第七届阿布扎比国际防务展上展示了一种单兵非致命激光武器。这种武器的激光束能够迅速准确地导致敌方狙击手暂时失明。该武器除了低能激光器外，还装备了激光雷达、夜视器等测距跟踪和自动调节的装置，作战时可自动搜索和锁定目标。英国 2011 年初研发出新型远程非致命激光武器，可致海盗暂时性失明，使其无法操作 AK-47 步枪、火箭发射器等武器。该激光武器针对移动目标的最大有效距离超过 1.6km，可根据目标打击范围以及空气状况自动调整激光束的强度，以确保不造成不可挽回的视力损伤。

（杨在富）

jīguāng zhìtòng xiàoyìng

激光致痛效应（laser paining effect） 激光辐射照射皮肤诱发疼痛的生物效应。

基本内容 痛觉是机体受到伤害性刺激所产生的感觉，其产生依赖于两个因素：感受伤害性刺激的伤害性感受器和产生伤害性刺激的刺激源。激光照射皮肤引起疼痛的生物学原理有两种，即热致痛和冲击波致痛，分别发生于长脉冲和短脉冲激光照射条件下。热痛觉效应是介于温热效应和损伤效应之间的一种生物效应，它既受激光参数的影响，又与皮肤的组织特性相关。中、远红外激光对皮肤组织穿透能力差，主要通过热传导作用刺激内部痛觉感受器；近红外激光则由于组织穿透能力较强，可直接作用于痛觉感受器诱发痛觉。脉冲宽度对痛觉的影响类似于损伤效应，即脉宽越窄痛阈越低。但这一规律似乎只适用于穿透能力较强的可见和近红外激光，对于穿透能力较差的远红外激光（如 CO_2 激光）并不成立。光斑面积是激光致痛效应的另一重要影响因素，光斑面积越大刺激的痛觉感受器数量就越多，因而痛觉阈值也就越低。痛觉反应速度和强度还与照射部位距离大脑远近关系密切，面部距离大脑近且感受器密度高，因而对激光刺激的感觉较上肢、下肢等部位快而强。皮肤温度对激光致痛效应也有明显影响，一般皮肤温度越高，痛觉阈值越低。冲击波致痛源于短脉冲激光照射皮肤表面引起的等离子体效应，等离子体爆炸形成的冲击波作用于皮下痛觉感受器，引起强烈疼痛。引起等离子体致痛的激光脉冲很短，通常在微秒量级以下。也有观点认为短脉冲激光致痛是高功率激光在皮肤内形成的强电场直接作用于痛觉感受器的结果。不论热致痛还是冲击波致痛，其致痛阈值通常比相同条件下的损伤阈值低2~3倍。

应用 激光致痛效应的一个重要军事应用是开发激光拒止武器。激光拒止武器是利用激光辐射照射皮肤造成令人难以忍受的剧痛，致被照射人员失去行为能力或迫使其逃离的失能性武器。激光拒止武器需要比痛觉阈值更高的激光剂量，这种情况下有可能造成皮肤损伤。2005年3月，英国《新科学家》杂志披露美国军方正在秘密研制一种被称为"脉冲能量投射器（PEP）"的新型激光武器，该武器研究始于20世纪90年代，采用的是输出波长3.8μm的短脉冲氟化氘激光器，可通过诱发皮肤剧痛制服暴乱分子，其重量约230kg，作用距离达2km。2008年12月，该杂志又报道了美国司法部下属研究机构研制另一种被称为"人员阻止与刺激响应（PHaSR）枪"的手持式激光武器，这是一种集眩目、致痛功能为一体的新型失能武器，既可通过暂时致盲人眼，又可通过诱发皮肤剧痛而达到制止罪犯的目的。与毫米波拒止武器相比，激光拒止武器更易于实现小型化和武器化，且目标打击更精确，隐蔽性更强。

（杨在富）

jīguāng wēihài fánghù

激光危害防护（laser hazard protection）

防止激光器及激光辐射对机体产生损伤所采取的措施。激光危害防护相关措施的研究领域广泛地涉及光学、电学、热学、机械学、生物医学和劳动卫生学，甚至还涉及化学和高分子材料学科。

激光危害 激光辐射危害的物理、化学基础是来自受照物体对激光束发生透射、吸收、反射、散射等多种方式释放的能量，使生物体产生光热效应、光压效应、光化效应、光电效应和激光激活等多种效应，使用不当、防护措施不尽完善或超过损伤阈值的照射，激光辐射将对人体组织直接造成危害，激光系统有时还伴随产生多种非激光危害，包括光辐射、X线辐射、化学毒气释放、飞沫污染、触电和爆炸等。

控制与防护 激光危害的控制和防护措施包括工程控制技术、激光器使用环境的控制、激光发射伴随危害控制以及制定安全控制法规。

通常根据激光器对人构成危害的程度将激光器分成4类，根据激光器类别在设计和制造技术上采取相应光电安全控制措施（如在3级和4级激光器上安装联锁装置、遥控联锁连接器、防护罩等结构，并设计激光系统安全保护电路和安全工作程序等），在室内外工作场所尽量减少或避免直接照射具有镜面反光性能的物体，并采取相应措施防止产生反光区或反光点对人员造成伤害。

制定安全防护法规。根据所使用的激光器类别，确定其可能发生危害的距离及危害程度，采取相应有效的控制和危害防护措施。1级激光器原则上不需要采取管理措施和安全监督，但应尽量避免直视激光束；2级激光器使用场所应设有安全警示标志，避免人员直视光束；3级、4级激光器必须采取严格的安全控制与防护措施，控制的重点是限制激光器的有害发射，防护的重点在于限制人员进入激光危害距离以内或采取安全屏蔽措施防止激光潜在危险。

（钱焕文　王玉芝）

jīguāng wēihài píngjià

激光危害评价（laser hazard evaluation）

根据激光辐射参数对其危害程度进行的评价。激光照射对机体能够直接发生不同程度的伤害，尤其是眼睛和外露的体表皮肤。对激光危害程度进行评价、分类，针对不同类型的激光器潜在的危害程度，制定安全标准以便采取有效的控制危害措施。一般要求激光器投入市场前，研制单位或生产厂家需要注明其危害等级；对于一个特定的激光产品，必要时在使用之前，相关机构做出对激光器可能产生的危害进行严格的评估，以便采取相应的防护措施。激光器的危害程度主要取决于激光器自身辐射性能和激光器的使用环境两个因素，在评价危害之时，首先需要测定激光器辐射参数，危害程度分级，制定最大允许照射量，以及制定激光安全标准相关的使用要求。

激光危害相关参数（laser hazard correlated parameter） 激光器性能的主要参数与危害程度密切相关，包括发射激光光谱波段、照射强度、脉冲发射能量、光束直径、光束发散度等。测量时应该使激光器处于最大发射水平，并被探测器全部接收。测量平行光束时，应测量辐照度或辐照量；如果被测光源是发散光束时，需要测量激光辐亮度（$W/m^2 \cdot sr$）或总辐亮度（$J/m^2 \cdot sr$）。

激光辐射光谱 辐射通常是指电磁辐射，波谱是按辐射波长、短排列的无线电波、微波、光波、X线、γ线和宇宙射线，任何辐射的生物学效应与射线波谱有关。在激光安全防护领域中，将波长400～700 nm的激光称为可见光（visible light）辐射；波长<400 nm为紫外激光（ultraviolet laser）辐射，波长>700 nm为红外激光（infrared laser）辐射。紫外辐射进一步细分为远紫外（UV-C，180～280nm）、中紫外（UV-B，280～315 nm）、近紫外（UV-C，315～400 nm）；红外辐射分为近红外（IR-A，700～1 400 nm）、中红外（IR-B，1 400～3 000 nm）、远红外（IR-C，3 000～10^6 nm）。在可见光波段辐射能呈现出传播的直线性、波动性、量子性，辐射度的测量与辐射波谱密切相关。因此，不同的激光波段产生的危害不同，器官的不同部位对不同的激光波段敏感性有所区别。例如，在可见和近红外激光波段，眼球的透过率很高，紫外激光几乎全部光能被角膜、晶状体吸收；皮肤在紫外区和红外波段吸收率很高，这两个范围是激光损害皮肤的主要波段。在评价激光器危害时，需要考虑激光波段的特点，采取和选择危害控制及损伤防护措施。

激光辐射基本量 激光危害程度的决定性参数是光辐射基本量，包括辐射功率或激光辐射能。辐射功率（radiation power，P）是以辐射形式发射、传播、接收的功率，其单位为瓦特（W）用于表示连续激光器输出激光量值或重复率脉冲激光器输出的平均量值的大小。激光辐射能［量］（radiation energy，Q）是以辐射的形式发射、传播、接收的能量，其单位为焦耳（J），一般用于表示脉冲激光器输出单脉冲激光能量值。照射时间小于或等于0.25秒的激光视为脉冲激光。当功率为常数或平均值时，$Q = P \cdot t$。对于重复频率脉冲激光器，需要测量输出平均功率，照射时间>0.25秒的激光视为连续激光。辐照度（irradiation，E）或辐［射］照［射］量（H）分别是指辐射表面单位面积上的辐射功率，W/cm^2，辐射单位面积上的辐射能量，J/cm^2。在测试辐照度或辐照量时，需要考虑光束直径（beam diameter），要选用适当口径的探测器。

激光辐射空间特性量 影响激光危害程度的空间因素有辐射强度和照射时间。辐射强度（radiation intensity，I）是在给定方向上立体角内，离开辐射源的辐射功率除以该立体角元，单位为W/sr，坎德拉（cd），光源在给定的方向上发出频率为5.40×10^{14}Hz的单色光，该方向的光强为1/683 W每球面度。照射时间（exposure time）是指激光器若以单脉冲方式发射激光，测出脉冲宽度；照射时间无法测量时，可根据不同照射条件给出，连续或重复脉冲发射的可见光，照射时间以0.25秒（人眨眼反射时间）计算。对于未规定照射时间的其他类型激光，照射时间可按人眼眨眼的时间间隔10秒计算。辐［射］亮度（radiance，L）是在10^{-5} sr有效立体角内，通过7mm圆形孔径光栏测量辐射功率（W）或辐射能量（J），将所测得的值除以测量孔镜面积及接收立体角（sr）求出辐亮度（$W/m^2 \cdot sr$）或总辐亮度（$J/m^2 \cdot sr$）。亦称为辐射率，即一点处的面元的辐射强度除以该面元在垂直于给定方向平面上的正投影面积。测量时，光源和光束之间的最小距离为100mm。

参数测试 激光器危害相关参数测量是一项技术性很高的工作，要求测试机构和测试人员具备一定的专业水准，国家和军队都有相应的标准（GJB470，GJB894），要求测试规范化和标准化，并在规定的条件下进行。激光属于电磁波，在测量参数时，可根据电磁辐射与物体的相互作用原理，用相应的探测器接收，通过转换器将光能转换成热能、电能、机械能显示。限制孔径（limited aperture）是在测量光束平均辐照度或辐照量时，必须要考虑的重要参数。在一定直径的限制孔径内进行测量，如考虑紫外（180～400nm）和近、中红外（1 400～10^5nm）波长激光与组织充分热交换，采用1mm限制孔径；测量可见光区（400～1 400nm）采用7mm限制孔径，模拟人眼最大瞳孔直径；11mm孔径是为了避免远红外（10^5～10^6nm）激光通过光栏产生衍射效应影响测量结果。

激光安全测量仪器每年送检有关计量部门检定，测量不准确度必须控制在20%以内。使用2级以上激光器单位，应委派激光安全人员，负责监督执行安全控制措施、宣传激光安全防护知识。

（钱焕文　王玉芝）

jīguāngqì wēihài yīnsù

激光器危害因素（laser hazard fact） 激光器产生的辐射对人体组织器官造成危害的相关因素。激光器种类不同，它对人体组织和器官构成的危害也不同。危害因素主要有两种，一种是激光器直接辐射造成的危害（见激光器辐射危害），另一种是激光器运行时产生的伴随危害（见激光器伴随危害）。

（钱焕文　王玉芝）

jīguāngqì fúshè wēihài

激光器辐射危害（laser radiation hazard）　激光器发出的激光束直接对人体造成的危害。人体器官中最易受到激光辐射伤害的是眼，其后果最为严重，其次是裸露皮肤。

激光辐射特点　激光器由工作物质、谐振腔和激励源 3 个主要部分组成，按工作物质可分为固体激光器、气体激光器、液体激光器、半导体激光器和化学激光器；按工作方式激光器分为连续激光器和脉冲激光器；按脉冲宽度又分为长脉冲（10^{-5} ~ 10^{-3}s）、巨脉冲（10^{-6} ~ 10^{-9}s）和超短脉冲（10^{-10} ~ 10^{-15}s）激光器。激光器发出的波长范围很宽，从紫外、可见光、一直到红外；激光辐射方向性好，能量集中，比太阳辐射到地球表面的亮度高出 100 亿倍。高功率激光器输出能量大，如多级钕玻璃激光器，单脉冲输出能量可高达数万焦耳，一旦发生事故，严重伤害机体的组织和器官。

激光辐射危害机制　激光辐射危害的物理、化学基础是激光产生热效应和化学效应。来自受照物体对激光束发生透射、吸收、反射、散射等多种方式释放的能量，使生物体产生光热效应、光压效应、光化效应、光电效应和激光激活等多种效应。在激光的作用下生物体发生的各种物理和化学反应，统称为激光生物学效应，成为激光医学应用的理论基础。也正是这些作用，如使用不当、防护措施不尽完善，或超过损伤阈值照射，将对人体构成辐射伤害。

激光辐射热危害　激光束能够在瞬间集中在很小范围内形成很高的能量（功率）密度，使被照射物体局部温度升高，当物体表面温度达到熔点时，开始蒸发，继续加热会发生喷溅以至爆炸，对正常组织的损伤严重到难以治疗的程度。

激光诱导化学危害　激光作用生物机体时，会发生光解离反应，尤其是生物大分子被激励到反结合轨道，结合键瞬间解离，失去生物学重要功能。

激光辐射对皮肤、眼睛的危害机制分别参见激光辐射皮肤损伤机制、激光辐射眼损伤机制。

（钱焕文　王玉芝）

jīguāngqì bànsuí wēihài

激光器伴随危害（laser associated hazard）　激光器或激光器系统运转过程中除产生激光辐射直接危害外，还伴随多种激光辐射间接危害和非激光危害。包括环境次级辐射、伴随辐射、空气污染、触电、爆炸、噪声等因素造成的危害。

环境次级辐射　激光传输过程中障碍物产生的反射、散射等次级光辐射，可能对人体构成危害。反射光包括镜反射、漫反射和自然反射。

伴随辐射　由于激光器电源的工作电压很高，有的电源电压高达万伏以上，当激光器电源的功率管或闸流管的电压高过 15 000V 时，会产生 X 射线辐射。多数激光器的泵浦和部件中的闪光灯及石英放电管，均能产生有害紫外、可见光、红外辐射，尤其是使用紫外传导管或石英反射镜时，对人体可产生严重损害。闪光灯、高功率泵浦源及靶标等产生的次级再辐射，也会构成潜在危害。

空气污染　气体激光器是以氦、氖、氩、氪等惰性气体和镉、铜、锰、锌、铅等金属蒸气为工作物质，工作时，会产生溴、氯、氢、氰化物等有害气体。液体激光器中使用一些有机化学染料如咕吨类、香豆素类、噁嗪类、花青素等类激光染料，在发射激光时，常伴随有害气体或金属蒸气的产生。激光器所用的有机染料溶液多种多样，有些激光器的化学工作物质具有剧毒，如 HF/DF 和 CO_2 激光器，其原料和废气都具有毒性，特别是 SF_6、HF、CS_2 等剧毒物，空气中的浓度达到 50mg/m^3，便会引起呼吸系统症状，浓度再高可能引起中毒性肺水肿或窒息。有机燃料蒸气弥散到空气中，可能引起慢性中毒。激光器的调 Q 或锁膜装置的饱和吸收体，如花青素族染料有致癌作用。激光发射紫外激光和高压电源所产生的电晕，使空气中的氧发生电离，产生过量臭氧。用于远红外窗或透镜的特种光学材料，例如碲化钙和碲化锌在有氮的条件下会燃烧；烟雾中的氧化镉超过一定浓度有致癌作用。它们是激光器伴随空气污染的重要根源。

高压触电、爆炸危害　大多数激光器带有很高的电压，有的电源电压高达万伏以上，在使用时有触电的危险，实际使用中触电危害发生的概率远大于激光辐射，尤其是脉冲激光器的贮能电容器直流高压和连续激光器上的射频电流，一旦触及，后果不堪设想。爆炸危险来自激光器中高压电弧灯、贮能电容器等部件，由于电压过高有可能发生爆炸；激光器使用冷却剂时，在储存及使用过程中，因压力增高也有可能发生爆炸。

噪声 大功率激光器，运转时都会产生多种噪声，例如高压放电噪声、冷却水泵的马达噪声、烟雾吸尘器的噪声喧嚣声、机械真空泵的马达声等，当总噪声强度达到90dB时，可引起头昏、头痛、恶心、失眠、乏力、多梦、食欲缺乏、消化不良、心律失常、心慌、血压升高等不适症状，甚至会造成噪声性耳鸣。

受照物飞沫污染 高能激光照射金属物质，会产生CO、CO_2、臭氧、铅、汞及其他金属粉尘或烟雾；在从事激光切割作业时，切割物的碎片及飞沫伴随汽化，如金属烟雾、氧化物的烟雾有毒化学物质的汽化物等，造成空气污染。在激光医学应用时，外科激光操作，会形成组织飞沫，尤其是肿瘤切割时，飞溅的碎末含有污染性的组织，具有活性的组织哪怕是极其微量，都会形成肿瘤向周围组织种植性转移的危险。

制冷剂污染 激光器运转过程产生过热，也是产生危害的重要因素之一。连续激光器工作物质的激励和激光输出，会在一段较长的时间内以连续方式持续进行，往往不可避免地产生器件的过热现象。以连续光源激励的固体激光器、连续电激励的气体激光器以及半导体激光器，均需要采取冷却措施；重复率脉冲激光器，以重复脉冲激励或连续方式激励，通常也需要适当的冷却措施。大量制冷剂的使用，构成对人体健康的危害。

（钱焕文 王玉芝）

jīguāngqì wēihài fēnjí

激光器危害分级（laser hazard classification） 将激光器可能产生的危害划分为不同类别或等级。是评价危害程度的重要指标，同时也是制定激光辐射安全标准的主要依据，按所使用的激光器对人眼和皮肤可能造成伤害水平定出危害等级。

世界各国对激光器危害分级的划分差别较大，尚无统一标准，国内不同作者所引用的分级标准内容也不尽相同。中国主要参照国际电气技术委员会标准IEC60825-1-1993、英国标准BS7192-1989、美国国家标准研究所（ANSI）的Z136.1（2000）等国际标准，制定中国激光器安全标准等级。

激光器分级标准 国家标准及国家军用标准根据危害程度将激光器分为4级，所依据的主要参数是激光波长、连续波激光器的输出功率密度、照射时间、单脉冲激光器的输出能量密度以及激光束的照射方式等因素，对激光器发射水平的危害分级。

1级无害低功率激光器 激光器在任何情况下，发出的限值不超过人眼最大允许照射剂量，使用该类激光器不需要任何防护措施。

2级低危害激光器 可见激光器连续发射功率不超过1mW，一般发射波长为400～700 nm，脉冲发射的能量不高于1级激光器的发射限值。这类激光器发射的光束一般不引起眼的意外损伤，人的眼睛生理反应能够避开照射；但长时间凝视激光束，则可能导致视网膜损伤。

3级中等危害激光器 中等发射功率的激光器，发射水平一般在1mW～0.5W，发射的直射光和镜反射光会造成危害，而漫反射光无害。在人的正常避光反应时间（0.25秒）内，激光器发射的光束或反射光束能伤害眼睛，对皮肤不造成伤害。有些国家，根据发射方式将3级又分成为3A和3B（或甲、乙）两类，3A激光器发射波长在400～700 nm范围内，连续发射不超过5mW，重复脉冲及扫描激光发射限值不超过2级激光器发射限值的5倍，光束内任意一点的辐射度不超过2.5 mW/cm^2；发射波长在紫外和红外范围内，发射限值不超过1级激光器发射限值的5倍，光束内任意一点的辐射度也不超过2.5 mW/cm^2。裸眼直视光束可由眨眼反射保护，通过光学仪器聚光造成危害。3B激光器的发射能量或功率超过2级，连续激光功率小于或等于0.5W，脉冲激光辐照量小于或等于10 J/cm^2，裸眼直视光束有害，漫反射激光距离小于13cm，观察时间超过10秒可造成伤害。

4级高危险高功率激光器 连续激光器、重复脉冲平均输出功率超过0.5W，脉冲激光辐照量大于10 J/cm^2，不仅产生对眼睛有害的漫反射，对皮肤也会造成伤害。

分级激光器应用 1级激光器多指红外激光或激光二极管产生的不可见激光辐射（辐射波长>1 400nm），1级或2级辐射功率通常限制在1mW，激光产品通常供演示、显示或娱乐场所之用，另外还常用在测绘、准直等场合；3级或4级激光产品通常应用在科研实验、工程研究、激光雕刻、激光焊接、激光切割加工等作业，需要高能量激光辐射的领域。为便于查找和鉴别，按一般的分级将其要点归纳于表1。一些常用的医用激光器的分级见表2。

归纳分级的依据，可按激光器波段、输出功率、依据激光器的工作物质即激光光源分级，然

表 1 激光器危害分级

分级	发射波长	输出功率	眼危害	皮肤危害
1	1 400 nm	极低< 1μW	可视无害	无害
2	400~700 nm	低 < 1mW	可短视（不超过 0.25 秒）长视有害	无害
3A	400~700 nm	中等< 5mW	经聚光扩视有害	长期照射有害
	紫外和红外	中等< 5μW		
3B	漫反射激光	中等< 500mW	瞬间直视有害	长期照射有害
			距离< 13cm，超过 10 秒有害	长期照射有害
4	直射	高 >500mW	瞬间直视有害	有害
	反射、散射		有害	有害

表 2 一些医用激光器危害分级

激光器光源	分 级
Ar+，CW 488nm、514nm	1 级 功率输出 <0.4μW 2 级 功率输出 <1m W 3 级 功率输出 <0.5 W 4 级 功率输出 >0.5 W
He-Ne，CW 632.8nm	同 Ar+，CW 488nm、514nm
Nd：YAG，1 046nm Q 开关，10ns 脉冲	1 级 功率输出 <0.62 mW 无 2 级 功率输出 <1 mW 3 级 功率输出 <0.5 W 4 级 功率输出 >0.5 W
Nd：YAG，CW，1 046nm Q 开关，10ns 脉冲	1 级 单脉冲，能量 <2 μJ 无 2 级 功率输出 <1 mW 3 级 功率输出 <0.34 W/cm^2 4 级 功率输出 >0.34 W/cm^2
CO_2 10.6 μm	1 级功率输出 <0.8 mW 无 2 级 功率输出 <1 mW 3 级 功率输出 <0.5 W 4 级 功率输出 >0.5 W
GaAs，910 nm CW 或 PRF10 kHz	1 级功率输出 <10 μ（FDA）或<0.31 W（ANSI） 无 2 级 功率输出 <1 mW 3 级 功率输出 >1 级和<0.5 mW 4 级 功率输出 >0.5 W

而，无论哪种分级方法，激光器的危害级别主要取决于激光器输出功率或能量、视束方式、视束时间。

（钱焕文 王玉芝）

jīguāng wēihài jùlí

激光危害距离（laser hazard distance） 激光对人眼或皮肤危害可能到达的距离。即从激光的参考输出端（如光纤末端、反射面等），到照射水平下降到人眼或皮肤最大允许照射量（MPE）的位置之间的距离，如无特别说明，通常指标称眼危害距离（nominal ocular hazard distance，NOHD）。在 NOHD 之外激光对裸眼不会造成危害，但若使用放大观察辅助器具可能会有危害。由于激光危害距离主要根据激光对人眼的危害来确定，在一些应用中，用计算 NOHD 的类似方法也可以确定出标称皮肤危害距离（nominal dermal hazard distance，NDHD）。在户外应用场合，如果光束被地表、树林或其他地形特征所阻断，那么激光危害距离不会超出这些障碍物的视距边界。

确定激光危害距离是激光器危害控制中的一个重要步骤，对于户外使用的 3B 级和 4 级的激光器，更是不可缺少。由于军用激光设备大多用于户外，其危害距离可从几十米远至数十千米，在军用激光设备进行打靶射击、军事训练或演习时，人员损伤的风险很高，因此在军用激光设备应用场合，尤其是那些包含发散或扫描光束，长光程和漫反射光束的场合，了解并标明激光危害距离是非常必要的。

NOHD 一般取决于大气条件和激光参数。如果不考虑大气衰减，由于光束发散，激光辐照度或辐照量在传输过程中逐渐减低，其低于眼照射限值时经过的距离即为激光危害距离。计算激光危害距离，首先需要确定激光器输出功率或能量、光束发散度、出射光束直径、光斑模式、大气衰减系数等参数。

用符号 k 来说明光束的模式结构，若激光束为高斯分布，$k=1$；若激光光斑模式未知，则 $k=2.5$。在与激光源相距 r 的位置上的辐照度如式（1）：

$$E = \frac{4kP_0 e^{-\mu r}}{\pi(a + r\varphi)^2} \quad (1)$$

式中 φ 为光束发散角；k 为光斑模式因子；P_0 为激光输出功率；μ 为大气衰减系数；P_0 为激光输出功率；μ 为大气衰减系数；a 为激光出射光束直径。

对于大多数用途来说，大气衰减的影响可以忽略，则激光危害距离可由式（2）计算：

$$\mathrm{NOHD} = \frac{1}{\varphi}\sqrt{\frac{4kP_0}{\pi E_{\mathrm{MPE}}}} - \frac{a}{\varphi}$$

或

$$\mathrm{NOHD} = \frac{1}{\varphi}\sqrt{\frac{4kQ}{\pi H_{\mathrm{MPE}}}} - \frac{a}{\varphi} \quad (2)$$

式中，φ 为光束发散角；Q 为激光单脉冲能量；E_{MPE} 为以辐照度表示的眼照射限值；H_{MPE} 为以辐照量表示的每个脉冲的眼照射限值；Q 为激光单脉冲能量；E_{MPE} 为以辐照度表示的眼照射限值；H_{MPE} 为以辐照量表示的每个脉冲的眼照射限值；a 为激光出射光束直径。

如果大气衰减的影响不能忽略，则为了得到更为安全的结果，激光危害距离可由式（3）计算：

$$r_\mu = 0.5 r_c (1 + e^{-\mu r_c}) \quad (3)$$

式中，r_μ 为有大气衰减的距离；r_c 为公式（2）计算出的距离。

在激光危害控制中，还有两个与 NOHD 相关的概念：扩展眼危害距离和标称眼危害区。

扩展眼危害距离（extended ocular hazard distance，ENOHD）若考虑到可能使用放大辅助器具（望远镜、观瞄镜），就应使用扩展激光危害距离来衡量激光的危害。该距离的确定是基于使用放大仪器所引起的眼表面照射量的增加。扩展激光危害距离是安全使用放大仪器的最小距离。扩展眼危害距离可由式（4）确定：

$$\mathrm{ENOHD} = \frac{1}{\varphi}\sqrt{\frac{4 \times k \times G \times Q}{\pi \times H_{\mathrm{MPE}}}} - \frac{a}{\varphi} \quad (4)$$

式中，G 为观察辅助器具的光学增益因子。

标称眼危害区（nominal ocular hazard area，NOHA）基于激光危害距离和扩展危害距离、激光器的安放和固定，以及使用环境等因素的考虑，定义的激光出光口周围会产生激光辐射危害的区域或三维空间。这个危害区域如果是根据 NOHD 确定的，就称为标称危害区；如果是根据 ENOHD 确定的，就称为扩展危害区。由于与激光操作无关的人员有可能使用放大仪器，特别是户外激光应用场合，更应认识到激光危害会延伸覆盖到整个扩展激光危害区，而不仅限于标称激光危害区。

（王嘉睿）

jīguāngqì wēihài kòngzhì

激光器危害控制（laser environment hazard control） 根据所用激光器危害程度进行分类，采取相应有效的危害控制措施。

激光器危害程度 将激光器可能产生的危害分为不同类别或等级是评价激光器危害程度的重要指标，同时也是制定激光器危害控制原则的主要依据。参见激光器危害分级。

激光器危害室内控制原则 分级控制。1 级激光器：原则上不需要采取管理措施。2 级和 3A 级激光器：控制措施主要是尽量避免连续直视激光束，激光束不能有意指向人，不要使用光学仪器束内观看。3B 级激光器：直射光和镜面反射光有潜在危害，应该在使用场所设有安全警示标志，避免人员直视光束，避开或使用漫反射材料消除镜面反射光。4 级激光器：输出的可见和近红外激光及其反射（包括漫反射）可严重烧伤视网膜，输出的紫外和中远红外激光可造成角膜和晶体损伤，不论哪种波长激光均有可能引起皮肤烧伤和火灾。除了采用 3B 级激光器控制措施外还要采取以下控制方法：①尽可能封闭激光光路。②尽可能遥控操作。③佩戴防护镜的工作区需有良好的室内光照防止影响正常操作。④室内墙壁涂漫反射材料防止产生有害漫反射。⑤大功率激光器发射的激光易引起火灾，需用足够厚的耐火材料将光束终止，终止材料不能产生镜面反射，不能释放出致癌或其他有毒气体。

激光器危害室外控制原则 激光器户外使用时除了加强行政管理外，使用中必须采取严格的控制措施和安全防护措施。危害控制的重点是限制激光器的有害发射，注重对激光器潜在危险采取安全屏蔽措施。

（钱焕文　王玉芝）

jīguāng fúshè wēihài kòngzhì

激光辐射危害控制（laser hazard control） 激光辐射危害控制范围包括激光器本身安全防护措施、作业环境控制、规定人员受照限值、安全防护的法律、法规。通常情况下，室内使用激光器时工程控制技术起主要作用，而户外使用激光器时行政管理更重要。

激光工程控制技术 激光器研制和生产者需根据激光危害类别在工程控制技术上采取本身安全防护措施，具体包括在激光器结构上安装钥匙开关、安全联锁装置、遥控联锁连接器、防护罩、失效保护等。

光路封闭措施：在激光产品上安装防护部件如设置防护罩（protective housing），将有害激光辐射限制在防护罩内，除输出窗孔外，确保激光器任何部位不存在超照射限值的辐射。尽可能地把光路完全封闭起来，窥视窗要装有足够衰减能力的透镜，用适当的吸收材料，确保光束不穿出室外。

钥匙开关（key-switch）：也称为键启动主控器（key switch master controller），是指激光产品必须用携带的磁卡、暗码启动。一般 3B 和 4 级激光器设有钥匙操控的总开关，使用密码、磁卡等启动，撤出钥匙后，激光器不能工作。在主控钥匙开关开启之前，对激光器不能进行操作。

联锁装置：设置与激光器防护罩相连的安全联锁装置（safety interlock），一旦移动防护罩则发生自动锁闭。使用 3~4 级激光器时，必须设置与防护罩相连的自动控制安全电路。联锁装置的作用是当防护罩移动或拆除时，激光器不再发出超过 3 级危害的辐射，确保发射低于限值时，方可移开防护罩的挡板。与故障联锁可阻止事故发生，在封闭罩没有安全装好时，不能触发启动器。脉冲激光器的联锁装置能够阻止激光器起火，能够把储存的能量缓慢地释放；连续激光器的联锁装置能够切断激光器的供电，或阻止光束发射。

光束终止或衰减器：在激光器或激光系统中，设置光束终止或衰减器，当人体接触到超过限值的辐射时，光束自动终止或衰减，当元件或系统发生故障时，自动停止工作，执行失效保护。

发射告警装置：在激光器接通电源后，发出可听或可见的指示信号，激光器启动报告，如闪灯和蜂鸣警报等安全报警装置（safety warning assembly），提示电容器在充电或尚未放电，准备进入工作程序。

作业环境危害控制：根据所使用的激光器危害程度进行分类，确定可能发生危害距离、影响危害程度等因素，采取相应有效的危害控制措施。室内危害控制措施参见激光器危害控制原则。

人员受照限值 眼和皮肤的受照限值分别参见眼激光照射限值、皮肤激光照射限值。

（钱焕文 王玉芝）

jīguāng jǐngshì biāozhì

激光警示标志（laser warning sign） 警告和提示有关激光安全性的标志。包括安全标志和警告标志，其内容是由符号标志和文字说明两部分组成。世界各国要求对激光产品和激光辐射场所必须使用激光安全警告标志，对标志的设计、尺寸、颜色、图形、文字、说明、材料等都有统一的详细规定，并对标志在激光产品和激光场所中的使用给予明确指导。

激光标志术语 激光安全警告标志的标准中，规定了有关标志统一使用的术语、意义和需要包括的主要内容：激光安全标志（laser safety signs）用以表达特定安全信息的标记由图形、符号、安全色、几何形状边框或文字构成。激光警告标志（laser warning signs）提醒人们对周围环境引起注意，以避免可能发生危险的图形。说明标志（explanatory signs）提供特定提示信息，由几何图形边框和文字构成，标明激光危害的安全分类、警示词、防护措施关键词等。

激光标志设计 激光辐射警告标志是按危险符号、标志说明和颜色 3 部分设计，激光安全标志的制作材料应满足不同使用环境要求。

符号标志设计 世界不同国家和地区所采用警示危险符号示意图形的表示，在形状和颜色有所不同，中国国家规定对于使用任何类型的激光产品和作业场所，激光辐射警告标志图形为正三角形，外框中一个同心圆和从该同圆心向外呈太阳辐射状的一条长线，若干中长线和短线相间组成，见图 1，激光辐射警告标志图形各部分的尺寸具有固定的比例，激光辐射警告标志的图形与尺寸可

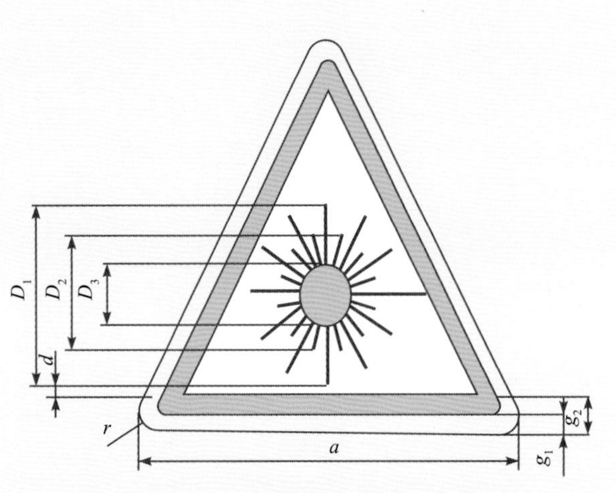

图 1 激光辐射警告标志的图形与尺寸

参考标准推荐的常用尺寸规格具体见表1。

文字标志设计 在激光辐射警告标志下方加注名称警告词如"当心激光"，名称应写在说明标志规定的长方形边框中，其位置应在紧贴标志下边界的正下方。文字的位置在说明标志尺寸规定的框内，图2所示说明标志框架的尺寸单位为推荐值常用尺寸规格，见表2。

标志文字说明 按激光使用和粘贴的部位使用不同的警示词，注明产品危害等级、注意事宜、简明防护等，在人员靠近危险部位之前，看到并理解警示意义。

表1 激光辐射警示图形常用尺寸 单位：mm

a	g_1	g_2	r	D_1	D_2	D_3	d
25	0.5	1.5	1.25	10.5	7	3.5	0.5
50	1	3	2.5	21	14	7	1
100	2	6	5	42	28	14	2
150	3	9	7.5	63	42	21	3
200	4	12	10	84	56	28	4
400	8	24	20	168	112	56	8
600	12	36	30	252	168	84	12

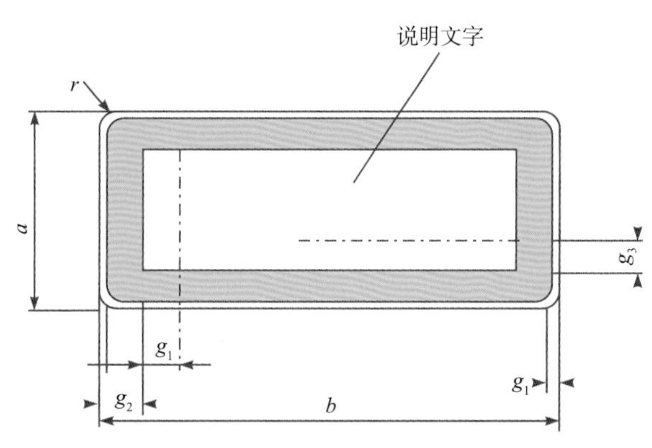

图2 说明标志的图形与尺寸

表2 激光辐射说明标志常用尺寸 单位：mm

$a \times b$	g_1	g_2	g_3	r	文字最小的字号
26×52	1	4	4	2	
52×105	1.6	5	5	3.2	
74×148	2	6	7.5	4	
100×250	2.5	8	12.5	5	
140×200	2.5	10	10	5	文字最小字号的大小必须能复制清楚
140×250	2.5	10	12.5	5	
140×400	3	10	20	6	
200×250	3	12	12.5	6	
200×400	3	12	20	6	
250×400	4	15	25	8	

激光辐射窗口标志说明文字：

激光窗口
或
避免受到从该窗口出射的
激光辐射

1类激光产品辐射标志说明文字：

1类激光产品

2类激光产品辐射标志说明文字：

激光辐射
勿直视激光束
2类激光产品

3A类激光产品辐射标志说明文字：

激光辐射
勿直视或通过光学仪器
观察激光束
3A类激光产品

3B类激光产品辐射标志说明文字：

激光辐射
避免激光束照射
3B类激光产品

4类激光产品辐射标志说明文字：

激光辐射
避免眼或皮肤受到直射
和散射辐射
4类激光产品

辐射场3B类激光产品说明标志文字：

激光辐射
避免激光束照射

或者同时采用

激光工作
进入时请戴好防护镜

辐射场4类激光辐射说明标志文字：

激光辐射
避免眼或皮肤受到直射和
散射激光的照射

或者同时采用

激光工作

未经允许不得入内

标志颜色和字体 参照国家标准 GB 2893—1982《安全色》，GB 6527.1—1986《安全色卡》，激光安全标志颜色标志的衬底为黄色边框，符号和文字为黑色标志，文字的字体为黑体应在规定的区域内尽可能选用大的字号，最小字号的大小必须能复制清楚。

标志制作材料 激光安全标志的制作材料应满足不同使用环境经久耐用的要求，选用具有一定强度、防水材料，避免使用光照后易脱落和易燃的材料；所用的颜色涂料应具有防潮、防腐、防晒和抗老化性能。

标志使用 激光安全警告标志的使用范围包括激光产品标志使用和激光产品工作场所标志使用。激光安全标志的粘贴位置必须是人员不受到超过1类辐射就能清楚看到的地方，激光分类说明标志应置于激光警告标志的正下方。激光产品安全分类说明标志和激光窗口标志使用实例见图3。

激光产品标志使用 对所有可能达到2类的激光产品都必须有激光安全标志，每台激光器经过分类后，在机壳外醒目的位置牢固粘贴警告标志和警告词。如果脉冲激光输出还应标明激光辐射的发射波长和脉冲宽度，可以写在激光分类的下方或独立写在说明标志规定的长方形边框内。对于波长在400~700nm可见范围内的激光辐射，说明文字中注明“可见激光”；对于波长在400~700nm范围之外的激光辐射应注明“不可见激光辐射”。激光分类说明标志，应置于激光警告标志的正下方。不同部位要设有相应的警告词，如在激光出光口的附近贴有“激光窗口”标志，3类和4类激光产品应在所有可能达到2类的激光辐射窗口贴上窗口标志；在接头的挡板处标有“注意打开有激光辐射”；在安全联锁装置上必须设有“打开或联锁消失时有激光辐射”的明显标志。如果激光器的形状或尺寸受限不能粘贴标志，一定要将标志附在使用说明书中，将标志符号作为附件一并提供给用户。

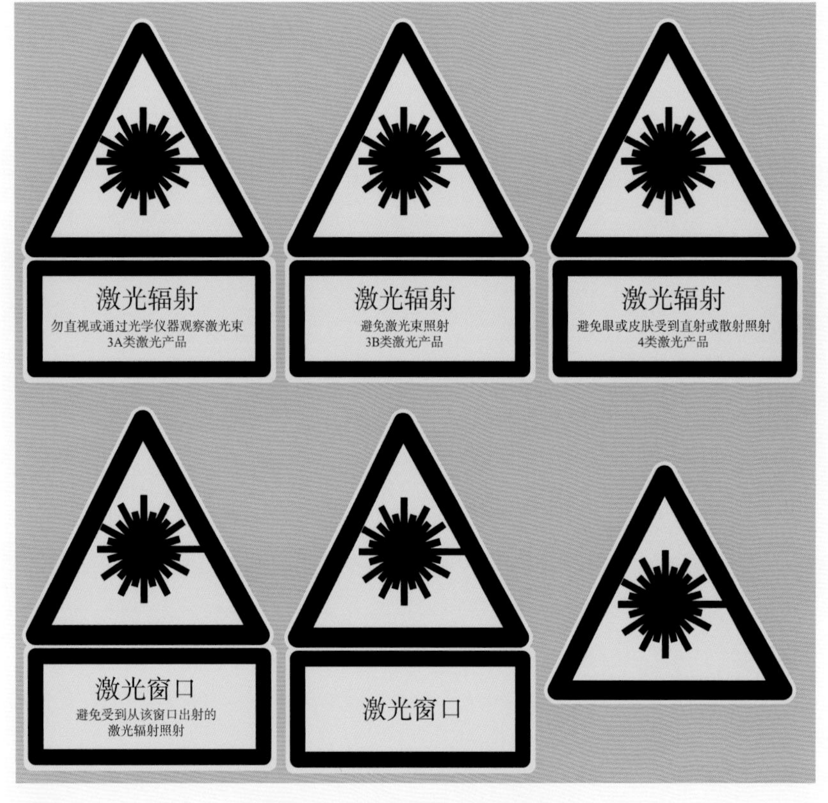
激光辐射
勿直视或通过光学仪器观察激光束
3A类激光产品
激光辐射
避免激光束照射
3B类激光产品
激光辐射
避免眼或皮肤受到直射或散射照射
4类激光产品
激光窗口
避免受到从该窗口出射的
激光辐射照射
激光窗口

图3 激光产品安全标志实例

激光作业场标志使用 原则上应对所有类别激光产品工作的场所都有激光安全标志，其中对3B类和4类激光产品工作的场所必须有激光安全标志，可以单独使用激光警告标志，或者同时使用激光警告标志与激光辐射场所安全分类说明标志，此时激光辐射场所分类说明标志应置于激光警告标志的正下方。在3A类激光产品作为测量准直调平使用时的场所，应设置激光安全标志。

激光安全标志的装贴位置必须是激光防护区域的明显位置，所用警示标牌的尺寸大小，由场地决定，挂放在醒目的位置，原则上当人员接近激光辐射危险区之前，能够看到和理解警示标识。人员在到达有可能受到超过2类辐射区域之前，就能够注意到标志所示内容。在所设标志不能覆盖整个工作区域时，应在各不同场所设置多个警示标志。永久性的激光防护区域，应在出入口处设置激光安全标志；在由活动挡板护栏围成的临时防护区，除在出入口处必须设置激光安全标志外，还应在每一块构成防护围栏和隔挡板的可移动部位或检修接头处，设置激光安全标志以防止这些板块分开或接头断开时人员受到有害激光辐射。

标志的检查与维修 激光安全标志至少每半年检查一次，如发现有褪色、破损、变形等现象时，应及时修整或更换，在修整或更换激光安全标志时，应有临时的标志替换以避免发生意外伤害。

激光安全标志标准 激光危害事故时有发生，其原因是缺乏安全意识及激光使用安全严格管理，许多激光器件或激光仪器设备的使用者、维修者、生产制造者以及旁观者等，在某些情况下受到激光的直射、反射和散射光照射对人身可能造成伤害的危险性不够了解甚至忽视；存在着在生产和应用场所不设置激光安全标志；对用于激光产品上的辐射安全分类标志与有激光辐射场所中使用的安全标志严重混淆不清等现象。在中国，由国家制定统一的激光安全警告标志标准，并由相关权威机构监督执行，旨在从根本上杜绝事故发生，保障人身安全和健康。

1990 年，中国依据国际电工委员会国际标准 IEC—825 制定了中华人民共和国国家军用标准 GJB895—1990《激光辐射警告标志》，10 月 31 日发布，1991 年 4 月 1 日实施。1996 年国家颁布了 GB 2894—1996，GB 16179—1996 等标准，涵盖了激光辐射警告标志相关的国家标准。2000 年由北京光电技术研究所国家经贸委劳动保护检测技术中心专门起草了中华人民共和国国家标准 GB 18217—2000《激光安全标志》，经国家质量技术监督局批准，于 2001 年 6 月 1 日实施。标准规定了用于保护人身免受激光辐射伤害的激光安全标志的基本图形、符号、颜色、尺寸、说明文字和使用方法，适用于激光产品和生产使用维修激光产品的场所。在此基础上，2009 年中国标准出版社再次出版了中华人民共和国国家标准 GB 2894—2008《安全标志及使用原则》，代替 GB 2894—1996，GB 16179—1996，GB18217—2000。标准中有关激光安全警告标志的部分，基本沿用 GB 18217—2000《激光安全标志》对激光产品和在有激光辐射的场所使用的激光安全标志的设计尺寸、颜色、图形、文字说明等规定，并对标志在产品上和激光场所中的使用给予了指导，除进出口产品用户有特殊要求外，都应该按照本标准的要求执行。标准 GB 2894—2008《安全标志及使用原则》给出了几乎所有领域的安全标志和说明，其中含有可用于激光伴随危害防火、防爆炸、防毒气等多种警示规定。

（钱焕文　王玉芝）

jīguāng qì bànsuí fúshè fánghù

激光器伴随辐射防护（laser radiation protection） 针对激光器运行所产生的伴随辐射进行防护。激光器的泵浦光和放电管工作时，可能会产生有害紫外、可见光或红外的伴随辐射，尤其是使用紫外传导管或石英反射镜，对人体可产生严重损害。激光器电源的功率管或闸流管的电压高过 15 000V 时，其产生的 X 射线辐射，高功率激光照射靶标产生的次级再辐射等，都对人体构成了潜在危害，对这些伴随辐射需要采取防护措施。

防护措施有两种：一种是根据安全规程佩戴专用激光防护镜。另一种是设立防护屏也称激光挡屏，包括目视透明屏、视窗、防护帘等在内的所有组成部件。根据使用目的和场所，分别设计不同种类、特性的防护屏，构成激光辐射危险限制区的物理屏障，防止超过激光照射限值的伴随辐射泄漏出来。防护屏的设计和选择参见激光安全防护屏。

（王玉芝）

jīguāngqì chùdiàn wēihài fánghù

激光器触电危害防护（protection against electric shock hazard of laser device） 激光器运行时电压高，针对触电危害所采用的防护措施。有些激光器电压很高，使用不当会产生触电、爆炸危害事故，激光器实际使用中，触电危害概率大于激光束的直接危害，应加强触电危害防护。

触电、爆炸危害 大多数激光器带有高压，操作中有触电危险，重者可危及生命。实际使用中激光器的触电危害概率要大于激光器辐射对人眼和皮肤的危害。特别是脉冲激光器贮能电容器的直流高压，连续激光器的射频电流更具危险。医用激光机多为高电压、大电流电源、高磁场，国外有关使用医用激光器触电致死的报道不为鲜见。

激光器中高压电弧灯、贮能电容器等带电部件，电压过高有的甚至高达几万伏有可能发生爆炸。当激光器使用冷却剂时，储存或使用中因气压增加也可能导致爆炸。

防护措施 首要任务是培训工作人员，掌握安全用电知识，要求激光器使用者熟读仪器说明书并严格执行；对于电压超过 50V，电流超过 0.7mA 的部件需采用屏蔽措施。除严格遵守操作规程外，应尽可能采用安全措施，如严格要求激光机的机壳接地，定期检查使接地系统保持良好状态；在输入电网中，设置断路和漏电开关等；不准使用超容量保险丝和超容量保护电路断开器，以免掩盖有缺陷的电路而造成人员伤害。

为防止爆炸带来危害，应定期检查易爆元件是否安全，并用适当方式加固或将这些元件装在能承受爆炸的容器内。

（钱焕文　王玉芝）

jīguāngqì bànsuí zàoshēng wēihài kòngzhì

激光器伴随噪声危害控制（damage control of laser associated noise）　针对大功率激光器自身及辅助设备噪声采取的防护措施。当总噪声强度达到90dB时，在无防护情况下，激光器伴随噪声可引起头昏、头痛、恶心、失眠、乏力、多梦、食欲缺乏、消化不良、心律失常、心慌、血压升高等不适症状，甚至会造成噪声性耳鸣。需注意防护。

噪声来源　大功率激光器，运转时都会产生多种噪声，例如高压放电噪声、冷却水泵的马达噪声、烟雾吸尘器的噪声喧嚣声、机械真空泵的马达声等，工作时的空调、抽风机、散热风扇等运转的噪声。

防护措施　要求噪声源远离工作室，采用低噪声机械设备，用隔音材料封闭噪声源，工作室内四壁装有吸音材料，必要时佩戴耳塞。

（钱焕文　王玉芝）

jīguāng ānquán guǎnlǐ

激光安全管理（laser safety management）　旨在保障安全而针对激光相关活动所进行的管理。激光安全管理包括：①制定激光安全标准。②执行激光安全管理规程。③激光安全防护教育：激光人员需要接受培训，了解安全防护知识、激光危害、控制和防护措施及激光危害控制方法等。④激光安全防护监督。

世界各国均设有激光安全管理机构，由国家指定有关部门制定激光安全管理法规、条例、指南、相关标准；生产者和使用者执行激光安全管理规程，相关人员接受安全防护培训；权威机构实施安全防护监督。国家机构、相关权威行业对于所颁布实施的安全法规，具有强制执行的权力，实施长期监察，定期检查的职责。随着激光在各种不同领域的广泛应用，对安全管理章程不断地加强和完善，确保人员健康和安全。

（钱焕文　王玉芝）

jīguāng ānquán guǎnlǐ jīgòu

激光安全管理机构（institutions of laser safety management）　主要职责是委托相关部门根据激光潜在危害性制定激光安全标准、颁布实施、实行监管等一系列职能。

激光辐射安全和防护问题为各国政府和相关机构所重视，并制定了一系列法规。国际卫生组织、国际电工协会、国际辐射防护协会；美国、英国、法国等发达国家，都制定了各种激光安全使用和防护标准及指南。根据各种激光潜在危害程度进行分级，详细地规定了激光器的制造者和使用者除了应采取的辐射控制技术、危害防护措施以外，强制性地执行国家以及行业所制定的法规及监管规定。

针对非电离辐射在人类生活环境中的日益增加，国际辐射防护委员会（the International Radiation Protection Agency，IRPA）在1992年特别成立了一个新的独立科学机构——国际非电离辐射防护委员会（International Commission on Non-Ionizing Radiation Protection，ICNIRP），该委员会的主要务是研究不同形式的非电离辐射对人类可能造成的危害，处理非电离辐射防护工作。ICNIRP成立不久，对常见的非电离辐射，如超声波、射频、工频电磁场、紫外线和激光等辐射限值作了推荐，特别推荐了激光对眼睛和皮肤的照射限值。国际上设立了行业机构具有制定标准及法规的权威，如国际电工委员会（International Electrotechnical Commission，IEC）、国际辐射防护协会（International Radiation Protection Association，IRPA）、国际标准化组织（International Standardization Organization，ISO）及世界卫生组织（World Health Organization，WHO）等；世界上的一些主要国家和地区，包括中国在内也设有适合本国的权威机构，负责制定标准、法规并监督执行，如美国国家标准研究所（American National Standard Institute，ANSI）、荷兰健康委员会（Netherlands Health Council，HCN）等。

（王玉芝）

jīguāng ānquán guīchéng

激光安全规程（laser safety regulation）　从不同学科视角制定激光学的安全规程。激光安全规程主要体现在有关激光安全的数十项标准中，在制定安全标准的同时，实行强制性的安全管理。

激光防护的管理措施中规定有标准操作规程、应急措施、激光安全标志，提供激光安全措施指南手册，并且随着实施过程及时更新。另外还规定职业健康定期检查，眼睛、皮肤敏感部位的正确防护，操作人员安全培训等。

各种领域使用的激光种类各不相同，但技术设备控制的措施基本相同，其安全规程的基本原则：①安全检查是由监察机构对激光作业部门执行必要的定期检查，执行监察人员必须具备较高的专业技术水平和实际操作技能。②仪器监测包括整体检定和单元检定。③辐射防护法制化，严格遵守国家制定的相关法规。

安全工作规程含有极为具体技术规定，如要求激光器与实验台固定要牢靠，激光光学元件应该能阻挡杂散光；激光束与眼睛不应在同一水平线上（光束的高度不能与坐着或站立的操作人员的眼睛在同一水平线上）；光束应该被封闭，在实验场所安置光束隔离器，用滤光片降低光束能量密度；高能激光束采用光纤传输等。基本条例可以适用于所有安全等级的激光，但随着激光潜在危害的增加，各条例的要求苛刻程度也增加，对于不同危害等级的激光器有更为详细的规定，如 2 级和 3A 级的激光不会超过最大许可的辐射量；3B/4 级激光的使用者限制在受过专业培训的人员；需要设置“危险”标志，严禁无关人员进入正在运行的激光场所。

（王玉芝）

jīguāng ānquán fánghù jiāndū

激光安全防护监督（supervision of safety and protection）

建立激光安全管理监督机构实施对使用有危险性激光器单位行使各项安全管理和监督。是激光安全管理措施的重要内容。

成立激光安全委员会 生产激光器的工厂或拥有较多激光器的单位，应成立激光安全委员会或安全监督委员会或小组，委员会和小组人员必须熟悉激光器性能、懂得激光安全使用并由一定卫生防护知识的中级以上技术人员担任；激光器较少的单位可设专职激光安全员。

安全监督人员的职责 ①根据激光输出参数评价所用激光器的危害级别。②制定安全操作规程和管理制度，监督使用者严格执行，确保激光器安全使用。③具体操作、使用、接触激光器的人员进行安全防护教育、训练、考核上岗。④保证各项控制措施实施，提供必要的防护设备。⑤事故发生时，采取应急措施，事后整理事故报告，总结教训，防止事故再发生。⑥督促从事激光工作人员进行健康检查，做好个人卫生保健档案，积累流行病学资料。⑦激光设备增添、更改、维修或移动时，重新制定或修改相应的安全措施。

激光安全教育 安全管理条例中，安全防护教育是重要组成部分，其目的是使激光使用者及相关人员更多的认识激光安全使用知识和潜在危害性，普及有效的安全防护措施。激光使用人员和管理人员接受安全教育很重要，对人员培训和教育往往重视不够甚至被忽略，缺乏安全知识，违章操作经常是酿成危害事故的主要原因。2008 年美国辛辛那提大学医学院，分别对从事辐射干预（interventional radiology，IR）治疗的医师和技术人员受教育前和受教育后历时各 4 个月，记录照射剂量范围、照射时间和使用屏蔽设施，评价辐射安全教育的作用。统计结果证明，接受教育和培训人员在操作中所使用的辐射剂量和照射时间降低，使用屏蔽的概率增加，明显地提高了工作人员和病人的安全指数。

人员培训 安全防护管理措施中，激光器必须由受过严格培训和有一定知识技能的人员管理。激光人员需要接受培训，了解安全防护知识、激光危害、控制和防护措施。一般使用 1 级激光不会产生辐射的危险，可以不接受培训；2 级和 3A 级激光器的操作人员建议参加激光安全培训；使用 3B 级和 4 级激光的操作人员必须参加培训。培训内容包括：①激光技术的基本知识。②激光辐射对人体的危害。③激光危害和控制方法。④激光对眼和皮肤的照射限值。⑤安全测量的基本方法。培训的方式可以采取编写专用教材、摄制影像资料、定期开办培训班，专家讲座、学术交流会议以及公益广告性的宣传等。

（王玉芝）

jīguāng fánghù yāoqiú

激光防护要求（requirement for laser protection）

军事作业防止激光辐射致眼损伤或失能并保证人眼正常作业能力，防护措施或防护设备必须满足的性能要求。激光辐射造成人眼损伤或失能分为激光损伤防护要求和激光失能防护要求。

激光损伤防护要求 为防止激光辐射导致的人眼或皮肤损伤，防护措施或防护设备必须满足的性能要求。激光损伤防护要求主要是根据激光安全标准中的激光照射限值来确定。激光照射限值是人体器官或组织受激光照射后即刻或经一定时间后未引起可见损伤发生或无不良的生物学改变的激光最大辐照量或辐照度，即最大允许照射量（maximum permissible exposure，MPE），又分为眼照射限值和皮肤照射限值。激光防护设备对入射激光进行衰减，必须能够对合理可预见的最大激光辐射降低到安全等级，即低于照射限值。除此以外，激光防护设备应能够长时间承受合理可预见的最大激光照射。

激光失能防护要求 为防止激光辐射导致的视觉功能丧失或

激光诱发皮肤剧痛导致的行为能力丧失，防护措施或防护设备必须满足的性能要求。激光失能防护要求主要根据不造成视觉眩目或皮肤疼痛的最大允许照射剂量来确定。激光致人眼失能：主要包括闪光盲和眩目。闪光盲是指强光照射引起的视网膜感光色素部分或完全漂白，导致的在光照结束后一定时间内双眼对低亮度视觉靶标丧失感知能力。眩目则是指较亮光线进入视野引起视力下降、视物消失或模糊等症状，亮光结束后即恢复正常视物状态。通常可见光在低于人眼安全照射限值的剂量下就可以引起闪光盲，引起眩目效应所需的光剂量更低，因此激光致人眼眩目或闪光盲的防护要求比损伤防护要更高。激光致痛效应：激光照射皮肤引起的疼痛反应。激光致痛阈值虽然通常比相同条件下的皮肤损伤阈值低，但一般不会低于皮肤最大允许照射量。因此对激光致痛的防护要求与激光致皮肤损伤防护要求基本一致。

（王嘉睿）

jīguāng fúshè fánghùjìng

激光辐射防护镜（eyeprotector against laser radiation） 从事激光操作人员，佩戴保护眼睛的具有抗激光辐射性能的滤光镜或护目器。是最重要的眼损伤防护措施，如激光护目镜（laser eye-protectors）：带有面盔的激光防护眼镜，激光防护眼罩（protective goggles）：带有边框的防护眼镜可有效地减轻或防止周边激光照射造成的眼损伤。

防护镜的发展 美军对激光防护研究已有数十年之久，早在1984年美国陆军制定了《光学改进计划》，进行平、战时士兵眼防护研究；1987年实施了《先进激光防护计划》，研制并装备十余种防护镜，用于海湾战争；1992年研制成功一种光学位相差器，用于空军飞行员激光防护。国内外市售的防护镜，其防护性能远不能达到实际要求，使用比较多的防护镜有反射式、吸收式和复合式，只能对有限波长防护，功能少，衰减倍数低，可见光透过性差，防护角度小等不足，远不能适应飞速发展的激光武器多波长、调谐波段激光的防护。随着激光武器的使用，对于作战人员的眼构成极大威胁。采用激光衍射技术、电荷交换技术、相差技术等技术，如变色晶体、化学薄膜、高分子碳-碳聚合物和无机半导体材料等，努力实现对多波长激光的防护。

激光防护镜类型 传统的防护镜按基材可分为玻璃和塑料两大类；按防护机制分类，常用的有吸收型激光防护镜、反射型激光防护镜、复合型激光防护镜、全息激光防护镜、微爆型激光防护镜、光化学反应型激光防护镜、变色微晶型激光防护镜、透镜式激光防护镜、像差激光防护镜、高强激光防护镜等。

（钱焕文　王玉芝）

xīshōuxíng jīguāng fánghùjìng

吸收型激光防护镜（absorption laser eyeprotector） 镜片材质以玻璃或树脂为基质可对一定波长激光选择性吸收的防护镜。

机制 镜片材质是以玻璃或树脂为基质，在熔炼过程中将无机染料掺入玻璃或塑料中，通过材料对一定波长激光选择性地吸收，使光强衰减达到防护作用。根据所使用激光器的特点，选用不同材质、不同系列的防护镜，可用于 He-Ne、AF、红宝石、钕玻璃、Nd：YAG、GaAs、碘、HF、CO_2 及准分子激光器的眼防护。

玻璃吸收型 有色玻璃吸收型激光防护镜的主要优点是对特定波长激光衰减程度高，玻璃中的无机染料稳定，有较强的抗激光损坏能力，耐机械磨损；其缺点是对波段选择性不好，尤其在近红外区，只对少数波长有吸收作用，对可见光透过率低，高倍衰减的镜片比较厚重。

塑料吸收型 染料塑料吸收型防护镜是在光学塑料中添加吸收特定波长的有机染料，酞箐染料制成的饱和滤光镜，在694nm波长处有很窄的吸收带，适合红宝石激光的防护。甲基丙烯酸甲酯掺入吸收剂钨盐和蒽醌染料制成茶色防护塑料，可防多个波段激光。用透明的聚碳酸酯加入吸收剂制成的防护材料，对波长1 064nm的红外激光、510.6nm脉冲铜蒸气激光和350nm脉冲氟化氙激光都能有效地衰减，其重量比玻璃镜片轻50%。染料塑料吸收型防护镜的优点是防护波段较宽，衰减指数高（光密度可达16~20），体轻易加工成型；与玻璃防护材料相比，其缺点是塑料中的有机染料不稳定，抗激光损坏能力较弱，耐机械磨损性差。

（钱焕文　王玉芝）

fǎnshèxíng jīguāng fánghùjìng

反射型激光防护镜（reflection laser eyeprotector） 采用特殊的薄膜设计和镀膜工艺在镜片玻璃基质上镀制光学反射膜的防护镜。反射膜可以将特定波长的激光反射掉，从而起到防护作用。

机制 采用薄膜设计和镀膜工艺在玻璃基质上交替镀制高、低不同折射率的介质，使每层膜的光学厚度为指定防护激光波长的1/4。激光通过多层介质膜，由于光的干涉和反射作用，对所要防护的特定波长激光选择性地衰减，而透过其他波长的激光。

特点 反射型防护镜的优点是能够承受较高能量激光冲击，抗击损伤性能好，通过精心设计和镀膜加工，能够获得高光密度、带宽窄、可见光透过率高的防护镜片。反射型防护眼镜的视场角小，对入射光的反射率与光束的入射角有关，对于垂直入射光的干涉最强，反射光相互加强，透视光减弱，衰减效果好。对于入射光偏转角大于30°以上，激光在介质中的光程则大于 $\lambda/4$，光的干涉效果减弱，例如一种防护 1 064nm 波长的激光防护眼镜，在 0°～30° 入射角时光密度值为 4.9（约原光强度的 0.001%）；当入射角增加到 40° 时，光密度值降低到 3.8（约原光强度的 0.01%），随着入射角增大衰减效果递减。

电解干涉滤光片 电解干涉滤光片是另一种反射型防护镜，利用绝缘或电介质涂层工艺，将数层相间的介电涂层组合，达到选择性地反射某一特定波长的激光。电介质涂层反射型防护镜的优点是由较陡的“切口”，在选择性地反射某一特定波长的同时，对邻近的波长光有较好的透光性；缺点是随光入射的偏移对光衰减降低，当入射角大于20°时，对防护光的衰减几乎降到零。

（钱焕文 王玉芝）

fùhéxíng jīguāng fánghùjìng

复合型激光防护镜（multiple laser eyeprotector） 利用吸收和反射两类防护基本原理对多种特定波长激光有衰减作用的复合型防护镜。

利用吸收和反射两类防护基本原理，集合两种类型特性，设计成对多种特定波长激光有衰减作用的复合型防护镜。这类防护镜的制作需要设计对特定波长具有选择性吸收的基质材料，还需要精良的真空镀膜工艺和光冷加工技术。制镜成本高，周期长，但由于其性能优越，被广泛采用，尤其用于军事防护。早在 20 世纪 80 年代美军已经装备了 20 余种不同型号的复合型防护镜，美国陆军纳蒂克研究和发展中心提供的基质塑料，对波长 694.3nm 激光有选择性吸收，再镀上对波长 1 064nm 选择性高反射的介质膜，其光密度分别达到 5.7 和 12.0。中国已研制了由激光吸收玻璃加多层介质镀膜的复合型防护镜，可防波长 1 064nm 和 532nm 激光，光密度分别为 4.3 和 5.0，在紫外和红外也有良好的防护效果。

（钱焕文 王玉芝）

quánxī jīguāng fánghùjìng

全息激光防护镜（holographic laser eyeprotector） 利用全息摄影方法在玻璃或塑料基片上制作三维相位光栅后制成的激光防护镜。

全息激光防护镜是在全息光学元件的基础上压制出来的防护器材，利用全息摄影方法在玻璃或塑料基片上制作三维相位光栅，根据布拉格衍射原理，当激光射到镜片时，当入射角满足布拉格条件时，将产生极强的衍射，通过控制全息图干涉条纹的间距，可以按防护要求反射特定波长激光。全息激光防护镜优点是反射带宽较窄，既能有效地反射防护激光，又能较好地透过可见光；缺点是光谱切口随激光束入射角的改变（不满足布拉格衍射条件）反射率下降。

国内研制的全息防护镜在 532nm 处光密度为 2～3，可见光透射率大于 60%。在涤纶基片上涂重铬酸盐明胶的全息激光防护膜，对 532nm 防护的光密度值达 4，可用于武器装备光学窗口的防护。

（钱焕文 王玉芝）

wēibàoxíng jīguāng fánghùjìng

微爆型激光防护镜（micro-blasting laser eyeprotector） 在镜面上涂一层高透明的化学膜，激光照射能量超过一定值时，化学物质爆炸使镜面失去透光性的防护镜。

化学物质有炭黑聚乙烯醇叠氮化铅，其原理是利用炭黑吸收光辐射，将能量传递给易爆化学物，瞬时发生爆炸立即变黑，使镜片完全不透明。从接收辐射能量到变黑的时间为 2×10^{-8} 秒，而对于 Q 开关激光器的脉冲宽度往往小于 10^{-8} 秒，防护膜的反应相对过于迟缓。微爆型防护镜的防护膜不能够重复使用，一旦受到辐射变黑，需要更换。因此，适用于对于大功率连续性辐射激光器一次性防护。

（钱焕文 王玉芝）

guānghuàxuéxíng jīguāng fánghùjìng

光化学型激光防护镜（photo-chemical laser eye-protector） 在两层镜片之间注入光敏物质，辐射光强超过一定值时光敏染料变深可阻挡光束的防护镜。光敏物质如三苯甲烷染料和木瓜酶类物质。存在的问题是光反应的时间长（10^{-6} 秒），仅适用于连续辐射和长脉冲激光的防护。

（钱焕文 王玉芝）

biànsè wēijīngxíng jīguāng fánghùjìng

变色微晶型激光防护镜（color-changing crystallitic laser eye protector） 镜片由特种光变色吸收微晶或玻璃组成的激光防护镜。平时呈透明状态，当接收光照时，发生变色吸收光，光照停止恢复透明，反应时间为 10^{-8} 秒，恢复时间为 10^{-3} 秒。这种材料的光变色吸收谱很宽，可用于紫外、可见和红外的宽谱防护。变色微晶玻璃优点是透光性能好，缺点是反应速度慢。

（钱焕文　王玉芝）

tòujìngshì jīguāng fánghùjìng

透镜式激光防护镜（transmission laser eyeprotector）　凸透镜和凹透镜之间夹有平面干涉滤光片的激光防护镜。可反射多个紫外、近红外和红外波长的激光。

凸透镜相对于眼的准直效果，使滤光片上的入射角显著减小，只有接近正交光束才能通过，使平面窄带干涉滤光片能够拒透特定波长的激光，防护效果好。所设计的窄带干涉滤光片，可反射紫外、近红外和红外激光谱区的多个波长；还可以采用薄膜叠层或用全息摄影制成层状光栅。这种光学系统对微光和日光透射率高，一般情况下，使用平面窄带滤光片制成的防护镜成本低，比较实用。

（钱焕文　王玉芝）

xiàngchà jīguāng fánghùjìng

像差激光防护镜（aberration laser eyeprotector）　在两层玻璃之间填充水和乙醇利用傅里叶转换原理制成的激光防护镜。像差防护镜防护波长可覆盖整个光谱范围，又不影响使用者视觉灵敏度，克服了吸收型和反射型防护镜可见光透射率低的缺点。

（钱焕文　王玉芝）

gāoqiáng jīguāng fánghùjìng

高强激光防护镜（high energy laser eyeprotector）　平面镜、光学开关和反射镜组成能阻断高强度激光辐射的防护镜。防护镜的光学开关是蒸镀的聚合物元件，从可见光到远红外都具有光吸收功能，能阻挡高强度激光辐射，其防护性能与激光辐射强度有关。

高能激光防护技术　各国对激光防护技术都十分重视，研制对应激光武器的新方法、新材料用以阻挡激光束。常用的阻挡激光束的方法包括吸收型滤光片，利用光学材料（如玻璃或塑料）内的染料将光吸收；干涉型或衍射型滤光片是利用光学涂层来衰减（反射或衍射）光；还可以利用快速开关来截断光等。吸收型滤光片在军事上应用最广泛，它是在聚碳酸酯塑料或玻璃中加入染料制成，有选择地吸收特定波长的光，实现对激光的防护。吸收型滤光片的带宽往往较宽，在强烈吸收特定波长激光的同时，此波长附近的光透过率也将下降。反射型激光防护滤光片是在玻璃基底上蒸镀多层介质膜，利用光的干涉原理有选择地反射特定波长的激光，比吸收型滤光片承受更强的激光。衍射型激光防护滤光片是利用全息摄影的方法，在玻璃或塑料基片上制作三维相位光栅，激光的入射角满足布拉格条件时，可产生极强的衍射，控制全息图干涉条纹的间距控制反射特定的波长，能够达到防护激光的作用。

尽管目前战场上对激光防护已经有一些手段，但大多只是针对特定波长的低能激光武器，对于高能激光武器并不能起到完全的防护作用。激光武器及其防护技术是世界各国大力研究的一项基础军事技术，其进展趋势是要突破现有的激光防护材料，开拓新技术和研制新材料，提高激光防护的效能，如光限幅材料非线性系数大、响应速度快、光限幅阈值低、激光损伤阈值高等优势，有可能作为激光武器防护材料。

激光限幅器　基于非线性效应，如自聚焦、双光子吸收、非线性散射和反饱和吸收等开展对光功率、光能量的限制作用研究。使用的非线性材料从一般的有机溶液到半导体、液晶和 C_{60} 等，防护的激光从紫外到红外，从脉冲到连续等。当激光足够强时，激光在非线性材料中发生非线性效应，阻止激光的传递，从而保护后面系统不被破坏。当激光较弱时，激光近似线性通过，非线性材料具有较高的透过率。为了使非线性材料发生大的变化，有必要在材料前加以聚焦透镜，使激光光束聚焦在材料附近或材料中。

非线性激光限制器最大优点是能全波段防护，能够很好地对付自由频率激光器。从理论上这些方法是完全可行的。但在实际应用中是还有许多问题，激光限幅器由于受到体积方面的限制，制成激光护目镜保护士兵的眼睛可能性不大，有很大可能加在观察、探测等系统中，实现激光的防护。

（钱焕文　王玉芝）

jīguāng fánghùjìng jìshù zhǐbiāo

激光防护镜技术指标（laser eyeprotector performance）　设计激光防护镜需要考虑防护镜的设计原理、镜片材料的光学特性和结构类型、照射环境对防护性能的影响等技术指标。对防护镜的性能要求主要取决于防护激光的波长、发射方式、辐照强度。随着激光工业的发展和激光应用的普及，激光防护镜是激光安全防护措施中对人身保护最重要的器具。

防护镜标准要求　为确保安全防护效果，对防护镜的质量和性能有极为严格的要求，制定标准和法规是激光安全卫生防护体系中重要的组成部分。中国国家和军队都制定了相应标准，对其技术指标要求多达30余项，从法规上确保防护镜的安全使用。从20世纪90年代，中国已经制定并实施了中华人民共和国国家军用标准GJB 1762—93《激光防护眼镜生理卫生防护要求》，2004年5月在苏州全国个体防护装备标准化技术委员会的年会上，审定和通过了《个体用护目镜技术要求》国家标准送审稿，该标准是参照国际标准化组织（ISO）和欧洲（EN）激光标准制定的，其中技术要求如光学性能、抗冲击性能、高速粒子防护性能等基本与国际标准一致。标准中规定了对防护镜与防护效果和人眼生理直接有关的光学性能、结构性能、环境适应性能要求，适用于激光防护眼镜及其他眼防护装置的设计、生产、使用和检验。标准中分为一般性能要求和性能标志要求。

一般性能要求　①防护镜镜片置于黑色背景下，用60W白炽灯照明目测，除边缘5 mm范围外，其余的表面应光滑，无划痕、波纹、气泡、杂质等影响防护效果的缺陷。②镜片材料无毒、无味、无刺激性。③防护眼镜应有防侧向激光对眼睛辐射损伤的能力。④佩戴方便、舒适、通风良好、牢固，不影响军用光学仪器使用，也不会对他人造成反射激光眼损伤。

性能标志要求　防护镜醒目位置应设置永久性标志，标有防护波长、最低光密度值；对多波长防护眼镜必须标出各个波长及相应的光密度值。特指防护某种类型（连续、脉冲、巨脉冲）激光的防护眼镜，标志中需分别以CW、PU、GP标出如532 D4 CW，1064 D6 PU/GP；垂直和水平方向单眼视野均不得小于40°。

光学性能　防护镜的光密度D和透光比是光学性能的最重要参数。设计方案和制作工艺直接影响防护镜雾度、棱镜度的性能。参见激光防护镜光学性能。

结构性能　防护镜可以通过结构造型和辅助材料的运用，不仅达到佩戴舒适，还能够提高防护性能，标准对投入使用的防护镜的结构有严格的要求和规定。参见激光防护镜结构性能。

国内外防护镜标准　见表1。

（王玉芝）

jīguāng fánghùjìng guāngxué xìngnéng

激光防护镜光学性能（optical property of laser protective glass）

防护镜在激光作用下呈现的各种与光学相关的性能。包括光密度、透光比、雾度、光焦度、棱镜度。防护镜的光密度D和透光比是光学性能的最重要参数。在材质具备基本光学特性的基础上，设计方案和制作工艺直接影响防护镜雾度、棱镜度的性能。

光密度（optical density）　激光防护镜光密度代表能对设定波长选择性衰减的特性，是评价防护镜性能的首要指标。光密度D_λ意义是入射光强（H_0）与透射光强（H）比值的对数，数学表达方式为$D_\lambda = \lg H_0/H$，单位为W/m^2，E_0和E分别代表入射和透射激光辐照量，单位为J/m^2。要求对特定波长激光的光密度值满足人眼激光照射限值EL，$D_\lambda = \lg(H/EL)$或$D_\lambda = \lg(E/EL)$，EL单位为W/m^2或J/m^2。激光经过防护镜后，必须使到达眼角膜的强度小于最大允许照射量，即防护镜的光密度$D_\lambda \geqslant \lg H_0/MPE$。在标定光密度值时，要考虑到激光器的发射角、眼距激光器的距离、大气衰减指数、使用光学器件观察激光束会增加危险程度，光学装置的放大倍数为P，那么入射到视网膜上的辐射量就比不用光学器件时提高P^2倍。

透光比（transmittance of light）　指可见光透射功率或能量与入射功率或能量的百分比，代表人员佩戴防护镜时，通过防护镜滤片的视物能力。要求对CIE-A（国际照明委员会）光源，

表1　国内外防护镜标准

标准编号	标准名称
GJB 1762-1993	激光防护眼镜生理卫生防护要求
ISO 4849-1981	个人眼睛保护—技术规范
ISO 4850-1979	焊接和有关操作人员眼好的保护—滤光镜—应用和透光度要求
ISO 4851-1979	个人眼睛保护—紫外线滤光镜—应用和透光度要求
ISO 4852-1978	个人眼睛保护—红外线滤光镜—应用和透光度要求
EN207-1998+A1-2002	个人眼睛保护—抗激光辐射用滤光器和护目镜（激光护目镜）
EN208-1998+A1-2002	个人眼睛保护—激光和激光系统调节工作用护目镜（激光调节护目镜）
EN166-2001	个人眼睛保护—规范
EN169-2002	个人眼睛保护—焊接及相关工艺中用的滤光器—透光度要求和推荐使用滤光器
EN170-2002	个人眼睛保护—紫外线滤光器—透光度要求和推荐使用滤光器
EN171-2002	个人眼睛保护—红外线滤光器—透光度要求和推荐使用滤光器

无色镜片的透光比应不低于89%，有色镜片的透光比应不低于15%；对太阳辐射光谱中250~380 mm范围紫外辐射透射比不得超过5.0%。透光比是防护镜的重要光学参数，直接影响佩戴人员的视物清晰度、颜色分辨率以及眼疲劳程度。实际应用时，要求防护镜能够将特定波长的辐射强度衰减到眼照射限值以下，在保证足够光密度的前提下，尽可能提高可见光的透光比。

雾度 制备镜片时，要求防护镜片的雾度不超过2.0%；厚度不匀和左、右镜片不对称会造成光密度的非均匀和非对称性，要求镜片除边缘外5 mm外，各处厚度不均的均匀性应<3.0%；双眼镜片中心位置的光密度偏差应低于3%。

光焦度 镜片会聚或发散光束的能力定义为光焦度，单位是屈光度，要求平面型防护镜的光焦度不超过0.125屈光度（GJB1762—93）。

棱镜度 棱镜偏差是指光学镜片的平行程度，也称为棱镜度，单位用棱镜屈光度表示。要求镜片的中心点与其他点之间垂直棱镜偏差不超过0.18屈光度，水平棱镜偏差不超过0.5屈光度，左、右镜片中心之间水平棱镜偏差不超过0.18屈光度（GJB1762—1993）。

国内外防护镜标准 GJB 1762—1993《激光防护眼镜生理卫生防护要求》；ISO 4849—1981《个人眼睛保护—技术规范》。

（王玉芝）

jīguāng fánghùjìng jiégòu xìngnéng

激光防护镜结构性能（structure and performance of laser protective glass） 激光防护镜特定结构造型和辅助材料所具备结构相关性能。包括抗冲击性、抗摩擦性、环境适应性等。防护镜不仅应佩戴舒适，还能够提高防护性能。各项标准对投入使用的防护镜的结构有严格的要求和规定。

抗冲击性 防护镜具有一定的抗冲击性，市售的防护镜都要通过抗冲击测试，要求固定在抗冲击装置上的防护镜片必须能承受45g钢球从1.3 m高度自由落下的冲击。

抗摩擦性 防护镜的抗摩擦性直接影响防护镜的雾度和透射比，按规定在抗摩擦装置上试验，镜片表面雾度增加值不得超过4.0%，可见光透射比降低在0.04以内。

环境适应性 使用防护镜环境温度、太阳辐射、湿度、真菌和盐度等，对防护镜构成有害作用，要求防护镜能够具有一定的抗酸、碱腐蚀和抗温、抗湿的能力。在温度40℃左右、湿度95%的试验条件下经5小时，对可见光透射比值的变化不超过15%，对激光透射比值的变化不超过2倍；镜片处于65℃高温1小时后冷却30分钟，结构不发生变形，在80%湿度条件下，经71℃高温到室温（20~25℃）4次循环，每次24小时，所测得的光密度、可见光透射比等参数符合要求。大多数的防护眼镜都设计了防滑功能，并且有的能够做成曲面镜片，有的镜片设计成具有防燃、阻燃功能。用于大功率激光场合使用的防护镜，还需要设计镜片具有阻止超快激光光束的能力。

国内外防护镜标准 GJB 1762—1993《激光防护眼镜生理卫生防护要求》；ISO 4849—1981《个人眼睛保护—技术规范》

（钱焕文 王玉芝）

jīguāng fánghùjìng cèshì

激光防护镜测试（testing performance of laser eyeprotector） 激光防护镜性能测试的条件要求和相关标准。对激光防护镜进行功能和性能的检测。防护镜性能是佩戴人员安全的重要保证，世界各国都有相应的标准规范了测试方法。中华人民共和国国家标准GB/T 17736—1999《激光防护镜主要参数测试方法》、国家军用标准GJB 2408—1995《激光防护镜防护型性能测试方法》规定了与人眼生理卫生防护要求有关的防护眼镜防护性能的测试方法，适用于科研、生产、装备、使用中的吸收、反射和复合式激光防护镜及抗辐射材料的防护性能测试，测试分为一般要求和详细要求。

测试条件要求 测试实验室应保持清洁，环境的温度、湿度、震动、散杂光应符合测试系统要求。测试仪器（设备）必须经国家法定计量部门定期检验合格，测试前应检查供电电源、激光照射源、准直系统、测试仪器等，确保处于正常工作状态。测试工作应由受过训练的专业人员承担；测试参数一律采用国家法定计量单位，测量数据及其有效位数应根据数据运算法则及测试仪器的分辨率正确给出。

测试样品要求 要求对样品、测试系统符合相关标准，要求受测试品为吸收式、反射式和复合式激光防护镜及军用设备窗口激光防护材料，样品表面应保持清洁、无划伤、无缺陷，材料内部无气泡、无杂质；反射式及复合式镜片（滤光片）的镀层均匀无脱落。测试样品必须注明防护激光波长，有无其他测试要求。要求测试系统照射源采用激光光源，其发射波长及输出方式应符合被测样品的防护波长和输出方式的要求。用于测试样品的入射、透射及监测激光功率（能量）、测试仪器的分辨率应等于或高于被测量的最低值，测量精度优于8%。测量样品的光密度值，及其影响因素（非均匀性、非对称性、激光入射角、激光偏振方向）及环境条件（温度、湿度、盐雾等），测试光路、测试条件及测试步骤应参考标准 GJB 2408—1995。有关激光防护镜片（滤光片）防护镜的测试依据文件、具体技术方法、注意事项在标准中都有详细描述和说明。

（王玉芝）

jīguāng fánghùfú

激光防护服（laser protective clothing） 激光防护面料制成用于保护人体皮肤不受激光辐射伤害的特种防护服装。激光防护面料是具有衰减激光和阻燃隔热功能的材料，一般为多层复合材料。激光防护服最可能采取面具或手套的形式，在少数情况下会采取夹克、围裙、裤子等形式。

激光防护服由激光防护面料和阻燃缝纫线制成。激光防护面料按照防护的原理可分为吸收型防护面料和反射型防护面料。吸收型防护面料为涂覆了黑色硅的防燃材料。反射型防护面料从外至内依次为金属反射层、阻燃层和隔热层。激光防护服主要利用金属面的高反射降低激光的透过率，通过将金属层与阻燃隔热层覆合，达到保护人员皮肤、降低皮肤烧伤的目的。在防护能力范围内，激光防护服受到激光照射应不发生明显熔缩。

激光防护服是在激光受控区工作的人员为防止激光危害的一种个人防护装备。激光受控区是对滞留和活动进行控制和监视以免受辐射危害的区域，是激光光束危害和危害控制同时存在的区域，这个区域只有经过充分安全培训的指定人员和受控人员可以进入。对于激光受控区内的作业人员，如一些激光加工制造行业的手持式激光加工机的操作人员，其皮肤的激光辐射损伤风险很大，必须采取防护服和防护眼镜结合的防护措施。

（王嘉睿）

jīguāng ānquán fánghùpíng

激光安全防护屏（safety protective guard for laser） 目视透明屏、视窗、防护帘构成的激光辐射危险限制区物理屏障。又称激光挡屏。防止其后表面可能接触超过给定类别激光产品允许的最大发射水平（可达发射极限，AEL）。根据使用目的和场所，分别设计不同种类、特性的防护屏。

防护屏标准 为规范和发展激光加工机用的激光防护屏和其他专用激光防护屏的质量和品种，保证和提高各种激光防护屏及其工作区的安全性能。国家质量技术监督局批准并实施 GB/T 7247.4—2016《激光产品的安全 第4部分：激光防护屏》，技术内容与 IEC 60825-4—2011《激光产品安全 第4部分：激光防护器》保持一致。标准详述激光防护屏的有关事项，包括人员接触、联锁和标记，并给出高功率激光防护罩和围封设计的一般导则。标准还要求在低辐照度和低辐照量下，遮挡激光辐射材料，其厚度选择主要取决于所需的光学衰减量。在高辐照度或高辐照量下，要考虑激光辐射可能熔化、氧化或切削防护屏材料而使其销蚀，此过程可导致激光辐射穿透原先不能透过的材料。激光防护屏也可遵照激光防护镜的标准，但不能够满足防护屏标准的要求，例如与安全联锁装置连接，当主动防护屏前表面过量照射时，实施防护屏发出自动终止激光辐射信号（active guard termination signal）。标准规定了各种长期和临时（如维修）用来围封激光加工机工作区的激光防护屏的要求，以及专用激光防护屏的规格。此外，标准还指出了如何评价和规范激光防护屏的防护性质，以及如何选择激光防护屏的原则。

防护屏主要参数 包括预计照射限和防护照射限两个参数。

预计照射限（foreseeable exposure limit，FEL） 在正常和合理的可预料故障的条件下，估算预计照射限值，代表激光防护屏前表面在维修检查期内的最大激光照射；合理预料事件或条件（reasonably forseeable）是指可能发生和不能漠视其发生或存在可能性的事件或条件。

防护照射限值（protective exposure limit，PEL） 设计防护屏能够防止其后表面可接触超过1类可达发射极限（AEL），即激光辐射到防护屏前表面的最大激光照射限值。FEL 与 PEL 的关系是激光防护屏所在特定位置上，激光器生产厂家在正常和合理情况下，预料故障估算的最大照射限值，FEL 值为激光防护屏可用在该位置的 PEL 的最大值。PEL 指出激光防护屏防御入射激光辐射的能力，专用于不同 PEL 的激光防护屏，可用于激光器的不同部位，激光加工机厂家应该通过实验证实激光防护屏是否合适，并可以通过直接检测、测定防护屏 PEL 或购置指定 PEL 的专用防护屏。

激光防护屏种类 主要有以

下 5 类。

主动激光防护屏（active laser guard） 作为安全控制系统的一个部分，激光防护屏应该控制系统能够在超过 1 类 AEL 激光辐射作用于激光防护屏前表面时，产生一个主动防护屏终止信号（active guard termination signal），为主动防护屏应变其前表面的过量照射所发出信号，旨在自动终止激光辐射，以使安全联锁作用变为开路。主动防护屏的防护时间（active guard protection time）是指在主动激光防护屏前表面一给定激光照射下，从主动防护屏终止信号发出开始，该防护屏能够安全地防御其后表面超过 1 类 AEL 激光辐射的最短时间。主动防护屏有两个主件，一个主件是一块对激光波长高度衰减的物理隔板，对低量级的激光辐射（如漫反射辐射）起着被动激光防护屏的作用，并在短时间内阻止危险量级的透射激光辐射；另一个主件是装有传感器的安全控制系统，该器件通过直接测量温度或探测激光辐射引起的某种效应测定入射激光辐射的危害量级，然后发出终止激光发射的信号。防护屏嵌有多个热传感器以探测防护屏过热，热传感器之间的间隔应当根据激光束飘移的最小尺寸而定。密封嵌板内装有液体或气体介质和压敏器件的激光防护屏，该压敏器件能探测防护屏前表面孔缝后的压力差，在 FEL 下，主动防护屏防护时间超过激光终止时间。主动防护屏终止信号发出可见或可听的警告，在激光发射重新开始以前，需要用手动使其复位。主动防护屏本身功能需要电源以保证其激光防护的正常工作。

被动激光防护屏（passive laser guard） 仅依靠其本身物理性质工作的激光防护屏为被动防护屏，基于热导原理的金属嵌板，若要增强其性能则通过强制风冷或水冷，在正常和合理的可预料故障的条件下，使表面温度保持在其熔点以下；在激光加工机正常工作情况下可承受激光照射。激光防护屏设有危险指示，在暴露于危险激光辐射时，能够给出可见指示。

专用激光防护屏（proprietary laser guard） 由厂家提供的具有特定防护照射限值的非控或主动激光防护屏的专用防护屏。在设计上要求专有激光防护屏满足用户需求，当其暴露于 FEL 以下的激光辐射时，在防护屏后表面不产生各种危害。在性能上要求当其前表面承受规定 PEL 时，激光防护屏后表面的激光辐射应不超过 1 类 AEL。对于主动激光防护屏，此要求应适用于主动激光防护屏防护的激光辐射。

光加工机防护屏 激光加工机生产厂家为围封加工区所提供的激光防护屏，其设计要求防护屏应当在其预定位置，暴露于 FEL 以下的激光辐射时，处于防护屏后表面及其以外区域，应当不致发生各种有关危害，包括高温、泄放有毒材料、着火、爆炸、静电等。对于激光防护屏易受激光辐射损害的部分，应当提供替换备件。对防护屏性能上的要求，在维修、检验期的任何时候，当其前表面暴露于 FEL 激光辐射时，均应防止透过其后表面的激光辐射超过 1 类 AEL。对于自动激光加工机来讲，维修、检验间隔时间应不超过 8 小时。

临时激光防护屏（temporary laser guard） 临时使用的防护屏，在激光加工机的某些操作运行中，限制危险区范围的替代或补充受控或被动激光防护屏。

激光防护屏选择 GB/T 7247.4—2016《激光产品的安全 第 4 部分：激光防护屏》和 GB 7247.1—2012《激光产品的安全 第 1 部分：设备分类、要求》标准有关规定防护屏选择按以下顺序：被动激光防护屏是最简便的选择；如果 FEL 不能降低到以普通无源防护屏形式提供合适防护，一般要用主动激光防护屏；如果估算的 FEL 值低于激光防护屏厂家标注的 PEL 值，可使用专用激光防护屏。在低辐照度和低辐照量下，遮挡激光辐射的材料及其厚度选择，主要取决于所需的光学衰减量；在高辐照度或高辐照量下，还要考虑激光辐射可能熔化、氧化或切削防护屏材料而使其销蚀，此过程可导致激光辐射穿透原先不能透过的材料。简便的选择过程包括为激光防护屏确定所选位置并估计在该位置的 FEL，在 GB/T 7247.4—2016《激光产品的安全 第 4 部分：激光防护屏》附录 B 给出 FEL 值估算导则。必要时，把故障条件下的 FEL 降到最低，特别适用于有自动监视功能的激光加工机，能探测故障条件并限制曝光时间。

防护屏的使用 根据 GB/T 7247.4—2016《激光产品的安全 第 4 部分：激光防护屏》和 GB 7247.1—2012《激光产品的安全 第 1 部分：设备分类、要求》标准有关规定，确保激光防护屏离开聚焦光学系统产生的焦点足够远，把激光防护屏的易受损伤部分（如视窗）安放在远离可能暴露于高辐照度的区域。对于临时性的激光防护屏，还需在主要的维修文件上增加项目，诸如一人或多人参与监督激光防护屏的前表面状态，以减少被动防护屏的估算辐照时间。使用持续工作控制器监督激光防护屏的前表面状态，以减少被动防护屏的估算辐照时间；采用另外的临时局部防护屏、光栏和光束清洁器，吸收各种较强的漂移激光束，危险区使用漂移激光警告器。

厂家应提供文件，告知防护屏的安全控制系统启动后的操作、损坏原因和检查、重新恢复控制系统前的必要补救措施、详述检验和测试方法、清洁、损伤件更换或修理，以及使用限制，并给用户以维修检验期。

（王玉芝）

jīguāng wǔqì yīxué fánghù

激光武器医学防护（medicine protection of laser weapon） 根据激光器危害类别、使用环境、操作方式、现场人员等因素所采取的医学防护措施。激光武器是当前新概念武器中理论最成熟、发展最迅速、最有实战价值的前卫武器，在战场上已得到广泛应用。激光武器通常使用3B级和4级激光器，室内使用时可发生眼损伤和暴露皮肤灼伤，靶场试验和野外军事训练时由于激光武器的场危害也可造成人眼损伤。

外场环境防护 在激光靶场和训练区射击、训练或演示时，危害距离长达数千米，除了采取个人激光防护、设立警戒等常规措施外，还需要采取设定危险区、限定缓冲区、光束后障等特殊措施。根据标称眼危害距离设定超过靶场或训练区域的界限，设定时还需充分考虑大气闪烁效应、使用观瞄仪器对人眼伤害加重的程度。标称眼危害距离的计算参见激光危害距离。

激光危险区域（laser danger area） 在激光辐照量或辐照度超过眼辐射限值的激光作业场内，需对激光器的使用及作业人员进行严格控制。根据激光器危害类别严格划分不同等级的T、S、Z危险区域。激光危险T区（T laser danger area）指辐射光束方向上存在漫反射光危害区域，对于危害4级激光器，一般距发射点约10 m，在距发射点10 m区域内都存在漫反射危害。激光危险S区（S laser danger area）为靶周围镜面反射危害的圆形区域，对危害2级以上的激光器直径约数十米到百余米。激光危险Z区（Z laser danger area）为空中激光危害区，其范围是从激光发射点向靶方向扩展到眼危害距离或光后障位置的空间区域。

综合性的激光危害控制和防护措施包括用不透明的漫反射材料及利用自然条件可以终止超出的光束；移开或遮盖靶区内所有可能引起镜面反射的物体；靶场和训练区内要求按GJB 895—90《激光辐射警告标志》中的标志标出危险区，必要的地方设置障碍物、岗哨警务人员。激光发射前，应通过信号或无线电通信通告全场，有关人员做好防护准备。激光危害区内的全体人员必须佩戴个人防护眼镜，了解所适用激光器的照射限值等。

限定缓冲区（buffer zone） 指在激光发射方向上，靶区水平和垂直方向扩展角距离后的区域。设缓冲区的目的是防止或减少由于发射不稳定性造成的可能危害。水平缓冲带（horizontal buffer zone）是在激光器发射方向上，把区中最左边靶的左沿和最右边靶的右沿向两侧延伸一角度后的区域；垂直缓冲带（vertical buffer zone）是在光束后障最高点至靶标上沿角距离及光束后障最低点至靶标下沿角距离内的区域。缓冲区的大小取决于激光器的类别、发射稳定性和精确度，通常激光器在稳定工作台发射时缓冲区需设置2 mrad（毫弧度）的角距离；对于激光器手持和移动发射时缓冲区至少需要5 mrad的角距离。

光束后障（beam backstop） 激光武器在外场使用时其危害边界往往超过靶场或训练场的边界，光束后障是利用不透明的激光漫反射材料设置人工障碍，或利用土堆、山丘、树林、可利用的建筑等场内天然物将激光束终止，防止激光对场外人员产生辐射伤害。

激光告警 激光告警器可以鉴别敌方激光器的波长、脉冲频率、功率大小和方向，为激光战场防护提供条件，将迅速发展并大量装备部队，在未来战争中发挥重要作用。激光告警器安装在单兵头盔上可提醒敌人来袭方向，安装在车辆上和激光致盲装置相连可与敌方进行光电对抗，安装在装甲车上和烟幕发生器相连，可自动施放烟幕实现自我保护。

间接观察 间接观察是通过电视系统、微光夜视仪或热像仪等光电装备的显示屏对目标进行观察、跟踪或瞄准射击，可以保护坦克、直升机和飞机等作战人员的眼睛免受激光的伤害。

视觉行为改变 光学仪器的放大倍率增加了激光对人眼的危险性，可在光学仪器窗口加装滤光片减少激光危害，尽量不使用光学仪器进行观察，或使用与赛马所用的眼罩或一段管子限制观察视场，减少眼损伤概率。

激光防护滤光片 激光防护滤光片是一种最为原始且不断发展的激光防护方法。激光防护滤光片以其结构简单、价格低廉而广泛应用于工业、医学和军事方面。按工作原理可分为吸收型、反射型和衍射型3种。

激光器操作规程 ①户外激光器操作者应是经许可的熟悉安全操作程序的专业人员。②激光发射前，应通过信号（如手势、旗语）或无线电通信方式通告靶场和训练场内全体人员要各自做好防护准备。③除非靶场和训练场内安全员或行政管理人员特别许可或训练科目所必需，光束只能指向靶标，不能瞄准人、反射镜面、靶场外目标。如果激光辐射超过照射限值，只有在穿戴防护器材（防护服、手套、眼镜）情况下，才能进行相对方向的射击训练。④机载激光瞄准地面目标过程中只能瞄准靶标，必须避开水面、车辆、玻璃门窗，不在允许发射位置时不得发射。⑤运输存放期间激光器输出窗口必须用不透光的罩遮盖。

伴随危害控制 在工业、国防以及医学领域使用激光器时，可能发生触电、毒气、噪声、爆炸和火灾等伴随激光发射产生的一些危害，需要采取相应控制措施。参见激光器伴随辐射防护。

室内防护 激光武器通常使用3B级和4级激光器，室内使用时可发生眼损伤和暴露皮肤灼伤。具体防护措施见激光器危害控制。

（钱焕文 王玉芝）

jīguāng xuànmù wǔqì yīxué fánghù

激光眩目武器医学防护

（medicine protection of laser weapon hazard） 根据激光眩目武器工作原理采取的医学防护措施。激光眩目武器是一种能使人暂时眩目失能但无眼损伤的非致命武器，在非战争状态下通常和其他武器组合使用。1982年，英阿马岛海战中英国海军使用激光眩目武器致阿根廷飞行员在强光刺激下慌乱坠海，是世界上首次相关报道。

眩目机制 激光眩目武器的工作波长为可见光，主要有绿光、红光、蓝光和白光4种。绿光是人眼最敏感的波长，为增加眩目效果，激光眩目武器一般选择绿光作为工作波长。人眼的光学特性表明进入人眼的可见光和近红外光绝大部分能到达眼底被视网膜吸收。在武器有效作用距离内，激光武器发出的绿光可使视网膜电生理信号降低甚至消失，视觉通道阻塞，人体表现出眼花眩目、闪光盲等现象。偶然看一下太阳，太阳的影像会在眼睛里保留一段时间，称为视觉后像。人眼被眩目激光照射后同样也会产生视觉后像，就像一幅帷幔挡住视线，使人看不见或看不清周围物体，更无法注视、瞄准目标。停止照射后后像逐渐消失，消失的时间与被照射的环境、距离等因素有关。

防护措施 眩目武器正常使用不会损伤人眼，但其激光器属于3B级激光器，漫反射光在13cm外、观察时间在10秒内才是安全的，室内使用时需戴激光防护镜，防止镜面反射与漫反射光的伤害。防止在激光眩目武器安全距离内直接观察激光束，在安全距离外避免使用光学增视器材观察激光束，避免意外损伤。

（钱焕文 王玉芝）

jīguāng gàojǐng jìshù

激光告警技术

（laser warning technology） 快速探测敌方激光威胁确定出其方位、波长、强度、脉冲特性（脉宽、重复频率、编码特性等）等信息并对己方发出威胁警报的技术。理想的激光告警器应该具有如下特点：①接收视场大，能接收来自各个方向的激光辐射。②响应光谱宽，尽可能覆盖敌方所有激光波长。③定位精度高，能准确判断出来袭激光的方位角度。④响应速度快，便于迅速采取躲避和防护措施，并为反击敌人争取时间。⑤探测率高，尽可能对所有来袭激光予以告警，漏警率低。⑥虚警率低，即能够克服各种背景光（如阳光、闪电、探照灯、电光弹及其他弹药爆炸引起的闪光）的干扰。

结构原理 激光探测告警器一般由探测器和显示器两部分组成。探测器用于接收激光能量，显示器用于提供声光报警并显示来袭激光的方位、波长等信息。按照工作原理的不同，激光告警器可分为光谱识别型、相干识别型和散射探测型3种。

光谱识别型激光告警器 分为非成像型和成像型。①非成像型激光告警器：通常用光电二极管作为激光探测元件，光电二极管的个数可以为1个，也可以是多个组成的阵列。单个光电二极管制成的告警器只能确定激光威胁的有无，采用具有特定空间结构的二极管阵列还可确定激光威胁源的方位。其优点是探测灵敏度高，但受二极管个数的限制，不能对激光源精确定位，且虚警率较高。②成像型激光告警器：用CCD成像探测技术，它由广角远心鱼眼透镜和CCD摄像器件构成。鱼眼透镜视场宽，可覆盖整个半球；CCD像元尺寸很小，为微米量级，可以实现激光源的精确定位。采用双通道和帧减技术，还可以消除背景干扰，大大降低虚警率。光谱识别型激光告警器的共同缺点是不能识别激光波长。

相干识别型激光告警器 分为法布里-珀罗型（F-P）和迈克

尔逊型。①F-P型激光告警器：装有1个或多个阶式F-P标准具。F-P标准具由步进电机带动，绕平行于其表面的轴转动。入射激光的透过率随旋转角而变化，透射光强信号是一调频波，由其频率最低点可求出激光入射角，从而确定出激光威胁源的方位；不同波长激光对应的调频波周期间隔不同，由此可测定激光波长。采用阶式F-P标准具抵消直流背景信号，从而可以消除背景光干扰。这种告警器不能截获单次激光短脉冲。②迈克尔逊型激光告警器：核心是一台迈克尔逊干涉仪，其由一个分束棱镜和两块相互垂直的球面反射镜构成，激光照射时可形成“牛眼”形干涉图，用二维阵列探测器检测干涉条纹，由微处理器进行数据处理。由于非相干光不能形成干涉条纹，因而阵列探测器只要检测到干涉环的存在，就说明有激光照射。由干涉环的圆心位置可以确定出激光入射方向，由干涉环的条纹间距可以求出入射激光波长。这种告警器可以截获单次激光短脉冲。

散射探测型激光告警器　通过探测大气散射的激光能量来提供激光告警。由于散射信号很弱，为了降低背景光的影响，必须减小视场并采用窄带滤光片进行光谱滤光。这种告警技术可以在受到威胁之前给予报警。但它不能确定威胁源的方位，而且易受大气状况的影响。

功能用途　激光告警技术能快速探测和报告敌方激光威胁的发生及其具体信息，为及时采取躲避、防护、反击的功能等措施提供了前提，能够有效保障人员和武器装备免遭杀伤、干扰或破坏。激光告警器和激光致盲装置相连可与敌方进行光电对抗，和烟幕发生器相连可自动施放烟幕实现自我保护。激光告警器在许多国家已经大量装备部队，并已经多次在高技术战争中检验了其战场适应性、对抗有效性和技术先进性，证明激光告警技术的应用可以大大提高武器设施及战斗成员的生存能力和战斗力。

（王嘉睿）

jīguāng ānquán biāozhǔn

激光安全标准（laser safety standard）　旨在消除、限制或预防应用激光技术相关的危险因素，避免人身伤害制定的标准。各国设有相关技术分委员会参与标准制定工作。产生的文件以标准、技术报告或导则的形式出现，以推荐的方式在国际上使用，并为各国委员会采纳。

激光安全标准的产生　早在20世纪60年代，根据激光生物学实验，对当时已有的激光器制定了角膜最大允许照射水平的标准。70年代后，随着激光器种类的增加，对生物效应的研究进一步开展，美国、英国、法国、德国、奥地利等国家都制定了本国的激光防护标准、指南或规程。为了安全使用激光器和减少混乱，在1972年美国国家标准机构全美标准协会（American National Standard Institute，ANSI）专门设立激光安全委员会，组织多方面力量，经过调研，酝酿制定ANSI·Z136《激光器的安全使用》条例。1973年初公布了第一版，讨论了危害评价和分类、控制措施、激光安全计划、医学监督、伴随危害、眼和皮肤的照射限值，以及激光参数测量等方面的问题。在此期间，英国、德国对国家激光标准的制定也作了相应的修改。1974年，世界卫生组织欧洲地区在柏林召开会议，讨论激光辐射的危害，交流了各国激光生物效应研究状况，第一次全面地汇集了对眼和皮肤损伤的阈值测定数据。同年，国际辐射防护协会（IRPA）成立了非电离辐射工作组，对激光辐射予以高度重视。1977年，世界上成立了国际非电离辐射委员会（International Non-Ionizing Radiation Committee，INIRC）。1982年，世界卫生组织（World Health Organization，WHO）发表了环境卫生标准23《激光与光辐射》，总结了各国激光安全标准制定的依据，提出了按激光器危害进行分类的原则。1984年，国际电工委员会公布了正式文件，阐述了激光器产品的辐射安全、设备分级、制造要求和使用指南，基本统一了激光辐射对眼和皮肤的暴露限值。

美国在1972年由ANSI下属激光安全委员会，酝酿制定ANSI·Z136《激光器的安全使用》条例，1973年第一版经三次修改，1986年公布第四版，在2000年公布最新的Z136标准，内容扩展为激光安全使用标准、二极管激光安全标准、卫生保健领域激光使用安全标准、激光辐射测量方法的标准、激光安全标准的普及机构以及室外环境下的激光安全标准6个部分。ANSI Z136.1（2000）标准还列举了许多附加的建议，例如控制人员进入激光区域，提供适当的维护设备，用光束挡板阻挡有潜在危害的激光束，在光束中或接近光束的位置使用漫反射挡光材料等。以美国国家标准协会（ANSI）制定的Z136标准应用最广，许多国家都以此标准为蓝本，制定或修改本国的激光防护标准。

国际激光安全标准　以下列出美国、英国、德国、日本、法国及欧洲等国家和地区的激光安全标准。

美国激光标准（ANSI laser standards）

ANSI Z136.1-2000 激光器的安全使用 Safe Use of Lasers

ANSI Z136.3-2005 保健设施中激光器的安全使用 Safe Use of Lasers in Health Care Facilities

ANSI Z136.4-2005 危害评定用激光器安全测量的美国国家标准推荐实施规程 American National Standard Recommended Practice for Laser Safety Measurements for Hazard Evaluation

ANSI Z136.5-2000 教育机构中激光设备的安全使用 Safe Use of Lasers in Educational Institutions

ANSI Z136.6-2005 户外激光器的安全使用 Safe Use of Lasers Outdoors

ANSI/NFPA 115-2003 激光器防火措施 Laser Fire Protection

英国激光标准（BS laser standards）

BS EN 207-1999 眼睛保护．抗激光辐射用滤光镜和护目器（激光护目镜）Personal eye-protection-Filters and eye-protectors against laser radiation（laser eye-protectors）

BS EN 208-1999 眼睛防护．激光和激光系统调节工作用护目镜（激光调节护目镜）Personal eye-protection-Eye-protectors for adjustment work on lasers and laser systems（laser adjustment eye-protectors）

BS EN 60825-1-1994 激光产品的辐射安全性．第 1 部分：设备分类、要求和用户指南

BS EN 60825-12-2004 激光产品的安全．用于信息传输的自由空间光通信系统的安全 Safety of laser products-Safety of free space optical communication systems used for transmission of information

BS EN 60825-2-2004 激光产品的安全．光纤通信系统的安全 Safety of laser products-Safety of optical fibre communication systems（OFCS）

BS EN 60825-4-1998 激光产品安全．激光防护装置 Safety of laser products-Laser guards

德国激光标准（DIN laser standards）

DIN 56912-1999 光显示激光器和激光显示系统．安全性要求 Safety requirements for Lightshow lasers and laser lightshow systems

DIN EN 12254-2002 激光工作场所的屏蔽．安全要求和检验（包括修改件 A1：2002）；德文版本 EN 12254：1998 + A1：2002 Screens for laser working places-Safety requirements and testing（includes Amendment A1：2002）；German version EN 12254：1998 + A1：2002

DIN EN 207-2002 个人眼睛防护．防激光辐射的滤光器和眼镜保护装置（激光防护镜）（包括修改件 A1：2002）；德文版本 207：1998 EN Personal eye-protection-Filters and eye-protection against laser radiation（laser eye-protectors）（includes amendment A1：2002）；German version EN 207：1998 + A1：2002

DIN EN 208-2002 校准工作用眼镜防护镜（激光校准眼睛防护镜）（包括修改件 A1：2002）；德文版本 Personal eye-protection-Eye-protectors for adjustment work on lasers and lasersystems（laser adjustment eye-protectors）（includes amendment A1：2002）；German version EN 208：1998 + A1：2002

DIN EN 60601-2-22-1996 医疗电器设备．第 2 部分：诊断和治疗用激光设备安全性特殊要求 Medical electrical equipment-Part 2：Particular requirements for the safety of diagnostic and therapeutic laser equipment（IEC 60601-2-22：1995）；German version EN 60601-2-22：1996

DIN EN 60825 Bb.9-2005 激光产品安全性．第 9 部分：非相干光辐射最大允许曝光量的汇集．（IEC/TR 60825-9-1999）Safety of laser products-Part 9：Compilation of maximum permissible exposure to incoherent optical radiation（IEC/TR 60825-9：1999）

DIN EN 60825-1-2003 激光产品的安全．第 1 部分：设备分类、要求和用户指南 Safety of laser products-Part 1：Equipment classification，requirements and user's guide（IEC 60825-1：1993 + A1：1997 + A2：2001）；German version EN 60825-1：1994 + A1：2002 + A2：2001

DIN EN 60825-12-2004 激光产品的安全．第 12 部分：用于信息传输的自由空间光学通信系统的安全 Safety of laser products-Part 12：Safety of free space optical communication systems used for transmission of information（IEC 60825-12：2004）；German version EN 60825-12：2004

DIN EN 60825-2-2005 激光产品的安全．第 2 部分：光纤通信系统（OFCS）的安全 Safety of laser products-Part 2：Safety of optical fibre communication systems（OFCS）（IEC 60825-2：2004）；German version EN 60825-2：2004

DIN EN 60825-4-2004 激光产

品的安全．第4部分：激光防护器 Safety of laser products-Part 4：Laser guards（IEC 60825-4：1997 + A1：2002 + A2：2003）；German version EN 60825-4：1997 + A1：2002 + A2：2003

欧洲激光标准（EN laser standards）

EN 12254-1998+A1-2002 激光工作场所屏蔽　安全要求和试验 Screens for laser working places-Safety requirements and testing

EN 12626-1997 机械安全　激光加工机械　安全要求 Safety of machinery-Laser processing machines-Safety requirements（ISO 11553：1996 modified）

EN 12626-1997 机械安全　激光加工机械　安全要求 Safety of machinery-Laser processing machines-Safety requirements（ISO 11553：1996 modified）

EN 12626-1997 机械安全　激光加工机械　安全要求 Safety of machinery-Laser processing machines-Safety requirements（ISO 11553：1996 modified）

EN 207-1998+A1-2002 个人眼睛保护装置 抗激光辐射用滤光器和护目器（激光护目镜）Personal eye-protection-Filters and eye-protectors against laser radiation（laser eye-protectors）

EN 208-1998+A1-2002 个人眼睛保护装置 激光和激光系统调节工作用护目镜（激光调节护目镜）Personal eye-protection-Eye-protectors for adjustment work on lasers and laser systems（laser adjustment eye-protectors）

EN 60825-1-1994 + A2-2001 + A11-1996 激光产品的辐射安全第1部分：设备分类、要求和用户指南 Safety of laser products；part 1：equipment classification，requirements and users guide（IEC 60825-1：1993）

EN 60825-1/prA3-1999 激光产品的辐射安全第1部分：设备分类、要求和用户指南 修改草案3 Amendment to IEC 60825-1：Cross-reference Annex for associated parts of IEC 60825

EN 60825-1/prAA-1999 激光产品的辐射安全第1部分：设备分类、要求和用户指南 修改草案 AAAmendment 2 to IEC 60825-1：Safety of laser products-Part 1：Equipment classification，requirements and users guide

EN 60825-2-2000 激光产品安全第2部分：光纤通信系统的安全 Safety of laser products-Part 2：Safety of optical fibre communication systems（IEC 60825-2：2000）

EN 60825-4-1997+A1-2002 激光产品安全第4部分：激光防护装置 Safety of laser products-Part 4：Laser guards（IEC 60825-4：1997）

prEN 60825-5-1992 激光产品的安全设备分类、要求和用户指南　第5部分：光纤通信安全系统　草案 Radiation safety of laser products；equipment classification，requirements，and users guide；part 5：the safety of optical fibre communications systems

prEN ISO 11553-1-2002 机械安全激光加工机械安全要求 Safety of machinery-Laser processing machines-Part 1：General safety requirements（ISO/DIS 11553-1：2002）/ Note：Intended as replacement for EN 12626（1997-02）

IEC 国际电工委员会，International laser standards

IEC 60601-2-22-1995 医用电气设备 第2-22部分：诊断和治疗用激光设备安全的特殊要求 Medical electrical equipment-Part 2：Particular requirements for the safety of diagnostic and therapeutic laser equipment

IEC 60825-1 AMD1-1997 激光产品的安全 第1部分：设备分类、要求和用户指南 修改1 Safety of laser products-Part 1：Equipment classification，requirements and user's guide；Amendment 1

IEC 60825-1 AMD 2 Corrigendum 1-2002 激光产品的安全．第1部分：设备分类、要求和用户指南．修改件2 Safety of laser products-Part 1：Equipment classification，requirements and user's guide；Amendment 2

IEC 60825-1 AMD 2-2001 激光产品的安全 第1部分：设备分类、要求和用户指南 修改2 Safety of laser products-Part 1：Equipment classification，requirements and user's guide；Amendment 2

IEC 60825-1 Edition 1.2-2001 激光产品的安全．第1部分：设备分类、要求和用户指南 Safety of laser products-Part 1：Equipment classification，requirements and user's guide

IEC 60825-1-1993 激光产品的安全 第1部分：设备分类、要求和用户指南 Safety of laser products；part 1：equipment classification，requirements and user's guide

IEC 60825-12-2005 激光产品的安全．第12部分：用于信息传输的自由空间光通信系统的安全 Safety of laser products-Part 12：Safety of free space optical communication systems used for transmission of information

IEC 60825-2-2005 激光产品的

安全．第 2 部分：光纤通信系统的安全（OFCS）Safety of laser products-Part 2：Safety of optical fibre communication systems（OFCS）

IEC 60825-4-2006 激光产品的安全．第 4 部分：激光防护器 Safety of laser products-Part 4：Laser guards

IEC/TR 60825-10-2002 激光制品的安全性．第 10 部分：IEC 60825-1 的应用导则和注释 Safety of laser products-Part 10：Application guidelines and explanatory notes to IEC 60825-1

IEC/TR 60825-13-2006 激光产品的安全．第 13 部分：激光产品分类测量 Safety of laser products-Part 13：Measurements for classification of laser products

IEC/TR 60825-14-2004 激光产品安全．第 14 部分：使用者指南 Safety of laser products-Part 14：A user's guide

IEC/TR 60825-5-2005 激光产品安全性．第 5 部分：IEC 60825-1 的制造商检查清单 Safety of laser products-Part 5：Manufacturer's checklist for IEC 60825-1

IEC/TR 60825-8-1999 激光产品的安全 第 8 部分：医疗激光设备安全使用指南 Safety of laser products-Part 8：Guidelines for the safe use of medical laser equipment

IEC/TR 60825-9-1999 激光产品的安全 第 9 部分：非相干光辐射最大允许曝光量的汇集 Safety of laser products-Part 9：Compilation of maximum permissible exposure to incoherent optical radiation

IEC/TR3 60825-3-1995 激光产品的安全 第 3 部分：激光显示器和指示器指南 Safety of laser products-Part 3：Guidance for laser displays and shows

ISO 国际标准化组织 ISO 激光标准（ISO laser standards）

ISO 10110-17-2004 光学和光学仪器．光学元件和系统制图准备．第 17 部分：激光辐射损害阈 Optics and photonics-Preparation of drawings for optical elements and systems-Part 17：Laser irradiation damage threshold

ISO 11254-1-2000 激光和激光设备 光学表面激光导致损伤阈值的测定 第 1 部分：1-on-1 试验 Lasers and laser-related equipment-Determination of laser-induced damage threshold of optical surfaces-Part 1：1-on-1 test

ISO 11254-2-2001 激光器和激光相关设备 激光导致光学表面损伤阈值的确定 第 2 部分：S-on-1 试验 Lasers and laser-related equipment-Determination of laser-induced damage threshold of optical surfaces-Part 2：S-on-1 test

ISO 6161-1981 个人用护目镜 防激光辐射的滤光镜和护目镜 Personal eye-protectors；Filters and eye-protectors against laser radiation

日本激光标准（JIS laser standards）

JIS C6801-1988 激光安全的术语汇编レーザ安全用語 Glossary of terms used in laser safety

JIS C6802-2005 激光产品的安全性レーザ製品の安全基準 Safety of laser products

JIS C6803-2006 激光产品的安全．光纤通信系统的安全レーザ製品の安全—光ファイバ通信システムの安全 Safety of laser products-Safety of optical fibre communication systems

法国激光标准（NF laser standards）

NF C43-805-1994 激光产品的安全．第 1 部分：设备分类、要求和用户指南（Safety of laser products-Part 1：equipment classification, requirements and user's guide）

NF C43-805/A11-2000 激光产品的安全．第 1 部分：器材的分类、要求和用户指南（Safety of laser products-Part 1：equipment classification, requirements and user's guide）

NF C43-806-1994 激光产品的安全．第 2 部分：光纤通信系统的安全（Safety of laser products. Part 2：safety of optical fibre communication systems）

NF C74-341-1996 医疗电气设备．第 2 部分：诊断和治疗用激光设备安全性特殊要求（Medical electrical equipment. Part 2：particular requirements for the safety of diagnostic and therapeutic laser equipment）

NF E60-601-1997 机械装置的安全．激光加工机械．安全要求（Safety of machinery. Laser processing machines. Safety requirements）

NF S10-112-2-2001 激光和激光相关设备．光学表面激光诱导损伤阈的测定．第 2 部分：S-on-1 试验（Lasers and laser-related equipment-Determination of laser-induced damage threshold of optical surfaces-Part 2：S-on-1 test）

NF S77-111-1998 个人眼睛保护．防止激光辐射的滤膜和眼睛保护器（激光眼保护器）［Personal eye-protection. Filters and eye-protectors against laser radiation（laser eye-protectors）］

NF S77-111/A1-2002 人眼防护．防激光辐射滤光镜和护目镜（激光护目镜）Personal eye-protection-Filters and eye-protectors against laser radiation (laser eye-protectors)

NF S77-112-1998 个人眼睛保护．用于激光和激光系统调准工作的眼保护器（激光调节眼保护器）（欧洲标准 208）[Personal eye-protection. Eye-protectors for adjustment work on lasers and laser systems (laser adjustment eye-protectors)]

NF S77-112/A1-2002 人眼防护．在激光器和激光系统上作校准工作用的眼镜防护装置（激光校准护目镜）[Personal eye-protection-Eye-protectors for adjustment work on lasers and laser systems (laser adjustment eye-protectors)]

NF S77-126-1999 激光工作场所用屏蔽物．安全要求和试验 (Screens for laser working places. Safety requirements and testing)

NF S77-126/A1-2002 激光工作场所用屏蔽物．安全要求和试验（Screens for laser working places-Safety requirements and testing)

（王玉芝）

zhōngguó jīguāng ānquán biāozhǔn

中国激光安全标准（laser safety standard of China） 中国借鉴国际标准和国外先进标准制定的激光安全相关标准。制定和实施激光安全标准是确保人身安全的重要保证。

国家标准与国际标准的关系 激光安全标准涵盖激光危害评价、分类、控制措施、激光安全计划、医学监督、伴随危害、眼和皮肤的照射限值，以及激光参数测量等。每个标准都注明委托起草单位、发布机构、执行日期、引用标准、适应范围以及监督部门等。标准的制定委托各技术委员会，各国设有分委员会，都可以参与标准制定工作。产生的文件以标准、技术报告或导则的形式出现，并以推荐的方式在国际上使用，并为各国委员会采纳。

中国激光安全标准 在借鉴国际标准和国外先进标准基础上，制定了中国激光安全相关标准，1987 年，由中国标准出版社出版第一个中华人民共和国国家激光安全标准 GB 7247—1987。此后对该标准进行了修改和完善，1995 年制定了激光产品的国家安全标准 GB 7247—1995《激光产品的辐射安全、设备分类、要求和用户指南》。2001 年 11 月 5 日，制定并于 2002 年 5 月 1 日实施了新的国家标准 GB 7247. 1—2001《激光产品的安全 第 1 部分：设备分类、要求和用户指南》。现行 GB 7247. 1—2012《激光产品的安全 第 1 部分：设备分类、要求》。在激光安全方面已经制定的标准共有 60 多项，主要包括激光产品的辐射安全、激光防护设备的安全标准、激光安全标志标准和激光作业场的安全标准等四大类。此外，还有激光参数、激光术语等与激光安全相关的若干标准。以下列举部分标准所含要点。

GB 7247. 1—2012《激光产品的安全 第 1 部分：设备分类、要求》 由中国国家质量监督检验检疫总局和中国国家标准化管理委员会发布，内容涉及激光产品的生产和制造的安全要求、激光辐射的医学生物效应、用户使用要求等方面的综合性基础标准，它等同 IEC 在 2007 年颁布的标准 IEC 60825《激光产品的安全 第 1 部分：设备分类、要求》。该标准的颁布将使广大从事激光研究者、应用人员人身安全得到保障；对生产研制符合安全标准的激光产品提供了重要依据。

GB/T 10320—2011《激光设备和设施的电气安全》 由中国国家技术监督局、中国国家标准化管理委员会于 2011 年 12 月 30 日发布。标准规定了对激光设备和设施电气部分的安全要求及有关试验，详述了最低限度的电气安全预防措施。标准适用于符合本文所规定的激光设备和设施的安全要求及有关试验。本标准不适用于激光设备和设施中在安全特低电压下工作、无触电危险的电气部分的直接和间接触及防护；也不适用于含有激光器部件的整个设备。本标准不适用于对激光设备所产生的激光辐射的使用。

GB/T 7247. 4—2016《激光产品的安全 第 4 部分：激光防护屏》 中国国家技术监督局、中国国家标准化管理委员会于 2016 年 8 月 29 日发布，该标准等效 IEC（国际电工委员会）60825-4：2011《激光产品安全 第 4 部分：激光防护屏》，在技术内容上与 IEC 60825-4 保持一致，编写格式上略有变动。本标准的目的以规范和发展中国激光加工机用的激光防护屏和其他专用激光防护屏的质量和品种，保证和提高各种激光防护屏及其工作区的安全性能。标准规定了各种长期和临时激光防护屏的种类、性能要求、部件组成、适用场所。

JB/T 5524—1991《实验室激光安全规则》 国家行业标准（JB）是由机械电子工业部 1991 年 7 月 16 日发布，1992 年 7 月 1 日实施 JB/T 5524—1991《实验室激光安全规则》。

安全标准涉及的内容相当广泛，内容不拘一格，并且随时间的发展会作相应的修改以达到不断完善。世界主要国家相关激光安全防护标准参考见附录。有关激光警示标志、照射限值（眼激光照射限值、皮肤激光照射限值）等内容分别在相关条目中详述。

（王玉芝）

jīguāng ānquán guójiā jūnyòng biāozhǔn

激光安全国家军用标准（military laser safety standard） 为控制激光辐射危害针对设计、试验和使用中的军用激光设备制定的激光安全标准。激光安全国家军用标准是激光安全国家标准在军事领域的扩展和延伸，其内容包括军用激光危害评价、控制措施、伴随危害、眼和皮肤的照射限值、测试和防护方法等，对于军用激光设备操作人员具有指导意义，对于军用激光测试场所建设和管理具有参考价值。

激光安全国家军用标准是针对军用激光设备制定的激光安全标准。激光技术的军事应用，特别是军用激光测距机和激光目标指示器的使用，使军事作业人员面对巨大的激光损伤风险。为降低激光辐射对军事作业人员的危害，制定了一系列军用激光安全标准，重点规定了军用激光器的设计、试验、使用和防护方法，军用激光防护设备的性能要求和测试方法。1988 年，中国颁布第一部激光安全国家军用标准 GJB 470—1988《军用激光器危害的控制和防护》，中国激光安全国家军用标准及其修订版见表 1。

（王嘉睿）

表 1 中国激光安全国家军用标准

序号	标准号	标准名称
1	GJB 470A—1988	军用激光器危害的控制和防护
2	GJB 470A—1997*	军用激光器危害的控制和防护
3	GJB 895—1990	激光辐射警告标志
4	GJB 1099—1991	激光安全防护术语
5	GJB 1099A—2000*	激光安全防护术语
6	GJB 1762—1993	激光防护眼镜生理卫生防护要求
7	GJB 2272—1995	军用激光产品及辅助设备的安全设计要求
8	GJB 2408—1995	激光防护眼镜防护性能测试方法
9	SJ 20798—2001	军用激光器及相关支持设备的安全设计要求

注：* 为修订版。

jīguāng sǔnshāng zhìliáo

激光损伤治疗（treatment of laser induced injury） 激光对生物组织可逆或不可逆损伤的药物或生物治疗措施。激光主要损伤皮肤组织和眼组织，其中眼损伤以角膜损伤和视网膜损伤为主。

视网膜损伤治疗 视网膜损伤时常发生，治疗视网膜损伤的药物主要有激素类、神经保护药和某些细胞因子等药物。

国外药物 ①激素类：可直接扩张血管的皮质激素类药物。②可保护神经和抗增生的神经保护药。③细胞因子：可刺激血管生长、加速创伤愈合的 bFGF 和 IL-1 受体阻断药等。④抗氧化药物：可抑制光诱导的视网膜坏死作用的氯化锌、吡咯烷二硫代氨基甲酸酯等。

国内研究进展 ①激素类：可稳定细胞膜的地塞米松（DEX）、甲泼尼龙（MP）。②细胞因子：能促进神经前体细胞分化的 bFGF 和 rhbFGF。③中药：毓明方、复方樟柳碱等。④抗生素类：可抑制激光眼损伤效应的放线菌素 D。⑤抗氧化剂：能有效阻止视网膜脂质氧化酶的增加的维生素 E 和胡萝卜素。⑥自由基清除剂：抑制感光细胞脂质过氧化的二甲基硫脲（DMTU）。

角膜损伤治疗 角膜没有血管，其损伤修复比其他组织缓慢，伤口愈合十分重要。①普通药物治疗：口服维生素 A、维生素 B_2 和非固醇类药物；眼滴抗生素及促进角膜愈合滴眼液；也可用 10% 葡萄糖维生素 C 溶液滴眼每小时 1 次。②生物制剂：临床上常用的药物为重组牛碱性成纤维细胞生长因子滴眼液（贝复舒，bFGF）和玻璃酸钠。bFGF 主要可以促进组织细胞的分裂增殖。玻璃酸钠主要由透明质酸钠成分构成，可防止角膜干燥，促进角膜上皮细胞正常生长。KGF-2 是一种新的生长因子，它能够加快上皮及基质细胞的修复，减少瘢痕，促进角膜损伤的愈合。

皮肤损伤治疗 皮肤损伤较轻时可按轻度皮肤烧伤处理，使用曲安奈德软膏、复方醋酸地塞米松霜剂、止痒水、松冷膏以及烧伤药水、叶绿素软膏、细胞生长肽喷雾剂、复生膏等药物治疗即可缓慢恢复。

常用的治疗措施主要有中医药治疗、西药综合治疗、药膏治疗和生物制剂治疗 4 种方法。①中医药治疗：中医学认为激光引起的皮肤黏膜损伤主要是热邪伤阴所致。可用清热凉血，解毒透疹的复方二黄油、紫草、大黄等药物治疗。②西医综合治疗：主要是联合用药，使用有抗炎、抑制结缔组织增生作用的抗生素和可以加快结痂速度，加速创面愈合的诺氟沙星、庆大霉素、地塞米松联合治疗。③药膏治疗：烧伤药膏多是一种框架软膏型药剂，能改善微循环，增加组织营养，加快组织修复。④生物制剂治疗：bFGF 是一种成纤维细胞强化趋化因子，它能刺激成纤维细胞及细胞外基质蛋白质的合成，加速表皮细胞增殖，加快皮肤损伤修复。KGF-2 能够促进上皮增殖加快创面修复，也可通过间接增加血小板衍生生长因子（PDGF）、转化生长因子（TGF）、成纤维细胞生长因子（FGF）释放产生生物效应，抑制细胞死亡，减少烫伤皮肤损伤发生。

（王玉芝）

jīguāng fúshè sǔnshāng fēnjí

激光辐射损伤分级（the level of laser induced） 根据症状及组织学改变对激光照射损伤眼和皮肤做分级。

眼损伤分级 激光对眼的损伤主要包括角膜损伤与视网膜损伤。

角膜损伤 角膜激光损伤分4级。①轻度烧伤（刚过阈值）：阈值剂量照射（3.64J/cm^2）所致损伤轻微。仅限于角膜上皮层细胞，可引起上皮细胞水肿，甚至坏死。临床表现与光照性眼炎相同，用裂隙灯显微镜观察，角膜出现散在的针尖样淡白色斑点或与激光束模式相似的圆形灰白斑。其病理组织学表现为上皮细胞破裂与脱落，微绒毛减少，细胞和部分组织变性、坏死。该类损伤呈可逆性，一般在照后 2~3 日自行修复，不留瘢痕。②中度烧伤：伤及前弹力层和角膜基质，可形成穿透角膜厚度的白色伤痕、云翳以致白斑，若出现在角膜的瞳孔部位，可不同程度的影响视力变化。③较重烧伤：角膜完全被击穿，穿孔时，房水急剧涌出，可把虹膜冲成缺口，引起巩膜局部脱出，若延误治疗则会出现虹膜和伤口粘连，成粘连状白斑，引起眼内压升高，引起青光眼，或使角膜形成溃疡性病灶和穿孔，伤害部位围绕烧焦，角膜加厚，后期形成放射性皱纹，组织石灰化，并形成瘢痕。④严重角膜损伤：还可以通过反射作用，刺激虹膜和睫状体，轻则在角膜后形成沉淀物，重者产生脓性渗出物，沉积于前房下部，造成前房积脓。也可引起眼内物弥漫性炎症，导致完全失明。虹膜受伤、破裂或形成瘢痕影响虹膜的舒缩导致瞳孔发生变形。

视网膜损伤 视网膜激光损伤分 3 级。①轻度损伤：检眼镜下可见细小色素游离，针尖样大小斑点或呈均匀淡粉（灰）色激光凝固斑，有的边缘模糊不清，需仔细观察方可发现。这些反应斑大多于光照后数秒或数分钟才出现。其组织学改变主要发生在色素上皮层和视感受器层，光镜下受照射区视网膜微隆起，视感受器与色素上皮层有轻度水肿及少许渗出，部分细胞核固缩。此类损伤多于术后数日痊愈，不留瘢痕。②中度损伤：视网膜出现明显灰白或瓷白色凝固斑，有的外围有水肿环，边缘有点状色素沉着，或视网膜出现菊花型或小圆形出血斑。其组织学改变明显，视网膜全层均可受到不同程度的损伤，出现视网膜结构紊乱，色素上皮层肿胀、破裂，色素颗粒飞散、游离或堆积，视感受器崩解，细胞内节线粒体肿胀，脊断裂；外节盘状结构局部空化，膜结构溶解消失，在膜结构之间出现高电子密度颗粒样物质；外颗粒层细胞质溶解，颗粒细胞减少，细胞核固缩、破裂或囊样变；神经节细胞排列不整齐，发生水肿或变性；神经纤维层破坏，蛋白渗出，内界膜破裂等。视网膜下有局限性出血或渗出，视网膜剥离向上隆起呈丘状斑。这类损伤者于照后一周左右消失，不留瘢痕，仅有色素沉着；重者多于伤后 2~4 周内修复，愈后组织机化形成瘢痕，周围明显色素紊乱。③重度损伤：多为短脉冲高剂量激光照射引起，视网膜可发生爆裂，眼底大面积出血；重度损伤的组织学变化，光镜下该处视网膜全层坏死、崩解，呈“火山口”状病灶，色素上皮断裂，色素飞散游离，玻璃体破裂，大量出血进入脉络膜或玻璃体。

皮肤损伤 皮肤激光损伤分 3 级。①Ⅰ度烧伤：指仅烧伤表皮，不损伤生发层的轻度烧伤，皮肤发红，疼痛，温度微升，但不干燥，不发生水疱。②Ⅱ度烧伤：分为浅Ⅱ度烧伤和深Ⅱ度烧伤两种。浅Ⅱ度烧伤，指烧伤程度已达真皮层，但部分生发层尚未损伤。局部有水疱出现。去除泡后基底部潮红，可见细网状血管，创面湿润，水肿明显，温度升高，有剧痛。深Ⅱ度烧伤，表皮和生发层全毁，仅存毛囊、汗腺、皮脂腺的根部，局部有水疱。去除水疱后创面微湿，呈浅白色，或白中透红，常见有小血点或脉络血管网，温度略低，有痛感但触觉迟钝，水肿明显。③Ⅲ度烧伤：指全层皮肤及皮下组织均被烧伤，甚至伤及肌肉和骨骼。上区呈皮革样，色苍白或焦黄，甚至可能炭化，温度降低，完全没有感觉，触之较硬，不出现水疱，有时可以见到枯枝状已栓塞的皮下静脉。

（王玉芝）

jīguāng pífū sǔnshāng zhìliáo

激光皮肤损伤治疗（treatment of laser induced on skin） 激光照射所致皮肤组织造损伤的药物

治疗。激光损伤皮肤组织主要是热损伤效应，较少见化学损伤。皮肤损伤效应与平常皮肤烧伤烫伤症状类似。

损伤 激光照射皮肤组织产生组胺类物质，使局部皮肤血管扩张充血，血管壁通透性增加，炎性细胞浸润，皮肤毛囊发生层逐渐出现不同程度的损伤，皮脂腺、汗腺细胞变性。较重者皮肤基底层内的前体细胞不能产生新细胞，成熟的皮肤细胞坏死脱落，皮下小血管内皮细胞肿胀或血栓形成，出现坏死性皮炎，严重时造成肌肉深部组织坏死。

皮肤损伤较轻时可按轻度皮肤烧伤处理，适量给予药物即可缓慢恢复。而皮肤损伤较严重时则需采取必要措施治疗损伤区域。皮肤损伤较轻时，皮肤未发生破溃，在损伤部位适量涂抹曲安奈德软膏或复方醋酸地塞米松霜剂即可，有红斑发生时可适量使用止痒水等药剂，较少皮肤红肿或灼痛等症状。如红斑处有水疱出现，应注意保护水疱，防治水疱破溃感染，局部可用松冷膏或烧伤药水处理，也可小心抽取水疱中液体，用纱布小心包扎，水疱将自行吸收愈合。如伤比较重导致破溃面或水疱破裂，原则上以镇静、镇痛和防止创面感染为主，可用叶绿素软膏（叶绿素，维生素 A、B_6、B_{12} 及地塞米松）、细胞生长肽喷雾剂、复生膏等药物治疗。若局部剧烈疼痛，可用普鲁卡因等药剂注射。若创面过大或局部感染严重，则应急速就医，清创并防止感染。

治疗方法 常用的治疗措施主要有中医药治疗、西药综合治疗、药膏治疗和生物制剂治疗 4 种方法。

中医中药制剂治疗 中国中医学认为激光引起的皮肤黏膜损伤是热邪伤阴，引起蕴发脱屑，热痒、溃疡，热血生红斑，血瘀致色素沉着，气血凝滞，经络阻塞灼痛。中医中药以清热凉血，解毒透疹，破积滞引瘀血，促进创面血液循环，活血通络，抑菌抗菌，控制创面感染，溶解液化坏死组织，改善局部血液循环，促进肉芽生成类药物为主。复方二黄油中药制剂疗效显著，红花、当归属活血祛瘀药，能活血止痛，祛瘀通络；紫草有清热凉血，解毒透疹，抑菌作用；大黄对烧伤烫伤，化脓性皮肤病起到破积滞，行瘀血抗菌作用。

西药综合治疗 主要应用联合用药治疗的方法。使用广谱类抗生素防止感染，特别是对预防金黄色葡萄球菌和铜绿假单胞菌的感染应辅以激素，以抗炎、减轻病理反应、减少炎症细胞渗出、抑制结缔组织增生。同时用诺氟沙星、庆大霉素、地塞米松对损伤处进行干疗法和湿疗法，干燥创面，加快结痂速度，加速创面的愈合。

药膏治疗 烧伤药膏多是一种框架软膏型药剂，含有多糖、脂肪、蛋白质及活血化瘀成分，能改善微循环，增加组织营养，从而加快组织修复，并为创面提供近似于生理环境。

生物制剂治疗 碱性成纤维细胞生长因子（bFGF）是一种成纤维细胞强化趋化因子，能刺激成纤维细胞及细胞外基质的蛋白质的合成，形成胶原纤维，诱导毛细血管网胚芽的形成，加速表皮细胞增殖，加快放射性皮肤损伤修复。它还可减轻激光皮肤损伤的炎性反应，缩短皮肤损伤的愈合时间，提高修复质量和治疗效果。重组人角质细胞生长因子-2（KGF-2），对皮肤损伤及黏膜炎症修复也有促进愈合作用。它能够促进上皮增殖、加快创面修复，也可通过间接增加血小板衍生生长因子（PDGF）、转化生长因子（TGF）、成纤维细胞生长因子（FGF）等生长因子释放产生生物效应及增强抗氧化防御能力，抑制细胞死亡，减少烫伤皮肤损伤发生。

（王玉芝）

jīguāng fúshè shìwǎngmó sǔnshāng zhìliáo

激光辐射视网膜损伤治疗

（treatment of laser induced on retina） 激光照射所致视网膜不可逆或可逆损伤前的药物治疗。虽然近几十年来，随着科学的不断发展，人们已充分认识到激光眼损伤的严重性，并对其防护工作开展了大量的研究，采取了相应的防护措施，但意外激光伤害及战时不可预测性，仍促使人们在激光损伤防治药物方面进行了大量的研究。基于对激光眼损伤机制研究的认识，在防治药物方面主要有激素类、神经保护剂和某些细胞因子等。

国外研究 包括治疗药物和治疗措施。

治疗药物 ①激素类：大剂量皮质激素类药物对激光视网膜损伤有一定治疗和防护作用。其机制是直接扩张血管、改变肾上腺素能受体敏感性、抑制前列腺素对血管的作用和阻止内皮脂质过氧化作用，发挥抗炎及稳定细胞膜作用。例如，可以保护细胞膜，阻止细胞的脂质过氧化的甲泼尼龙（MP），可以减少细胞膜破裂和细胞死亡，减少趋化因子、淋巴细胞因子和巨噬细胞活动因子的作用，阻止胶原酶、弹性酶和纤维蛋白溶酶原激活剂的分泌，

对RPE增殖起抑制作用，形成有规律单层RPE，使其排列紧密有序，恢复血-视网膜屏障。它还可以调节脉络膜内层、视网膜色素上皮、感光细胞和Mueller细胞对激光损伤的应答，减少组织修复中的反应，以达到抗炎、抗脂质过氧化和微循环保护作用。但对神经视网膜层无保护作用。②神经保护剂：谷氨酸受体阻滞剂MK-801可减少视网膜色素上皮细胞的增生反应，改善视网膜的损害，同时还具有神经保护的辅助作用和抗增殖的作用。如：美金刚（Memantine）是NMDA型谷氨酸能神经通道开放的阻滞剂，全身性用药可以明显减少激光诱导的青光眼内视网膜胶质细胞和RGC的丧失。T-588可以增加激光照射小梁网后眼内压升高所致RGC细胞的存活率。③细胞因子：许多研究表明某些生长因子、细胞因子在激光眼损伤中起作用。例如近年研究较多的bFGF和IL-1受体阻断药。bFGF具有维持体内神经细胞、刺激血管生长、减少神经细胞死亡、加速创伤愈合以及促进神经损伤修复、加速视功能的恢复等功能。而IL-1受体阻断药可以减少视网膜神经细胞的凋亡，保护神经细胞的功能。④抗氧化药物：氯化锌、吡咯烷二硫代氨基甲酸酯等均可以抑制光诱导的视网膜死亡作用。

治疗措施 ①高压氧治疗：激光损伤早期应用，可以明显恢复神经功能和改善局部缺血，保护神经作用。②基因治疗：将VEGF siRNA注射入玻璃体可以明显抑制激光照射后脉络膜新生血管的生成，降低血管的渗透性。③干细胞移植：移植多潜能活性神经干/祖细胞，可以促进激光照射后视网膜的修复和再生。

国内研究 ①激素类：DEX可以通过稳定细胞膜而提高视网膜的损伤阈值，发挥对视网膜细胞的保护作用。MP可减轻Muller激光损伤后GFAP和PCNA的表达，影响视网膜激光光凝损伤的瘢痕形成。②细胞因子：bFGF和rhbFGF。rhbFGF能促进神经前体细胞分化、类神经元分裂，以及神经胶质的分裂增殖，并对体内神经元有营养作用。它还可以刺激血管生长，加速创伤愈合，神经损伤修复等。③中药：毓明方可改善激光视网膜损伤区相对三维视野视点的平均视阈值，防治治疗性视网膜损伤的发生。复方樟柳碱可改善激光照射区视阈值平均高度，降低视阈值，提高视敏度，在起到防治视网膜激光损伤的作用。④抗生素类：放线菌素D可抑制氩激光所致眼损伤效应的出现。⑤抗氧化剂：服用维生素E和胡萝卜素能有效阻止视网膜脂质氧化酶的增加，缓解光照致视网膜结构的损伤。⑥自由基清除剂：DMTU可抑制感光细胞的脂质过氧化，减少损伤区域视网膜神经元的死亡数目，保护视网膜组织的结构和形态。⑦干细胞移植：MSC在视网膜下移植后可分化为视网膜组织，促进激光损伤斑及ERG b波的恢复作用。

（王玉芝）

wēibō yīxué fánghùxué

微波医学防护学（science of medical protection against microwave） 保护接触微波辐射的工作人员、公众及环境免受或少受微波辐射危害与污染并且减轻损伤的应用性学科。基本任务：认识和了解微波对人体健康的影响、作用机制；研究提高微波医学防护理论、技术、方法、药品和装备；研究微波医学防护学的发展及管理等一系列实践活动的规律和发展趋势，提高微波医学防护水平。微波安全防护和卫生防护均为医学防护的同义词。

形成和发展 微波是指频率为300MHz~300GHz，相应波长为1mm~1m的电磁波。在这个波段的电磁波引发的医学问题都是本学科关注的重点。微波成为一门技术科学，开始于20世纪30年代，在第二次世界大战中，微波技术因雷达使用而得到飞跃发展。雷达不仅用于军事，也用于导航、气象测量、大地测量、工业检测和交通管理等方面。第二次世界大战后，微波在工业生产、农业科学等方面的研究和应用，以及微波在军事和生物医学等方面的研究和发展越来越受到重视。微波技术已成为一门无论是在理论还是在技术上都相当成熟的学科，并不断向纵深发展。微波应用频率不断向更高范围推进，是微波研究和发展的一个重要趋势，利用常规微波技术和量子电子学方法，已能产生从微波到光的整个电磁频谱的辐射功率。因为重要的非电离辐射源（例如微波武器、雷达、卫星通信系统、彩色电视广播、微波电灶、手机等）都集中于微波频段，所以微波辐射是应用最为广泛但潜在危险比较大的一种非电离辐射源。微波对工作人员、公众和环境的影响以及医学防护也随着微波的使用和发展而发展。微波医学防护学也是在这样的背景下形成和发展的，并且它汇聚了物理学、生物学、基础医学、临床医学、预防医学与卫生学、军事医学与特种医学、药学等学科知识，因而它成为一门新的交叉学科，但与其他学科相比，微波医学防护学具有历史短、难度大、认识浅、成熟慢几个特点。

微波以脉冲波与连续波两种形式传播，也称辐射，人体仅手或足部受辐射称肢体局部辐射；除肢体局部外的其他部位，包括头、胸、腹等一处或几处受辐射，概作全身辐射。微波是一种物理性辐射源，它不易被人们察觉。一定波段、一定强度的微波在医学上可以用于探测和治疗人体的各种疾病，有关微波对人体的危害，国外早在20世纪30年代就有发现，但对职业性危害的系统研究，则始于50年代，有关微波对人体的危害和医学防护，已成为职业卫生学和环境医学等学科关注的一项重要研究内容，并随着研究的深入，微波医学防护学已成为一门融合物理学、生物学、医学等多学科内容的交叉学科。

研究范围 包括微波辐射的生物效应、微波辐射的防护、微波辐射的防护标准、微波辐射医学防护限值、微波辐射的风险管理等。

微波辐射的生物效应 微波辐射后具有广泛的生物效应，微波辐射的生物效应可以分为热效应、非热效应和累积效应；还可以分为有益的生物效应和有害的生物效应。有益的效应可用于疾病的治疗和身体康复，有害的效应指微波对人体的神经、内分泌、心血管、造血、免疫、生殖和视觉系统有明显的损伤，一定时间、一定强度的微波辐射下，受辐射人员会发生头晕、失眠、记忆力减退、心律失常、免疫障碍、性功能低下、胎儿性比例失调、白细胞减少，严重时可发生神经错乱、白血病、癌症、不育、畸胎、白内障和老年痴呆等。

人们受微波辐射的影响（危害）与微波辐射的强度、接触时间、接触方式以及个体差异有关，即微波辐射强度过大或超标，接触时间长，接触密切，个人的健康状况差或对电磁辐射较敏感等容易受影响、危害；反之则很少受影响，乃至无影响和危害。

微波辐射的防护 一般微波辐射对人体的伤害，主要是指低强度慢性辐射的影响，大强度的急性作用也可伤害人体，但发生较少。微波辐射安全防护可分为物理防护和医学防护。物理防护包括两种：①针对泄漏源和辐射源采取的安全防护措施，尽量减少其设备的泄漏能，以便把泄漏到空间的功率密度降到最低限度。②针对作业人员采取的安全防护措施，主要采取作业地屏蔽和使用个人防护用具，尽量增加电磁波在传播媒质中的衰减，以便把入射到人体的功率密度降低到微波照射的卫生标准限值以下。常用的微波辐射个人防护用具包括防护服、帽、手套、眼镜，还有能够屏蔽全身的防护服和防护帐篷。医学防护一般可采取药物和功能食品等防护措施。

微波辐射的防护标准 国内外针对微波辐射安全制定了多项安全防护标准。国际上比较有代表性的有国际非电离辐射委员会（ICNIRP）、电气与电子工程师学会（IEEE）、美国、英国、苏联（俄罗斯）的标准等。但是不同的标准有不同的特点，英美标准限值高，苏俄标准限值低，不同的标准有不同的问题，给人员防护带来困惑。中国先后制定、实施了几个相关标准，其中比较有代表性的有中华人民共和国卫生部1989年2月24日发布的《作业场所微波辐射卫生标准》（GB 10436—1989），该标准适用于接触微波辐射的各类作业，按照连续波、脉冲波（固定辐射）、肢体局部辐射（不区分连续波和脉冲波）、短时间暴露最高功率密度的限制等情况制定了作业场所微波辐射卫生标准及测试方法，该标准于2017年3月23日废止。中华人民共和国环境保护部、国家质量监督检验检疫总局2014年9月23日发布的《电磁环境控制限值》（GB 8702—2014），该标准是对《电磁辐射防护规定》（GB 8702—1988）和《环境电磁波卫生标准》（GB 9175—1988）的整合修订，参考了ICNIRP《限制时变电场、磁场和电磁场（300GHz及以下）暴露导则，1998》，IEEE《关于人体暴露到0~3kHz电磁场安全水平的IEEE标准》；该标准规定了电磁环境中控制公众暴露的电场、磁场、电磁场（1Hz~300GHz）的场量限值、评价方法和相关设施（设备）的豁免范围，适用于电磁环境中控制公众暴露的评价和管理。另外《电力系统微波通信设计技术规程》和《火力发电厂劳动安全和工业卫生设计规程》是电力行业的技术标准。因此，在中国，国家标准和行业标准的制定对维护职业人员和公众的身体健康，减少由微波辐射所造成的危害，起到了积极作用，但也存在不同部门制定的标准不统一的问题，这仍是微波医学防护研究的重点问题，标准的制定取决于大量的实验室生物效应研究和流行病学研究结果。

微波辐射医学防护限值 微波辐射医学防护限值分为两种：职业辐射和公众辐射。职业辐射是指接触微波辐射的工作人员（职业人员），不包括公众所受的

环境辐射及接受微波诊断或治疗的辐射。公众辐射标准要比职业辐射标准高，前者限值一般为后者的1/5。医学防护常用计量单位：电场强度、功率密度、平均功率密度、比吸收率等。涉及微波辐射医学防护的国际学术组织是生物电磁学会（BEMS），它成立于1978年，是由对电磁场与生物系统交互作用感兴趣的生物学、物理学科学家、医生和工程师们组成的一个独立的组织，成员来自遍布世界各地约40个国家和地区。国际管理机构主要有世界卫生组织公共卫生和环境司、国际非电离辐射防护委员会。中国的管理机构主要是环保部门、质检部门以及卫生部门。

微波辐射的风险管理　人们在工作和生活中使用和接触各种微波设备，既想方便使用，又非常关注微波的危害，所以微波辐射的风险评价与管理至关重要。微波辐射的风险评价是一个按一定程序进行的过程，对环境因素所致的不良健康影响的可能性进行描述和估计，包括4个步骤：危害识别、剂量反应评价、暴露评价、风险特征分析。影响个人对风险认识的因素包括基本社会和个人价值（如传统习惯和风俗）以及对先前有关工程技术的体验，这些因素可能是局部因素的担忧、认知差异或者隐藏议程或者假设的原因。风险管理必须对有效的定量定性的风险进行全盘考虑。对问题的认知以及对这些问题的科学评价，是成功确定微波辐射危害风险管理的关键步骤。从管理的全面角度认识微波对人体健康的影响和微波安全防护应包括：不采取正式行动的决策（认为风险很小或者证据不足以支持正式行动情况下的一个恰当选择）、交流项目、研究、谨慎策略、法规、限制暴露、技术选择、消减措施、赔偿措施。科学家们必须清楚地沟通科学依据，专家综述及风险评估；政府机构必须告知安全规章和政策措施；对此问题关切的公众必须确定可以接受何种程度的风险。

风险评估基于流行病学调查和实验结果。科学信息对于发展有科学依据的政策非常重要。微波辐射暴露的风险管理方法需要根据在科研文献正确客观分析基础上制定的一系列指南来把握。但是学术界、政府、公众对于微波辐射对健康的影响还存在争议，还需要加强风险争议中的风险沟通，这包括：风险评估中科学依据解释的偏见和缺陷；如何传达风险评估，促进风险报告；评估风险报告质量和完整性的评价标准。

研究对象　过去几十年关于微波辐射的危害与防护问题不被重视，但随着大功率电子设备的发展，微波辐射源的日益增加，如雷达，它们发出高能量的电磁波，可以对人体健康产生不利影响，还有手机等电子产品的大量使用，使微波辐射和其他工业污染物一样，成为环境污染物。微波辐射医学防护学是以接触微波辐射的工作人员、公众及环境为研究对象，以使他们免受或少受微波辐射危害与污染并且减轻人员损伤为研究目的。

研究内容　为保护微波电磁场作业人员和公众的健康，需要开展微波辐射的生物效应研究；微波辐射的损伤机制研究；环境暴露标准，人体的允许辐射限量，即通常所称的微波辐射卫生标准研究；微波辐射卫生防护措施研究；微波辐射损伤的风险评估、风险管理。

研究热点　①健康效应的研究。主要开展流行病学研究，以儿童和青少年的行为、神经疾病和癌症为主的前瞻性队列研究；结合人口暴露数据，在肿瘤确认的基础上监测脑瘤发病率趋势；神经系统疾病的对照研究。②人体研究：微波辐射对不同年龄的儿童影响的深入研究；微波辐射对脑功能影响的神经生物学机制。③动物研究：微波辐射对胚胎和幼崽发育和行为影响的研究。④细胞研究：确定细胞研究的最优实验测试方法，以检测微波暴露下的细胞反应；关于遗传背景和细胞类型影响的进一步研究；移动电话辐射对各种细胞可能的影响研究。⑤机制研究：公认的微波辐射的健康效应是由于温度升高而引发的，但没有造成机体温度升高的非热效应研究越来越被重视，正在开展相应的机制研究。

研究方法　世界卫生组织建议以流行病学、人体研究、动物研究、细胞研究、相互作用的机制、剂量学和暴露评价、社会科学等多方面的研究客观和科学的给出微波辐射对人体健康的影响和防护策略。世界卫生组织慎重地组织专家确立了研究范围、方法和优先顺序。研究范围要在全体规模（全球），研究目标人群要包括一般工作人员和公众，研究时间要考虑短期和长期辐射。研究活动分为优先级研究需求、其他研究需要。优先级研究需求指当前的科学信息显著减少微波辐射对健康影响的不确定性并显著加强健康风险沟通，用以填补人们在这方面的知识空白，其他研究需要是指其他微波辐射影响健康和公共卫生的问题，这些有用信息将对健康风险评估和风险交流提供帮助。

应用 微波医学防护学作为一门新兴的交叉学科，历史虽不长，但已有很多成果。在流行病学调查中，发现和证实微波辐射对人体健康的影响，引起了社会的广泛关注，研究者提出的初步防护措施和方案对于合理使用微波具有重要意义。已有的动物和细胞研究结果提供了人们对微波与机体相互作用的新认识，促进了微波在生物学和医学方面的推广应用，指导了医学防护研究。如利用微波的热效应以及剂量学研究成果，正确认识微波，采取合理控制手段，使微波在理疗和疾病治疗中发挥重要作用，现有研究已认识到微波能在组织深部促进细胞的新陈代谢，增强血液循环，提高酶活性，降低感觉神经的兴奋性，增强机体免疫力，从而达到抗炎、镇痛、消肿的作用。已有研究利用微波能作用于肿瘤细胞的特点进行实体肿瘤的治疗。以中国、美国、俄罗斯、英国等为代表的国家提出的微波辐射安全标准，对于加强微波工作人员、公众和环境的保护意义重大。已研制的微波辐射防护装备也广泛应用于微波工作人员，对于微波环境下劳动卫生与职业病保护工作具有重要的意义。总之微波医学防护研究促进人们正确地认识微波、使用微波，使微波技术更好地造福于人类，减少伤害。

进展 随着微波更广泛的应用和公众接触微波辐射机会的增加，微波辐射对环境和人体健康的影响越来越引起科学家和公众关注。应对这些问题，在过去的几十年里特别是近十年里中国和许多发达国家开展了相关工作，取得了一定的进展和研究成果。但由于微波辐射对人体影响的许多问题还缺乏深入研究，甚至部分研究存在矛盾和争议，使微波医学防护学的发展越发显得任重而道远。2011 年世界卫生组织下属的国际癌症研究所（IARC）虽然把手机辐射定为 2B 类致癌因素，但学术界仍有争论。丹麦对移动电话用户开展了最新回顾性队列研究，以及青少年使用手机和脑肿瘤相关性的第一个病例对照研究，发病率时间趋势和队列研究总体上未显示风险增加的趋势，但这些类型的研究不进行使用量的调查。因此，限于重度手机使用者的风险增加不能被排除。伊莎贝尔·德尔图尔（Isabelle Deltour）等对北欧手机使用 10 年以上人员与神经胶质瘤发生率的相关性进行调查研究，结果表明手机使用与神经胶质瘤发病率间无相关性。但是，瑞典科学家对相似人群的调查则显示，使用手机超过 10 年的人比普通人患上听神经瘤的概率高出 20%，这些矛盾结果的出现，被认为与研究方法有关。虽然在手机致癌问题上仍然证据不足，但它会对大脑产生影响是确凿的。美国国家药物滥用研究所所长诺拉·沃尔科（Nora Volkow）发表文章指出，对 47 名志愿者脑部 PET 扫描的结果显示，脑部靠近手机天线的部位活动程度比关上手机时高出 7%。流行病学研究女性可能比男性更易发生低水平非电离辐射相关的脑膜瘤，女性比男性垂体瘤增加率更高，造成这些影响的原因与机制却不得而知。还有世界各国已制定的微波辐射安全标准方面存在分歧和偏差，另外微波辐射敏感性问题、非热效应、累积效应问题、剂量学问题，学术界都还没有统一认识，需要开展深入研究。但幸运的是各国政府与社会已开始非常关注微波辐射对环境和健康的影响，试图以科学的健康风险评估研究为依据，积极开展微波辐射对健康影响的风险管理。世界卫生组织最近将电磁辐射暴露定量测定的需求提上研究日程，这一信息对流行病学研究及政府与公众的风险沟通均有重大意义。现行评估方法中只有一个辐射测量的有限数据集在给定时间内有效，现实中尚不能实现对电磁辐射准确稳定的评估。开发新的研究方法，对辐射暴露进行准确有效的评估，有助于消除国际学术界在微波安全标准方面的分歧，提高微波辐射的医学防护水平。

（胡向军）

wēibō fúshèliàng

微波辐射量（microwave radiation quantity） 度量与微波辐射有关的各种量。微波是电磁波谱中介于普通无线电波（长波、中波、短波、超短波）与红外线之间的波段，本质上是随时间和空间变化呈波动状态的电磁场。其具备着电磁场应有的基本性质，即随时间变化的电场产生磁场，随时间变化的磁场产生电场，两者互为因果。微波的性质、特征及其运动变化规律由麦克斯韦方程组确定。微波在空间中传播时，其辐射的量常常用功率密度来表示；遇到障碍物时，也会产生反射、折射和衰减。在电磁生物效应研究领域，当微波与生物介质相互作用时，微波的能量将会被生物介质部分吸收，微波能量在生物介质内的分布或损耗与生物介质的电磁参数相关。要了解微波对生物会产生怎样的作用，首先需要了解这些反映微波参数的量比如微波辐射功率密度、电场强度、磁场强度、生物介质电磁参数等。

（赵雪龙）

wēibō fúshè gōnglǜ mìdù

微波辐射功率密度（power density of microwave radiation） 微波在单位面积上的平均辐射功率。微波在空间的传输是一种能量的传递过程，当微波辐射到人体时，一部分微波能量会被人体吸收，对人体健康产生潜在影响。微波辐射的强度可以用功率密度来表示，它决定了人体吸收微波的剂量，即微波能量在空间传输的速率，也称表面功率密度。

单位量纲 国际单位制（SI）：W/m^2（瓦/平方米）。

确定方法 微波辐射功率密度可以通过电场强度和磁场强度之积确定：

$$S = E \times H \qquad (1)$$

式中，S 为功率密度，W/m^2；E 为电场强度有效值，V/m；H 为磁场强度有效值，A/m。

在远场范围内，E 和 H 之比为常数，在这种条件下可通过电场或磁场分量来计算功率密度。

$$S = E^2/\eta \qquad (2)$$

$$S = H^2 \times \eta \qquad (3)$$

式中，η 为自由空间的波阻抗，约等于 377Ω。

如果已知微波源和天线参数，远场中某点的功率密度也可根据下式来估算。

$$S = \frac{P \times 10^G}{4\pi r^2} \qquad (4)$$

式中，P 为发射功率，W；G 为天线增益，dB；r 为天线到测量点之间的直线距离，m。

应用范围 功率密度主要用于对微波频段辐射场强度的表征。

（周红梅）

diànchǎng qiángdù

电场强度（electric field intensity） 单位电量的点电荷所受到的该电场的作用力。是描述电场的基本物理量，用来表示电场中各个点电场强弱和方向的物理量。电场的强弱可用单位电荷在电场中所受力的大小来表示。

电场强度是有方向的量，它的大小代表电场的强弱，它的方向就是试探点正电荷被加速的方向。静电场的电场强度不随时间发生变化，不是时间的函数而仅是空间坐标的函数。微波辐射场是交变场，其电场强度既是时间的函数，也是空间坐标的函数。

单位量纲 国际单位制（SI）：V/m（伏特/米）。

确定方法 由电场中试探点电荷 Q 感受到的力 F 除以试探电荷决定：

$$E = \frac{F}{Q}$$

应用范围 电场强度常用于静电场或低频电磁场定量，微波作用于人体一般属远场辐射，电场强度与功率密度可互相换算得到，习惯使用功率密度，也可使用电场强度。电场强度亦可用于表征生物体内的感应电场，作为剂量学量来描述外部电磁辐射场对生物体的作用程度。

（周红梅）

cíchǎng qiángdù

磁场强度（magnetic field intensity） 磁感应强度与磁导率的比值。磁场强度并不是描述磁场的基本物理量，过去曾利用磁场对磁极的作用描述磁场。磁场中某点处小磁针的 N 极所指的方向，即表示该点处磁场强度的方向，磁场的强弱用该点处 N 极所受磁力大小描述。自从明确了运动电荷是磁现象的根源以后，统一用磁感应强度 B 作为描述磁场的基本量，把磁感应强度与磁导率的比值定义为磁场强度。静磁场的磁场强度不随时间发生变化，不是时间的函数而仅是空间坐标的函数。微波辐射场是交变场，其磁场强度既是时间的函数，也是空间坐标的函数。

单位量纲 国际单位制（SI）：A/m（安培/米）。

确定方法 磁场强度 H 由磁感应强度 B 除以介质的磁导率 μ 决定：

$$H = \frac{B}{\mu}$$

应用范围 磁场强度常用于静磁场或低频电磁场定量，在微波频段，磁场强度与功率密度可直接换算得到，习惯使用功率密度和电场强度描述环境辐射强度，磁场强度使用较少。磁场强度亦可用于表征生物体内感应场，作为剂量学量来描述外部电磁辐射对生物体的作用程度。

（周红梅）

shēngwù jièzhì diàncí cānshù

生物介质电磁参数（electromagnetic parameter of biological medium） 主要包括生物介质的介电、导电、导磁及其频谱特性。介电特性反映生物介质内的束缚电荷对外加电场的响应特性。导电特性用电导率来描述，反映生物介质内自由电荷对外加电场的响应特性。磁导率用来描述生物介质对外部磁场的响应特性。

介电常数 表示介质在外加电场下产生感应电荷而削弱电场，原外加电场（真空中）与最终介质中电场的比值。

电导率 表示在介质中传导电流密度与电场强度的比值。

电介质的特征是以正、负电荷中心不重合的电极化方式传递、存贮或记录电的作用和影响，其中起主要作用的是束缚电荷。电介质内部的束缚电荷在电场、应力、温度等作用下都可以产生电极化现象。生物物质与一般电介质虽然在结构上有所不同，但总体上都服从于电介质物理学的一般规律。

图1为一个理想的平行板电容器及其等效电路，其中 A 为平行板的面积，d 为板间距离，ε 为介电常数，σ 为电导率。

如果平行板之间为真空，这时在板间施加电压 U，就会在板间产生电荷密度 D，且

$$D=\varepsilon_0 U/d$$

式中，ε_0 为自由空间的介电常数。如果忽略边缘效应，电容 C 可由平板上总的感应电荷与板间电势差的比值求得，即

$$C=\varepsilon_0 A/d$$

如果在板间放入一种介电材料，介电材料在外加电场的作用下会在平板上感应出附加的电荷密度 P_s。如果外加电压足够低且经过较长的时间后，总的电荷密度将正比于板间所加电场强度 E，

$$D=\varepsilon_0 E+P_s=\varepsilon_s\varepsilon_0 E$$

此时电容变为

$$C=\varepsilon_s\varepsilon_0 A/d$$

上式中，ε_s 为材料的静相对介电常数。在上图中，还有一个与电容关联的电阻，其电导为 G，且

$$G=\sigma_s A/d$$

式中，σ_s 是材料的静电导率。

对于时谐场，材料的介电特性参数将会随频率的变化而变化。假如时谐场角频率为 ω，则相对介电常数 ε_r^* 可写成

$$\varepsilon_r^*=\varepsilon_r-j\sigma/(\omega\varepsilon_0)$$

其中 ε_r 为相对介电常数实部，$\sigma/(\omega\varepsilon_0)$ 为相对介电常数虚部。

而此时电导率与相对介电常数的关系为

$$\sigma^*=j\omega\varepsilon_r^*\varepsilon_0$$

磁导率 表示在空间或在磁芯空间中的线圈流过电流后，产生磁通的阻力或是其在磁场中导通磁力线的能力。

磁的现象普遍存在于物质世界。生物介质的分子或原子都有多个轨道电子，这些电子，特别是外层价电子在作绕核运动的同时也在做自旋运动。两种运动将产生动量矩和响应的磁矩。它们的矢量和就是分子磁矩或原子磁矩。当物质放入恒磁场 H 中时，磁矩将受到磁场的作用而发生取向的改变，产生一个客观的磁化强度 M。单位体积生物介质的磁矩之和就是它的磁化强度，即

$$M=\lim_{\Delta V\to 0}\frac{\sum m_i}{\Delta V}=\chi H$$

式中，m_i 为体积微元 ΔV 内的分子磁矩；χ 是磁化率。当 $\chi>0$ 时，M 的方向与 H 的方向一致，称为顺磁性介质；当 $\chi<0$ 时，M 的方向与 H 的方向相反，称为抗磁性介质。介质内部的磁场是外磁场与由外磁场磁化引起的附加磁场之和，称为磁感应强度 B，且

$$B=\mu_0(H+M)=\mu_0(1+\chi)H=\mu H$$

$$\mu=\mu_0(1+\chi)$$

式中，μ 为磁导率；$\mu_0=4\pi\times10^{-7}H/m$，为真空磁导率。

（赵雪龙）

wēibō fúshèbǐ xīshōulǜ

微波辐射比吸收率（specific absorption rate of microwave radiation, SAR）

暴露于微波场中的生物体内单位质量吸收的功率。

单位量纲 国际单位制（SI）：W/kg（瓦特/千克）。

确定方法 生物系统吸收的微波总功率 P 与生物系统的总质量 m 之比，表达式为

$$SAR=\frac{P}{m}\quad (W/kg)$$

应用范围 微波辐射比吸收率一般应用于生物电磁研究领域，用来描述微波场对生物系统的作用量。

（赵雪龙）

wēibō fúshèbǐ xīshōunéng

微波辐射比吸收能（specific absorption energy of microwave radiation, SA）

暴露于微波场中的生物体内单位质量吸收的

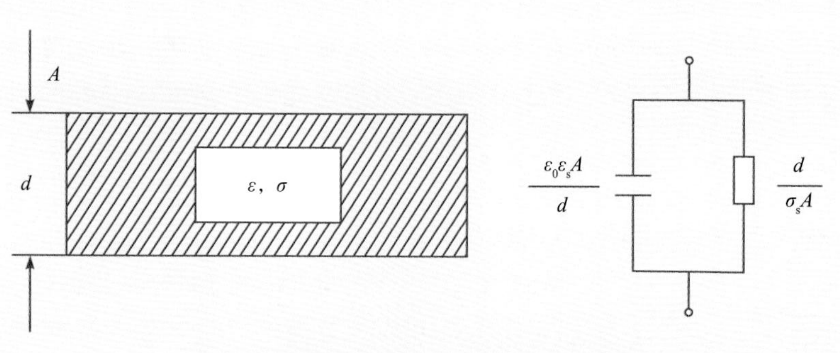

图1 理想的平行板电容器及其等效电路

能量。

单位量纲 国际单位制（SI）：J/kg（焦耳/千克）

确定方法 生物系统吸收的微波总能量 W 与生物系统的总质量 m 之比，表达式：

$$SA=\frac{W}{m}\quad(\text{J/kg})$$

应用范围 微波辐射比吸收率一般应用于生物电磁研究领域，用来描述微波场对生物系统的作用量。

（赵雪龙）

wēibō fúshè shēngwù xiàoyìng

微波辐射生物效应（biological effect of microwave radiation）

微波辐射作用于机体后，其能量传递给机体的分子、细胞、组织和器官所造成的形态和功能效应。随着科学技术的发展以及信息化时代的来临，电磁波已广泛应用于通信、医疗、工业、军事和家庭等各个领域。因此，电磁辐射已广泛存在于人们的日常生活和工作环境之中，其对健康造成的危害越来越引起人们的高度重视。电磁辐射对健康的危害主要集中在脑、生殖器官、心血管、免疫器官和眼等的损伤，其中，脑是电磁辐射最敏感的靶部位。电磁辐射后，轻者出现失眠、多梦、记忆力、免疫功能和性欲减退；重者可出现行为异常、心律失常、生殖功能低下，甚至发生白内障、脑瘤、畸胎等。微波辐射，对神经系统、内分泌系统、心血管系统、生殖系统等均可产生损伤效应。

损伤表现 微波辐射对各系统造成的损伤表现不同。

神经系统 一般认为，随照射时间延长，微波的损伤效应加重；但随微波频率增加是否也有相应效应的增加尚无定论。在照射剂量方面，不同学者用不同剂量单位：平均功率密度或微波辐射比吸收率（SAR），不同实验用不同生物学检测指标，仍无定论。微波辐射引起局部组织温度升高产生热效应时，与单纯温度升高产生的效应相同；其非热效应虽有报道，但仍需进一步证实。现就微波辐射后生物体行为学、神经电生理、血脑屏障、形态结构、脑代谢、神经递质等方面损伤进行阐述。

行为学改变 有学者用水迷宫实验研究了微波辐射后实验动物行为学的变化，并认为微波辐射可影响其空间学习能力。隋建峰等用不同功率密度的 X 波段脉冲微波辐照孕鼠，发现 5mW/cm^2 组动物学习记忆能力无明显异常，10mW/cm^2、20mW/cm^2 和 40mW/cm^2 组动物学习记忆能力明显下降，且存在剂量效应关系。另有研究用高功率微波辐照大鼠，发现 Y 型电迷宫中学习达标时所需训练及错误次数增加，且此变化存在剂量效应关系。

神经电生理改变 主要通过对长时程增强效应（long term potation，LTP）和脑电图检测来探讨微波辐射对神经电生理的影响。隋建峰等以 5～20mW/cm^2 X 波段脉冲微波辐照孕鼠，检测微波照后 LTP 的变化，发现 10mW/cm^2 和 20mW/cm^2 组仔鼠海马 CA1 区强直性 LTP 的强度和发生率降低，而习得性 LTP 无变化。Pakhomov 等用 9.3GHz 高功率脉冲微波辐照分离的大鼠海马切片，检测 LTP，发现短暂可逆转的群体峰电位被抑制，但神经元产生 LTP 未受影响。

微波辐射可使实验动物脑电图发生异常。有学者用 1.5GHz 微波辐照兔 30 分钟，发现其海马的生物电活性有明显改变，表现为 θ 波谱扩大，其他脑区未见异常；另有研究用 2450MHz 连续微波辐照大鼠，发现 10mW/cm^2 时脑电图无改变，30mW/cm^2 时脑电波波谱峰值增高。连续波辐照时，SAR 为 8.4mW/g 则引起脑血流增加，但无脑电图改变；42mW/g 引起 δ 波能量增加。而脉冲微波振幅调制 16Hz，SAR 8.4mW/g 可引起 β 波能量增加。

血脑屏障改变 20 世纪 70 年代，有学者发现微波辐射可影响脑组织的通透性，用 1.3GHz 微波辐射大鼠 20 分钟，发现原先不能通过血脑屏障的甘露醇进入脑内。近年来，有学者将大鼠暴露于 890～915MHz，SAR 为 0.3W/kg、1.5W/kg、7.5W/kg 脉冲微波下，研究微波辐射对血脑屏障（BBB）的影响。发现 0.3W/kg、1.5W/kg 组 BBB 均无变化，7.5W/kg 组脑冠状面蛋白渗出显著增加，但可逆转，表明 SAR 7.5W/kg 可引起 BBB 发生轻微或可逆性改变。席尔马赫（Schirmacher）等通过体外实验也证实了微波的这一作用。他们用共培养大鼠星形胶质和猪脑血管内皮细胞模拟血脑屏障，发现微波辐射使其对蔗糖的通透性显著增加。

脑形态结构改变 有研究用输出功率为 550W 的微波炉辐照孕鼠，照射 15 分钟组脑血管充血，神经元水肿和退行性改变；30 分钟组可见慢性炎细胞浸润、出血、神经元变性伴反应性神经胶质增生。谢燕等用 X 波段微波辐射大鼠，3mW/cm^2 微波辐照对海马和皮质神经细胞线粒体结构损伤不明显，30mW/cm^2 微波照后即刻及 3 小时、24 小时，可见脑海马、皮质神经细胞线粒体肿胀、偶见嵴排列紊乱、嵴稀疏、断裂等病理现象，皮质损伤较海马重。杨瑞等用12～42mW/cm^{2}微波照射大鼠，发现照后海马组织水肿、疏松，血管扩张，神经元变性、坏死，尼氏体减少或消失。病变在7天内呈进行性加重趋势，损伤以CA4区和齿状回较重，且存在剂量-效应关系。

脑代谢改变　有学者认为，微波辐射可影响脑代谢酶的活性。赵亚丽等用2 450MHz微波辐射小鼠，研究脑内不同部位钙镁ATP酶（Ca^{2+}，Mg^{2+}-ATPase）活性的变化。发现其活性变化与辐照功率密度有关：1mW/cm^{2}组大脑皮质、海马、丘脑其活性均增高，而5mW/cm^{2}组却未见改变，10mW/cm^{2}组皮质、海马Ca^{2+}，Mg^{2+}-ATPase活性下降而丘脑无改变。桑德斯（Sanders）等用200MHz、591MHz和2 450MHz微波辐照大鼠，发现脑还原型烟酰胺腺嘌呤二核苷酸（NADH）、腺苷三磷酸（ATP）和肌酸磷酸（creatine phosphate，CP）3种代谢产物的变化与辐照频率和功率密度均有关：200MHz和591MHz组在1～10mW/cm^{2}NADH增加呈剂量依赖性，而2 450MHz组NADH和ATP无改变，200MHz和591MHz组ATP水平下降；591MHz组CP水平下降，而其余两组无改变，说明微波辐射可引起代谢下降，但从上述实验看，低频率微波对代谢影响更大，而且随平均功率密度增加其影响加大。

神经递质改变　一定强度的微波辐射可影响神经递质的含量。但由于剂量单位不同，实验条件各异，观察指标有别，其量效关系尚未明确。早在20世纪80年代末，拉伊（Lai）等曾用0.3W/kg、0.45W/kg、0.6W/kg、0.75W/kg、0.9W/kg和1.2W/kg的2 450MHz微波辐射大鼠，研究脑内胆碱摄取量，发现0.75 W/kg及以上组纹状体内胆碱摄取降低，0.45W/kg及以上组皮质和海马组织中胆碱摄取降低，各组在下丘脑均未见明显异常。Inaba等采用2 450MHz微波辐射大鼠，发现5mW/cm^{2}和10mW/cm^{2}组动物下丘脑中去甲肾上腺素量显著下降，脑桥和延髓二羟基苯乙酸（多巴胺的主要代谢产物）显著增加；大脑皮质5羟基吲哚乙酸水平均显著升高。Testylier等采用2 450MHz脉冲微波辐照大鼠，发现2mW/cm^{2}组乙酰胆碱释放量无明显改变，而4mW/cm^{2}组下降40%；800MHz脉冲微波辐照1小时组乙酰胆碱释放量无明显改变，辐照14小时组下降43%。

内分泌系统　主要是内分泌腺的损伤。

肾上腺改变　有研究采用2 450MHz微波辐射大鼠，2mW/cm^{2}辐射8小时血浆皮质醇（corticosteroid，cort）无变化，10mW/cm^{2}则显著减少。1～70mW/cm^{2}的微波辐射雄性大鼠1～8小时，<10mW/cm^{2}时见cort浓度下降，>25mW/cm^{2}时cort浓度则升高。另一研究表明，20 mW/cm^{2}辐射8小时与1mW/cm^{2}辐射4小时均引起大鼠血浆cort减少，50mW/cm^{2}辐射0.5小时或1小时与20mW/cm^{2}辐射2小时则刺激肾上腺激素分泌。这说明，不同辐射方式、辐射强度及辐射时间可引起cort不同的反应，但没有明确的量效线性关系。肾上腺皮质不同带区对微波辐射的敏感性亦有差异。曹晓哲等用高功率脉冲微波辐射大鼠，发现cort于辐射后1小时后即见升高而醛固酮无变化，说明束状带较球状带敏感。

垂体改变　微波辐射可影响垂体激素的分泌，且存在一定的量效关系。早在20世纪80年代初，Lu等曾采用2 450MHz微波辐射大鼠，发现20 mW/cm^{2}和30mW/cm^{2}催乳素均有升高。另一实验用同样的频率的微波辐射大鼠，10mW/cm^{2}生长激素升高，36mW/cm^{2}时则下降。微波辐射对垂体的效应实验数据有限，难以得出明确的量效关系。

下丘脑改变　梅森（Mason）等用微波辐射大鼠，用微型透析的方法分析递质变化，发现下丘脑中天冬氨酸水平升高，而谷氨酸及谷氨酰胺含量无明显变化。另有研究探讨儿茶酚胺在微波辐射中的作用，发现915MHz，100mW/cm^{2}的脉冲微波辐射大鼠，下丘脑中单胺氧化酶活性显著提高，提示儿茶酚胺代谢加强。

心血管系统　主要是对心脏的损伤。

心脏功能改变　低强度微波辐射不会引起心脏功能（血压和心率）改变。一定强度的微波辐射可使心率增加，此效应存在一定的剂量效应关系。20世纪80年代初，Chou等以80mW/cm^{2}微波照射兔后出现心率加快，伴有体温上升，而5mW/cm^{2}时心率无变化。随后迈克尔森（Michaelson）用80mW/cm^{2}的2 450MHz的连续微波照射狗的头部，其心率增加。耀亨（Jauchem）等发现，5 600MHz射频磁场照射麻醉大鼠，60mW/cm^{2}时心率明显增加，而30mW/cm^{2}时心率未见异常。20世纪90年代以来，有学者利用2 450MHz、2.8GHz等不同频率，60mW/cm^{2}微波照射大鼠后均出现心率显著增加。耀亨用38 mW/cm^{2}的350MHz微波照射大鼠后，其心率显著增加。

另有学者却认为，一定强度的微波辐射可使生物体心率减慢，此效应亦存在一定的剂量效应关系。20世纪80年代初的研究发现2 450MHz微波照射大鼠，SAR 11W/kg心率显著过缓，SAR 6.5W/kg心率轻度过缓且持续时间短，而SAR 4.5W/kg心率无变化，呈现出典型的剂量效应关系。又有学者用7～12mW/cm^2、2 450MHz微波照射兔全身或单独腹部照射，其心率减慢，并认为是微波的非热效应所致，而1mW/cm^{2}以下微波照射时，心率无变化。

心脏结构改变　生物组织一般暴露于100mW/cm^{2}以上强度的辐射可产生明显热效应而导致病理变化。但也有学者用1mW/cm^2、10mW/cm^2、20mW/cm^{2}的2 450MHz微波照射大鼠1小时后，发现电镜下各组心脏组织均出现程度不等的改变：心肌线粒体异形、嵴缺损及空化，核膜皱褶增多，并偶见肌丝松散。邓桦等用0.001～3 000W/cm^{2}不同功率密度的高功率微波照射大鼠，发现高功率微波对心肌组织的损伤也存在剂量效应关系，功率密度大，损伤重，病变出现早，恢复迟。随剂量降低，病变逐渐减轻，且恢复较快。

生殖系统　微波辐射可引起睾丸结构和功能的损伤，造成性功能和生精能力下降。

男性性功能改变　微波辐射对男性性功能的影响，尚无统一结论。调查发现，职业暴露可影响男性性欲和生育力。王桂珍等对368名接触微波（400～9 400MHz）作业男工的流行病学调查显示，性欲减退的发生率随专业工龄的增长而升高，有明显的时间-效应关系，性功能异常率随日暴露时间延长而升高。另有学者通过对雷达作业人员进行流行病学调查，发现雷达操作人员的精液质量和精子亚临床损伤随着雷达电磁波频率、距离、强度、时间和防护屏蔽措施的不同而发生改变，并显示一定的量效关系，以精子畸形率增高为主。

睾丸结构损伤　大鼠分别暴露于2.65mW/cm^2、2.45GHz连续微波13天、26天、39天和52天（每天1小时），各组均可见生精上皮变薄、生精阻滞、曲细精管坏死及间质水肿，附睾萎缩、单核细胞浸润、成纤维细胞增多等变化。另有研究用20 mW/cm^2，40 mW/cm^2，80mW/cm^{2}高功率微波辐照大鼠，辐照时间分别为1分钟，5分钟，10分钟和20分钟。辐照后6小时取材，以透射电镜和光镜观察其病理形态变化。结果表明20 mW/cm^2，5分钟组见轻度炎细胞浸润、组织充血，水肿；10分钟组生精上皮细胞排列紊乱，畸形精子增多。20分钟组和40 mW/cm^2，1分钟组可见大鼠睾丸部分曲细精管管腔断裂，生精细胞明显坏死脱落。上述改变随功率密度增加，照射时间延长而加重。40 mW/cm^2，5分钟组部分曲细精管内几乎无细胞，损伤达坏死极限；电镜下线粒体肿胀、内质网扩张从20 mW/cm^2，5分钟组开始，10分钟组可见精原细胞水肿变性，凋亡明显增多，线粒体呈空泡化；20分钟组毛细血管内皮细胞肿胀，基底膜分层、断裂。

其他　一定剂量的微波辐射可引起眼结构和功能的损伤，且呈一定剂量相关性；表现为晶状体混浊，视网膜电图b波幅值降低，视网膜由内向外，损伤加重，细胞膜、线粒体膜、内质网、核膜和外节盘膜等生物膜结构对微波敏感。

致伤机制　微波辐射对各系统的损伤机制不同。

神经系统　①神经细胞死亡机制：死亡是神经元死亡的方式之一，胱天蛋白酶（caspase-3）参与其过程；脑组织中NSE、GFAP、BDNF、β-内啡肽、NMDAR、nNOS和c-fos等基因表达改变，参与其结构和功能损伤的病理生理过程；神经元细胞膜穿孔，细胞内钙离子增加，为其损伤的机制之一。②NMDA受体信号通路改变：NR1、NR2A、NR2B表达呈升高后又恢复的变化趋势，剂量越大，表达的高峰越晚，恢复越慢。表明NR1、NR2A、NR2B参与了S波段（高功率微波）HPM辐射后大鼠海马神经元突触可塑性改变；PSD-95在HPM辐射后呈升高后又恢复的变化趋势，CaMKⅡ磷酸化增加，CREB与DNA的结合能力降低，PSD-95、CaMKⅡ及CREB参与了S波段HPM辐射后大鼠海马神经元突触可塑性改变。③差异表达基因异常：基因芯片筛选出30mW/cm^{2}微波辐射后6小时差异基因13个，其中上调表达基因4个，下调9个；辐射后7天差异基因20个，其中上调基因4个，下调16个；辐射后14天差异表达基因19个，其中上调基因12个，下调7个，与微波辐射损伤相关基因主要涉及线粒体损伤、膜机制、神经递质、NMDA受体信号通路等。④海马能量代谢机制：一定剂量的微波辐射后海马能量代谢障碍，1天和3天线粒体损伤重，出现肿胀、空化和嵴断裂等改变。辐射后6小时～7天琥珀酸脱氢酶（SDH）活性和ATP含量降低，3

天降至最低（$P<0.01$），ATP 酶和单胺氧化酶（MAO）活性于辐射后 1 天和 3 天活性升高最显著（$P<0.01$）。细胞色素氧化酶（cytochrome oxidase，COX）Ⅰ，ⅡmRNA 表达于辐射后 1 天和 3 天增加，COX Ⅳ mRNA 表达 1 天降低；COX Ⅰ蛋白表达辐射后 1 天降低。⑤突触素及其囊泡蛋白的改变及其作用：一定剂量的微波辐射后突触囊泡大量堆积，突触后致密物增加，突触活性区延长，突触曲率增加，氨基酸递质含量和释放减少，syn Ⅰ mRNA 表达于辐射后 6 小时和 1 天增加，蛋白于辐射 1 天后增加；VAMP-2 和 syntaxin 表达减少，且二者相互作用量减少，突触囊泡蛋白表达增加。

内分泌系统 肾上腺细胞增殖活性下降，垂体细胞增殖活性升高；糖皮质激素受体（GR）表达改变：下丘脑 GR 表达减少；垂体远侧部 GR 表达增加。下丘脑内 GR 表达下降与腺垂体内 GR 升高可能在下丘脑与腺垂体功能和结构变化中起一定的作用，GR 参与了下丘脑-垂体-肾上腺轴（HPA）调控的病理生理过程。细胞凋亡是下丘脑神经元死亡的主要方式；胞质内［Ca^{2+}］$_i$ 升高及线粒体膜电位的下降参与其损伤过程。

心脏血管系统 心肌细胞能量代谢障碍，心肌细胞 β_1-AR 蛋白和基因表达增加，M_2-AchR 和 Caspase-3 蛋白表达增强，参与了微波辐射致心脏损伤的病理生理过程。心肌细胞膜穿孔，细胞内［Ca^{2+}］升高，是微波致心脏损伤的重要机制。心肌损伤的信号转导通路可能为膜受体/ Ca^{2+}/CaMK Ⅱ/Caspase-3。

生殖系统 一定剂量的微波辐照后 3 天内，睾丸生精细胞凋亡率显著增加，凋亡相关蛋白 Bax 和 P53 表达增强；微波辐照后 1 天内可引起血清睾酮水平明显升高，雄激素受体 mRNA 及蛋白增加；微波辐照后 7 天内，睾丸组织糖原含量减少、乳酸脱氢酶和琥珀酸脱氢酶活性降低，睾丸生精细胞的能量代谢障碍；IL-1 和 TNF-α 等细胞因子的表达增加，在微波辐照所致的生精细胞损伤中发挥着重要作用。

治疗措施 微波辐射的生物效应未完全阐明，对其及时有效的诊断仍无法实现，对微波辐射引起的损害，只能对症治疗。对于微波辐射的防护，建议尽量避免接受微波辐射，远离电视发射塔、雷达站等辐射强烈的区域。对于经常受到微波辐射的人员，中国已研制出具有一定性能的防护服。此外，各国对电磁波辐射的安全剂量都作了规定。

关于微波辐射损伤的治疗，安多霖胶囊可预防及治疗也可提高大鼠学习记忆能力、减轻海马结构损伤以及氨基酸类神经递质失调使之得以恢复，预防和治疗组对辐射后大鼠海马内 PSD-95，p-CaMK Ⅱ 表达增加有抑制作用；FDP 可使海马 ATP 含量增加、MAO 活性降低，且给药后 COX Ⅰ、COX Ⅱ和 COX Ⅳ mRNA 及 COX Ⅰ蛋白表达趋于恢复。

（彭瑞云）

wēibō fúshè rèxiàoyìng

微波辐射热效应（thermal effect of microwave radiation）

微生物介质吸收微波电场能量转变为生物分子的动能，使组织温升产生一系列生物化学变化。波辐射热效应生物学作用的物理基础是加热效应。

这种微波辐射加热过程的主要贡献来自介电场的功率损耗，即生物介质中带电偶极子随交变电场往复极化和取向，当场频变换超过其弛豫周期，则相应偶极子不能同步转动而与周围其他粒子和分子发生碰撞，因而做功、产热，介质中的水分子、蛋白分子和其他生物大分子就是这种偶极子。

生物对象为非均一多相系统，各器官、组织、细胞和分子的电参量特性极不相同，吸收电场能量的水平也不一致。微波加热作用具有明显的选择特性，在一些部位产热大、温升快，在另一些部位产热小、温升慢。这种性质对于临床治疗有实际意义。利用微波的局部热效应加强电离辐照对肿瘤的疗效，常用的过热作用就是利用肿瘤组织热效应与正常组织有别，因而治疗效果是明显的。

微波辐射加热通常是在全封闭状态下，微波以光速渗入物体内部，由电子、离子的移动或缺陷偶极子的极化而被吸收，即转变成热量，形成生物体内外部“整体”加热的效果，大大降低了热损失，减少了加热时间，达到快速、节能的作用。由于微波是超高频振荡波，对于有机物碳链结构能进行整体的穿透，因此能量可以迅速到达反应物的各官能团上。极性分子由于分子内电荷分布不平衡，在微波场中能迅速吸收电磁波能量，通过分子偶极作用，以每秒数 10 亿次的高速旋转产生热效应，其加热是由分子自身运动引起的，因此受热体系温度均匀升高。

微波辐射热效应通常是指生物体温度因微波照射升高 1℃而产生的生物学效应，主要涉及神经系统、心血管系统、免疫及内分泌系统、听觉系统等，参见具体条目。国内外相关标准的制定，均是基于微波辐射的热效应。

（王长振）

wēibō fúshè fēirèxiàoyìng

微波辐射非热效应（non-thermal effect of microwave radiation） 不能用热效应进行合理解释的微波辐射生物学现象。如长期从事微波操作的人员，持续受辐射影响，机体受照剂量不高，亦无明显加温反应，但仍然出现了一系列慢性的病理症状。如神经衰弱、记忆力减退、嗜睡、头痛头晕、脱发、心动过缓、血压降低和食欲减退等。有人把这种现象归因于微波辐射的非热效应，一般认为这是由于人体反复接受低强度辐射导致的长期累积效应。

关于微波辐射非热效应是否存在，这个问题学术界一直存在两种不同的看法。一种看法认为微波辐射仅仅是一种加热手段，无论微波加热还是普通加热方法，反应的动力学不变。另一种看法则认为微波辐射除具有热效应外，还存在微波辐射的非热效应，微波催化了反应的进行，降低了反应的活化能，也就是说改变了反应动力学。

（王长振）

wēibō fúshè quèdìngxìng xiàoyìng

微波辐射确定性效应（deterministic effect of microwave radiation） 微波照射生物体或人体后产生的公认的、可重复的、机制清楚的生物效应。生物体或人体受到微波辐射，根据作用机制不同，分为热效应和非热效应。迄今为止，由于非热效应存在广泛的争议，微波辐射的确定性效应包括热效应和非热效应中的一部分，其中确定性的非热效应包括听觉效应，珍珠链效应。

热效应 微波照射后生物体或人体吸收微波能量导致温度升高进而引起一系列与温度升高密切相关的生物学效应。温度升高的幅度与微波辐射的强度，照射时间以及被照射生物体或人体的散热能力有关。并不是所有的热效应都是对健康有害的，一定强度范围内的微波辐射可以用于某些疾病的治疗，如热疗。人体感受到疼痛的温度是44～45℃。一级烧伤的阈值为55～60℃，二级烧伤的阈值为60～65℃，超过70℃会导致三级烧伤。微波辐射导致的烧伤和普通烧伤的病理过程一致，最大区别是损伤的分布不同，一般普通烧伤集中在身体表面，而微波辐射导致的烧伤可能出现在内部器官。

听觉效应 微波听觉效应，又称微波听觉现象。是指较高峰值功率的脉冲微波照射人或实验动物时，人或实验动物可以听到声音的现象。这种现象并不是微波脉冲和听觉神经或神经元直接作用产生的，而是微波脉冲能量被头部软组织吸收，产生热弹性波，引起声压，传入内耳被耳毛细胞检测到，并进一步传入到听觉中枢神经系统产生听觉。

珍珠链效应 分子或细胞在微波辐射场电场分量的作用下发生重新排列，形成沿电场方向分布成链状结构的现象。这种现象常发生在微波场作用下的溶液中，如红细胞溶液或细菌溶液。其发生机制是，在微波辐射场电场分量的影响下，电荷趋向于聚集在相对立的细胞表面，形成偶极子，并且随着电场方向的改变而变化。在此过程中出现了偶极子间的相互吸引，细胞间距越近吸引力越强。最终偶极子沿电场方向排列形成细胞或分子的珍珠链状结构。这些珍珠链结构大多是单链，有时也可以形成多链。

（邹　勇）

wēibō fúshè yǒuhài jiànkāng xiàoyìng

微波辐射有害健康效应（adverse health effect of microwave radiation） 微波辐射引起人体健康有害变化的生物效应。根据世界卫生组织（WHO）对健康的定义，健康不仅是指没有疾病或不虚弱的状态，而是包括生理、心理、社会适应性和道德均良好的状态。微波辐射下生物体任意的生理反应都可以称为微波辐射生物效应。有些生物效应可能很微小而处于正常的生理范围内，有些生物效应可能会导致人体病理性改变，另外也有些生物效应可能对人体有益。微波辐射致人体产生的烦恼或者不适本身可能并不是病理性的，但是如果这些烦恼或者不适被证实影响到了人的生理或精神状态，那么就可以称之为有害健康效应。这里的“被证实”是指某微波辐射条件下出现的生物效应应该满足以下要求：发表在同行评审的科学文献上的结论一致，被不同的实验室所证实，并在科学界达成了共识。

微波辐射有害健康效应的主要因素是温度上升。高强度长时间的微波辐射会引起人体温度升高，如果温度上升超过了人体承受范围，会引起与热相关的疾病，如中暑等，对于老年人而言还会导致死亡风险的增加。流行病学研究结果显示，日常生活环境中人们所接触到的微波辐射强度在不超过规定的暴露限值条件下，没有一致的或令人信服的证据表明微波辐射会导致任何的有害健康效应。

（邹　勇）

wēibō fúshè jíxìng xiàoyìng

微波辐射急性效应（acute/short-term effects of microwave radiation） 微波暴露条件下生物体在较短时间内出现的生物学效应。也称微波辐射短期效应。较短时间一般指暴露后即刻、几分钟、数小时或数天不等。与微波辐射慢性/远期效应相对应。急性/短期和慢性/长期是相对的概念，并无严格界限或明确定义。根据微波辐射的暴露参数不同，产生的急性效应各异，相关研究报道的急性效应范围十分广泛，如行为学的变化、神经电生理信号的变化，听觉、视觉的改变等。但在动物实验研究的众多急性效应中，被证实的生物效应一般发生在全身暴露 SAR 值大于 4W/kg 时，此时动物核心温度通常会升高 1℃或更多，除该条件外的急性效应尚存在较大争议。

（邹 勇）

wēibō fúshè mànxìng xiàoyìng

微波辐射慢性效应（chronic/long-term effects of microwave radiation） 重复或连续微波暴露，时间从几个月到几年不等，产生的生物学效应。具体时间取决于研究者考虑的生物系统及其寿命。与微波辐射急性效应相对应。微波辐射慢性暴露的提出源自日常生活，考虑到当今社会人们所处的实际环境，人体一直处于低水平的微波辐射环境下。因此，研究者提出了低水平的长期微波辐射是否对人体健康有害的问题，如长期低水平的微波辐射是否致癌、对神经系统、免疫系统和生殖系统有何影响等都属于微波辐射慢性效应的范畴。尚未有明确的证据表明长期低水平的微波辐射对人体健康有害。

（邹 勇）

wēibō fúshè nǎosǔnshāng xiàoyìng

微波辐射脑损伤效应（damaging effect of microwave radiation on brain） 一定辐射强度微波辐射所致脑各种损伤效应。随着微波技术在通信、医疗、工业、军事和家庭等各个领域的应用，微波辐射已广泛存在于人们的日常生活和工作环境，其对健康造成的危害越来越引起人们的高度重视。一定强度微波辐射可引起脑、生殖、心血管、免疫和眼等的损伤，其中对脑的危害最受关注。

损伤表现 电磁辐射对学习和记忆能力、神经递质、血脑屏障、脑组织结构均有影响。

学习和记忆能力 电磁辐射对学习和记忆的影响是电磁辐射生物效应研究考虑的首要问题。学习和记忆是脑的高级功能，突触可塑性是学习和记忆的神经基础，莫里斯（Morris）水迷宫自英国科学家莫里斯于 1981 年首次设计并使用以来，已成为检验动物学习记忆最常用的方法之一。流行病学调查结果显示，长期低剂量的电磁辐射，可引起受辐射人员脑功能紊乱。动物实验结果也表明，一定条件的电磁辐射可引起实验动物学习和记忆能力下降，主要研究集中在采用不同平均功率密度（2.5~100mW/cm^2）微波辐射大鼠或小鼠，水迷宫实验结果显示其逃避潜伏期明显延长，且平均功率密度越大，此改变越明显。另有研究则认为，电磁辐射对辐射人员和实验动物学习和记忆能力无明显的影响。

神经递质 神经递质是中枢神经系统内信息传递的介质，分为氨基酸类、单胺类和胆碱类神经递质等，在维持脑的正常功能和多种原因引起的脑功能的异常中发挥重要作用。电磁辐射可引起脑内上述多种神经递质代谢紊乱。有研究用比吸收率（specific absorption rate，SAR）为 0.3W/kg、0.45W/kg、0.6W/kg、0.75W/kg、0.9W/kg 和 1.2W/kg 的 2 450MHz 微波辐射大鼠，发现 0.75 W/kg 及以上组纹状体内胆碱摄取降低，0.45W/kg 及以上组皮质和海马组织中胆碱摄取降低，各组在下丘脑均未见明显异常。另有研究发现，5 mW/cm^2 和 10mW/cm^2 微波辐射大鼠后其下丘脑中去甲肾上腺素水平显著下降，脑桥和延髓二羟基苯乙酸（多巴胺的主要代谢产物）显著增加；大脑皮质 5-羟基吲哚乙酸水平均显著升高。还有研究用 10~100mW/cm^2 微波辐射大鼠，发现其海马和大脑皮质氨基酸类神经递质代谢紊乱，含量和释放均异常，且此改变与辐射剂量呈正相关。

血脑屏障 血脑屏障（blood brain barrier，BBB）是微波辐射的敏感靶部位之一。作为大脑的主要防御结构，BBB 在维持脑的内环境和脑与外周信息及物质传递中发挥重要作用，其功能发生障碍，将导致多种中枢神经系统疾病的发生。研究表明，微波辐射后早期，BBB 即出现结构改变，屏障功能破坏，继而引发脑水肿等变化。

有关微波辐射对 BBB 影响仍多集中于中低频率和功率的研究。如别利亚耶夫（Belyaev）等用 SAR 值为 0.4mW/g，脉冲输出功率为 2W 的 GSM 制式（915 MHz）微波辐射大鼠 2 小时即对大鼠 BBB 功能产生一定的影响。另据科斯凯（Cosquer）报道，用 2.45GHz，脑部平均 SAR 值为 3W/kg 的脉冲微波（500pps）辐射大鼠 45 分钟，可引起 BBB 的通透性增加。这表明，微波辐射可导致 BBB 功能的破坏，其损伤程度可依据辐射强度和辐射时间不同而存在差异。

另有研究用 10～100mW/cm^2 高功率微波辐射大鼠 2～5 分钟，发现 BBB 结构改变，表现为脑部血管扩张，毛细血管周隙增宽，脑毛细血管内皮细胞（brain micrangium endothelial cell，BMEC）紧密连接模糊，线粒体空化，星形胶质足突水肿；BMEC 吞饮小泡增加，对指示剂的通透性增加。

但也有相反报道，有研究用 GSM-900MHz（2 小时×50 天）脑部平均 SAR 为 0W/kg，0.14W/kg 和 2.0 W/kg 微波的辐射费歇尔（Fischer）344 只大鼠，结果未见对 BBB 结构与功能产生影响。

脑组织结构　一定强度（10～100 mW/cm^2）的微波辐射可导致实验动物脑组织尤其是海马组织和超微结构损伤，表现为神经元固缩，可呈三角形，染色质浓缩、边集，核膜间隙增宽，内质网扩张，线粒体肿胀、空化、嵴断裂或溶解，胞质中尼氏体减少或消失；血管内皮细胞肿胀、细胞间连接增宽，血管周间隙增宽；突触囊泡增加，突触间隙模糊不清，突触后致密物质增厚，活性区延长，断裂。上述病变可在辐射后 6 小时出现，7 天内呈进行性加重趋势，14 天后趋于恢复。微波对海马组织损伤以 CA4 区和齿状回较重。上述改变与辐射剂量呈正相关，即剂量越大，损伤越重，恢复越慢。

致伤机制　由于电磁辐射对神经行为、学习和记忆能力的影响是国内外学者关注的焦点，对其机制研究也有较多的文献报道，主要研究集中在海马组织差异基因表达、神经生长因子表达、生物膜改变、突触囊泡合成和转运异常、N-甲基-D-天冬氨酸受体（N-methyl-D-aspartate receptor，NMDAR）信号通路、线粒体能量代谢障碍、细胞增殖与死亡信号转导通路研究等方面。

差异基因表达　有研究用 30mW/cm^2 微波辐射威斯塔（Wistar）雄性大鼠，用基因芯片和 RT-PCR 技术，研究微波辐射后大鼠海马组织中基因差异表达，发现大鼠海马组织中出现多种基因差异表达，该差异表达的基因主要涉及线粒体损伤、膜机制、神经递质、NMDA 受体信号通路等。

另有研究用不同频段（S 波段、X 波段和电磁脉冲）电磁波辐射大鼠，用比较蛋白质组学等技术，研究不同频段电磁辐射后大鼠海马组织中差异表达蛋白。辐射后大鼠海马组织差异表达蛋白涉及细胞骨架破坏、能量代谢改变、信号转导及递质合成与释放异常等，并认为上述差异表达蛋白参与了微波辐射致海马组织损伤的病理生理过程。

神经生长因子表达　微波辐射后，大鼠脑组织（皮质和海马）中脑源性神经营养因子（brain-derive neurotrophic factor，BDNF），血管内皮细胞生长因子（vascular endothelial growth factor，VEGF），β-内啡肽，神经肽 Y 等基因表达异常，并认为该基因的异常表达参与了微波辐射致脑组织结构和功能损伤的病理生理过程。

生物膜改变　一定剂量的微波辐射可使体外培养的神经元细胞膜穿孔，细胞内 Ca^{2+} 浓度增加，并认为此改变是微波辐射损伤的重要机制之一。另有研究发现，微波辐射可引起大鼠嗜铬瘤细胞（pheochromocytoma cell，PC12）（经 NGF 诱导，具有神经元样结构和功能）细胞线粒体膜电位下降，细胞膜粗糙度增大、膜穿孔增多，胞内游离钙离子浓度升高，提示微波辐射后神经细胞膜结构破坏、通透性增加以及胞内钙超载是微波辐射诱导神经细胞死亡和功能改变的重要机制。还有研究发现，微波辐射后神经细胞膜受体表达下降和功能异常在微波辐射致突触可塑性改变和学习和记忆功能障碍中也发挥重要作用。

突触囊泡合成、转运异常　一定剂量微波辐射后，大脑皮质和海马神经元突触素Ⅰ、囊泡相关膜蛋白（vesicle-associated membrane protein，VAMP-2）和突触融合蛋白（syntaxin）表达减少，VAMP-2 和 syntaxin 相互作用减少。表明微波辐射可造成突触囊泡内突触素和突触囊泡蛋白表达异常，进一步可能影响神经递质合成和转运障碍。

NMDA 受体信号通路改变　在兴奋性突触中，NMDAR 受体信号通路主要的信号分子包括受体（NR1、NR2A、NR2B 等）、突触后致密物 95（postsynaptic density 95，PSD-95）、钙-钙调蛋白依赖蛋白激酶（Ca^{2+}/calmodulin-dependent protein kinase Ⅱ，CaMKⅡ）和 cAMP 反应元件结合蛋白（cyclic AMP-response element binding protein，CREB）等，调控由突触前向细胞内的传导以及在细胞内的级联释放和传递，参与突触可塑性、学习记忆和认知等多种神经功能，是突触可塑性的重要分子生物学基础。

微波辐射后海马神经元 NMDAR 通道的活动性降低，表现为通道电导下降、开放时程缩短和开放概率降低；但也有阴性的报道。在信号通路分子的表达改变方面，多数研究发现微波辐射后包括 NR1、NR2A、NR2B、NR2C 和 NR2D 在内的受体在基因和蛋白水平均呈现不同程度的表达下调，导致 NMDA 受体数量减少和自身调节功能下降。此外，该信号通路中其他信号分子 PSD-95、CaMKⅡ及 CREB 在微波辐射后的脑组织均表现为表达改变，表明 NMDA 受体信号通路参与了微波辐射后大鼠海马神经元突触可塑性改变的病理生理过程。

能量代谢改变及其机制与微波辐射脑损伤　一定剂量微波辐射后，海马神经元能量代谢障碍，线粒体损伤，出现线粒体肿胀、空化和嵴断裂等改变。琥珀酸脱氢酶（succinate dehydrogenase，SDH）活性和三磷酸腺苷（adenosine triphosphate，ATP）含量降低，乳酸脱氢酶（lactate dehydrogenase，LDH）和活性氧（reactive oxygen species，ROS）含量增加。细胞色素氧化酶（cytochrome oxidase，COX）Ⅰ，Ⅱ和Ⅵ 基因表达异常。另有研究发现，微波辐射可激活低氧诱导因子（hypoxia-induced factor，HIF）1α，并通过活化 p-ERK1/2 激活细胞外信号调节激酶（extracellular signal-regulated kinase，ERK）通路；HIF-1α 激活在微波辐射致 PC12 细胞线粒体损伤中起保护作用，ERK 通路对线粒体功能的保护作用部分通过 HIF-1α 的作用实现。

细胞增殖与死亡信号通路改变　一定条件的电磁辐射可导致 SAPK/JNK 和 HSP27/p38 应激通路短暂性激活、ERK 通路活化及抗死亡基因表达上调。Inoue 等研究发现，频率为 2.45GHz 的微波辐射可引起 PC12 细胞轴突生长，其机制与 CREB 通路活化有关。杨学森等发现，平均功率密度为 65mW/cm^2 的电磁辐射可引起大鼠海马神经元和 PC12 细胞中磷酸化 ERK 高表达，且此改变与辐射诱导的细胞凋亡明显相关。

另有研究发现，Raf 激酶抑制蛋白（raf kinase inhibitor protein，RKIP）调控的 Raf/MEK/ERK 信号通路活化增强在微波辐射诱导的神经细胞死亡中发挥重要调节作用，磷酸化 CREB 表达改变及 Bcl-2/Bax 比值下降均参与了凋亡发生过程，MEK 的特异性抑制剂 U0126 对辐射所致原代海马神经元和 PC12 神经细胞死亡均具有一定保护作用。这提示，丝裂原活化的蛋白激酶（mitogen-activated protein kinase，MAPK）信号通路活化及其介导的基因转录改变是微波辐射致神经细胞凋亡的重要机制。

治疗措施　微波辐射的生物效应尚未完全阐明，尚缺乏特异诊断指标和防治方法。对于微波辐射引起的损害，只能对症治疗。电磁辐射的防护措施仍以物理防护为主，以各种含金属丝等屏蔽或吸收材料的防护服应用最为广泛。对于微波辐射的防护，建议人们尽量避免接受微波辐射，远离电视发射塔、雷达站等辐射强烈的区域。对于经常受到微波辐射的人员，中国已研制出有一定性能的防护服。

有关电磁辐射的防治药物研究报道较少，尚缺乏特异防治药物。但不少学者已做了一些有益的探索，并取得一定进展。Xu ZW 等发现胆茶碱能减轻微波辐射所致的记忆功能损害；安多霖预防及治疗微波辐射损伤，可提高大鼠学习记忆能力、减轻海马结构损伤以及氨基酸类神经递质失调使之得以恢复；1,6-二磷酸果糖可使海马 ATP 含量增加、单胺氧化酶活性降低，且可使 COX Ⅰ、Ⅱ和Ⅳ mRNA 及蛋白表达趋于恢复。

（彭瑞云）

wēibō fúshè xuéxí jìyì nénglì biànhuà

微波辐射学习记忆能力变化

(effect of microwave radiation on learning and memory ability) 一定辐射强度的微波辐射所致人员学习和记忆能力的改变。国内外对此做了大量研究，因条件不同结果并不完全一致。绝大多数观点认为，一定条件的微波辐射可导致人或动物的学习和记忆能力下降。

损伤表现　微波辐射可引起受辐射人员脑功能紊乱，重者可出现行为异常、神经衰弱、失眠多梦、记忆力减退等。微波辐射与老年痴呆也存在关联。微波辐射后学习和记忆能力的改变主要表现为空间参考记忆、短时记忆、长时记忆及运动性学习记忆能力下降。微波辐射所致学习记忆能力下降具有速发性、持续性和可恢复性特点，其损伤程度与辐射条件相关。

致伤原因　长期接触微波辐射的工作人员或意外受到大剂量微波辐射的公众均可表现为学习记忆能力下降，其发生机制与海马脑区功能障碍密切相关，海马组织形态的改变是认知功能障碍的结构基础。微波辐射致海马神经元形态改变主要表现为细胞变性甚至坏死，细胞膜表面形态及通透性改变，线粒体、突触结构破坏以及血管周间隙增宽等。微波辐射对学习记忆能力影响的调控机制包括海马组织差异基因表达、细胞膜结构与功能损伤、突触囊泡合成和转运异常、神经递质含量变化、胞内信号转导异常、线粒体能量代谢功能障碍以及血脑屏障通透性改变等。

治疗措施　微波辐射致学习

记忆能力变化的分子机制尚未完全阐明，目前尚缺乏其特异诊断指标和防治方法。已有的防护措施仍以物理防护为主，以各种含金属丝等屏蔽或吸收材料的防护服应用最广泛。防治药物的研究报道较少，主要集中于茶碱、中药复方制剂安多霖以及免疫调节剂等中药化合物。

（左红艳）

wēibō fúshè shénjīng dìzhì biànhuà

微波辐射神经递质变化

（effect of microwave radiation on neurotransmitter） 一定辐射强度微波辐射所致脑内神经递质含量、释放量和摄取量以及体液中神经递质及其代谢产物含量等的变化。微波辐射神经递质变化既与突触囊泡的改变有关，又可引起突触后膜致密物和活性区长度的改变，并参与长时程增强和长时程抑制，因此微波辐射神经递质的变化在辐射所致的学习记忆异常中发挥重要作用。

损伤表现 在微波辐射致脑损伤中，乙酰胆碱主要参与学习记忆、感觉和运动等功能异常，一定剂量微波辐射可引起皮质和海马乙酰胆碱含量增加，乙酰胆碱释放减少，胆碱摄取降低，且与辐射剂量呈正相关。谷氨酸作为主要的兴奋性氨基酸递质在兴奋性突触传递、学习记忆和突触可塑性等方面发挥重要功能作用，在一定剂量微波辐射后，谷氨酸减少有可能抑制兴奋性突触传递而参与学习记忆能力障碍过程，但当辐射剂量过大时，却会引起过多的谷氨酸释放而对神经元造成毒性作用。γ-氨基丁酸作为主要的抑制性氨基酸递质，低剂量微波辐射使其含量和释放增加可促进神经元生长和突触形成，同时抑制神经兴奋毒性的产生，高剂量微波辐射使其含量和释放增加而丧失对神经元保护作用，促进神经元损伤。在微波辐射致脑损伤中，儿茶酚胺主要参与辐射致精神行为和感觉异常的调节，5-羟色胺在辐射所致学习记忆、精神情绪、行为等方面的异常中发挥重要功能作用。一定剂量微波辐射可引起大鼠脑单胺能活性抑制，其代谢过程受损，表现为大脑皮质、海马和下丘脑中去甲肾上腺素水平下降，多巴胺和5-羟色胺含量减少，大脑皮质中5-羟色胺代谢产物5-羟基吲哚乙酸水平升高。

致伤机制 微波辐射神经递质变化与微波辐射所致突触前线粒体、囊泡结构和功能的异常密切相关。其中微波辐射后突触前线粒体损伤、能量代谢异常致神经递质合成异常，可引起神经递质含量和释放变化，具体机制参见微波辐射能量代谢变化调控；微波辐射致突触前膜和突触囊泡结构功能异常、相关分子表达改变，引起神经递质释放变化，此外微波辐射引起神经递质转运体异常，可使神经递质摄取和释放变化，具体机制参见微波辐射突触囊泡变化。

治疗措施 微波辐射致神经递质变化尚缺乏特异的治疗措施，轻度损伤可通过自身调节恢复，重度损伤可通过给予相应的神经营养因子、能量代谢调节药物或微波辐射防护药物进行治疗。

（左红艳）

wēibō fúshè nǎozǔzhī xiànlìtǐ sǔnshāng xiàoyìng

微波辐射脑组织线粒体损伤效应

（damaging effect of microwave radiation on mitochondria of brain） 一定辐射强度微波辐射所致脑组织内线粒体结构和功能变化。神经元因其功能特殊性，对能量减少极为敏感。线粒体结构和功能复杂而敏感多变，是许多刺激因素最早累及的靶点之一。微波辐射后，线粒体是最早出现病理改变的细胞器之一。微波辐射对脑组织线粒体的损伤效应包括线粒体结构和功能的改变。损伤出现早且严重，恢复缓慢。其损伤程度具有一定的剂量效应关系。

损伤表现 线粒体结构破坏表现为大小、形态不一致和肿胀、嵴紊乱以及大量空化等（图1）。线粒体功能破坏包括能量代谢障碍和膜功能损伤。代谢障碍主要表现为：①三磷酸腺苷（adenosine triphosphate，ATP）含量降低。②代谢酶活性变化，琥珀酸脱氢酶（succinate dehydrogenase，SDH）含量和活性降低，单胺氧化酶（monoamine oxidase，MAO）活性升高，复合体Ⅰ还原型辅酶Ⅰ（nicotinamide adenine dinucleotide-reduced，NADH）活性增加，复合体Ⅳ细胞色素氧化酶（cytochrome c oxidase，COX）活力降低，但微波辐射后大鼠脑组织总ATP酶、Na^{+}-K^{+}-ATP酶、Ca^{2+}-

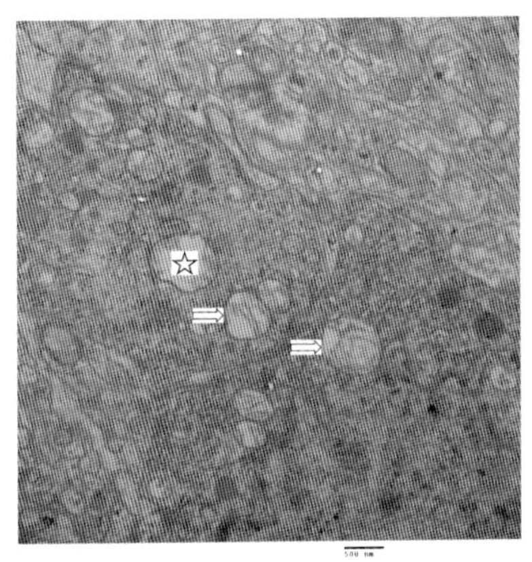

图1 微波辐射后脑线粒体超微结构（TEM，×55 800）

注：☆线粒体嵴紊乱断裂；⇨线粒体空化。

ATP 酶活性改变尚存争议，有增加和下降两种不同改变。③磷酸肌酸（creatine phosphate，CP）含量下降。膜损伤主要表现为微波辐射后脑线粒体膜电位下降。微波辐射对脑线粒体结构功能损伤具有一定的剂量效应关系，随着微波辐射平均功率密度的增加，线粒体结构损伤程度加重，SDH 含量降低的程度显著加强，ATP 酶恢复的时间也增加，Ca^{+}-Mg^{+}-ATP 酶呈由高到低的变化趋势；SAR 相对较高的暴露组 COX 活力低于 SAR 相对较低的暴露组。

致伤机制 ①线粒体呼吸链亚基基因表达异常：微波辐射可能通过抑制线粒体呼吸链导致脑组织 ATP 含量的减少。微波辐射后脑神经元复合体Ⅳ亚基 COXⅠ、Ⅱ和Ⅳ在转录和翻译水平表达均降低，提示能量合成受阻，线粒体功能受损。COX 的调控因子线粒体转录因子（mitochondrial transcription factor，mtTFA）表达降低、转运受抑，可能与线粒体损伤加重以及线粒体呼吸链电子单价泄漏增强而产生更多的活性氧（reactive oxidase species，ROS）产物等因素继发损伤有关。②生物膜损伤：微波辐射后神经元细胞膜表面粗糙不平，有多量凹陷和穿孔出现，表明电穿孔导致细胞膜形态结构的改变，可能会进一步影响细胞内离子浓度、神经递质含量和细胞器结构等的改变。③其他：低氧诱导因子（hypoxia-induced factor，HIF）-1α 和细胞外信号调节激酶（extracellular signal-regulated kinase，ERK）通路的活化参与微波辐射致海马线粒体损伤的过程，并可能发挥修复线粒体损伤的作用。

治疗措施 600mg/kg 还原型谷胱甘肽对 50mW/cm^2 微波辐射后大鼠脑线粒体 ATP 酶和 SDH 活性有恢复作用，可能通过改善线粒体能量代谢促进损伤修复。350mg/kg 1,6-二磷酸果糖对 30mW/cm^2 微波辐射后大鼠海马组织结构尤其线粒体损伤有一定的促恢复作用，可提高大鼠海马线粒体 SDH 活性和 ATP 含量，对能量代谢有一定的改善作用，并且对辐射后线粒体呼吸链亚基 COXⅠ、Ⅱ和Ⅳ基因表达减少有一定的促恢复作用。3g/(kg·d) 安多霖对微波辐射致大鼠海马线粒体呼吸链 COX 表达降低有较明显改善作用，其治疗效果更为显著。

微波辐射对脑线粒体的影响已基本被人们认识，主要是通过微波辐射对线粒体结构和功能的改变，引起脑能量代谢的障碍和死亡发生等，最终造成细胞损伤。但这一领域仍然存在一些问题如微波辐射对线粒体结构和功能改变的量-效关系仍没有明确的结论、微波辐射致线粒体损伤的分子机制仍不清楚、微波辐射的防治问题仍需探索。

（赵 黎）

wēibō fúshè nǎonéngliàng dàixièméi biànhuà

微波辐射脑能量代谢酶变化

（effect of microwave radiation on energy metabolic enzyme in brain） 一定辐射强度微波辐射所致脑内能量代谢酶变化。能量代谢是维持细胞正常生理功能的必要条件，它是生物体内伴随物质代谢过程而发生的能量的释放、转移、贮存和利用的过程。这一过程是在线粒体中完成的。腺苷三磷酸（ATP）的生成和含量与线粒体氧化磷酸化及三羧酸循环密切相关，上述过程的执行者即各种代谢酶活性的变化显得尤为重要。线粒体中已被确认的百余种酶，分布在各个结构组分中，如外膜中含有合成脂类的酶类，内膜中含有执行呼吸链氧化反应的酶系和 ATP 合成酶系，基质中有高浓度的多种酶的混合物。微波辐射对线粒体能量代谢酶的影响包括酶活性和含量的变化，其敏感性高，变化出现早，提示能量代谢障碍。

损伤表现 ①线粒体呼吸链上复合体酶活性改变：还原型辅酶Ⅰ（nicotinamide adenine dinucleotide-reduced，NADH）是线粒体呼吸链中复合体Ⅰ的组成部分之一，微波辐射后海马神经元 NADH 活性增加；复合体Ⅳ细胞色素氧化酶（cytochrome c oxidase，COX）活力降低。②能量代谢标志酶活性变化：SDH 在微波辐射后的动物脑中含量和活性均降低。但微波辐射后大鼠脑组织总 ATP 酶、Na^{+}-K^{+}-ATP 酶、Ca^{2+}-ATP 酶活性改变尚存争议，有增加和下降两种不同改变。③剂量效应关系：微波辐射对脑线粒体能量代谢酶的损伤具有一定的剂量效应关系，随着微波辐射平均功率密度的增加，SDH 含量降低的程度显著加强，ATP 酶恢复的时间也增加，Ca^{+}-Mg^{+}-ATP 酶呈由高到低的变化趋势；SAR 相对较高的暴露组 COX 活力低于 SAR 相对较低的暴露组。

致伤机制 微波辐射对线粒体呼吸链的损伤导致其上各复合体基因表达下降（如 COX 等），使代谢酶活性下降。细胞内钙超载损害线粒体内膜，对能量代谢酶有抑制作用。大量自由基直接损伤酶的结构，使酶活性进一步下降。但同时微波辐射使脑组织对 ATP 的需求增加，可能是出现部分能量代谢酶活性升高的主要原因。

治疗措施 600mg/kg 还原型谷胱甘肽对 50mW/cm^2 微波辐射后大鼠脑线粒体 ATP 酶和 SDH 活性有恢复作用。350mg/kg 1,6-二磷酸果糖可提高 30mW/cm^2 微波辐射后大鼠海马线粒体 SDH 活性和 ATP 含量，对能量代谢有一定的改善作用。3g/(kg·d) 安多霖对微波辐射致大鼠海马线粒体呼吸链 COX 表达降低有较明显改善作用，其治疗效果更为显著。

（赵 黎）

wēibō fúshè shénjīngyuán sǔnshāng xiàoyìng

微波辐射神经元损伤效应

(damaging effect of microwave radiation on neuron) 一定强度微波辐射所致脑组织内神经元变化。微波辐射可引起脑组织发生结构变化，尤以神经元损伤较为明显。海马组织与学习和记忆功能密切相关，是学习和记忆的物质基础，微波辐射对学习和记忆功能的损害可能是由于对大脑海马组织损伤造成。

损伤表现 光镜下，一定剂量的微波辐射大鼠皮质、海马等处，神经元胞体变小，固缩变形略呈三角形，胞核呈三角形、梭形和菱形等改变，严重可见坏死，病变以 CA-4 区和齿状回较重（图1）。胞质尼氏体减少（图2），部分细胞尼氏体消失。采用原位末端标记技术显示微波辐射后凋亡的神经元增加（图3）。

电镜下，微波辐射后，神经元线粒体肿胀、部分空化、嵴断裂（图4），突触内囊泡堆积或见排空现象（图5），突触结构模糊，间隙不清，突触后致密物质增厚，活性区延长，断裂。核膜间隙增宽，染色质浓缩、边集。

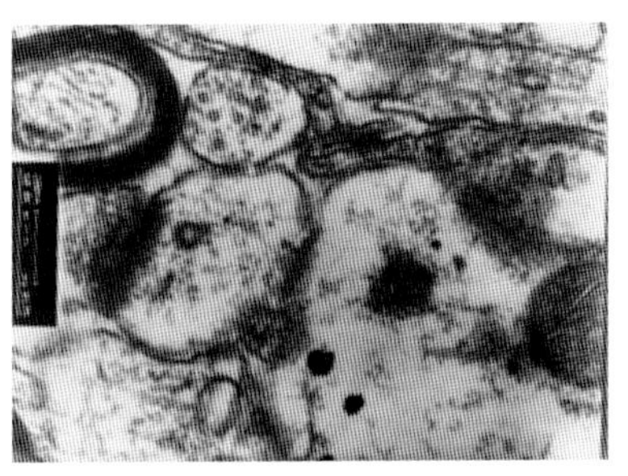

图5 12mW/cm^2 HPM 辐射后 3 天大鼠海马组织（TEM ×60 000）

注：示神经元突触结构模糊，间隙不清，突触内囊泡见排空现象。

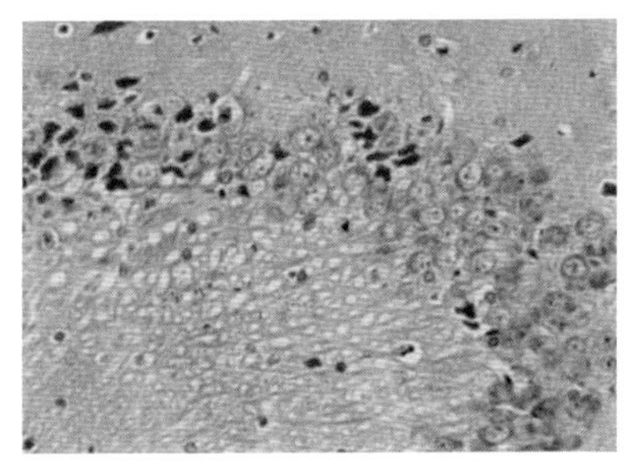

图1 28mW/cm^2 HPM 辐射后 1 天大鼠海马组织（HE ×400）

注：示神经元变性、坏死。

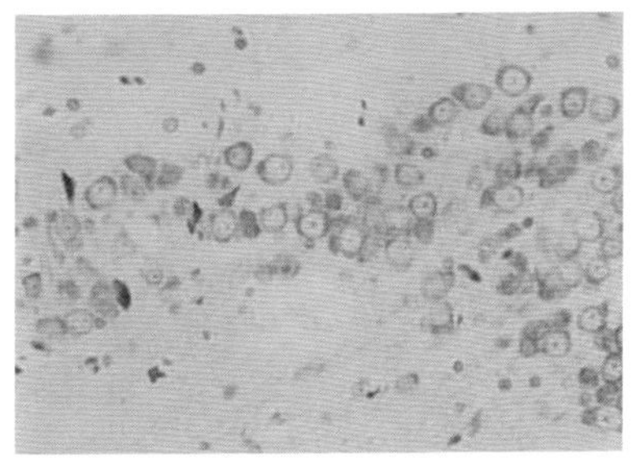

图2 12mW/cm^2 HPM 辐射后 3 天大鼠海马组织（甲苯胺蓝 ×400）

注：示神经元尼氏体明显减少。

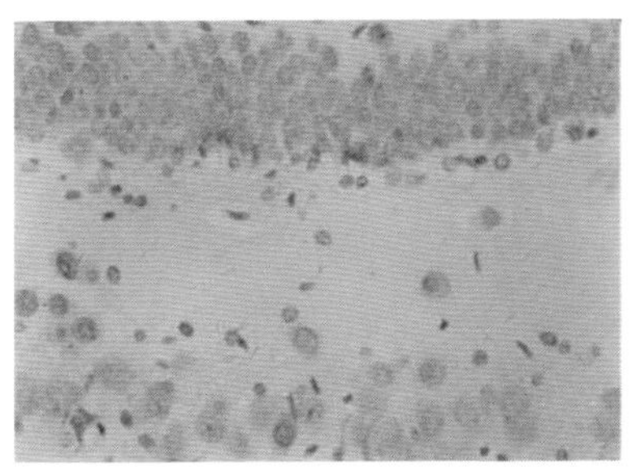

图3 12mW/cm^2 HPM 辐射后 3d 大鼠海马组织（TUNEL ×400）

注：示凋亡细胞多见。

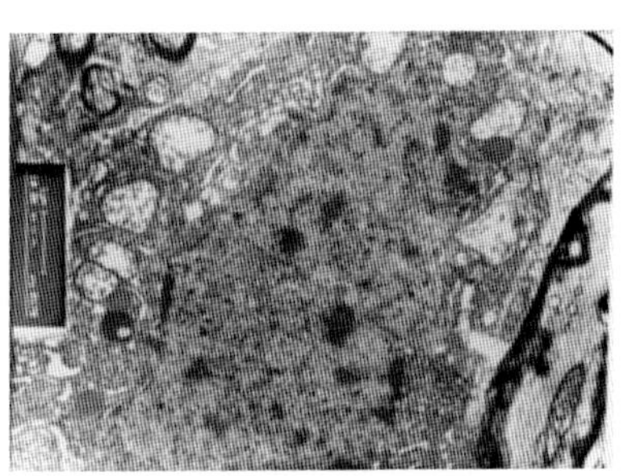

图4 12mW/cm^2 HPM 辐射后 3 天大鼠海马组织（TEM ×10 000）

注：示神经元线粒体肿胀、空化，嵴断裂。

致伤机制 海马神经元增殖与死亡，细胞膜、细胞内钙离子 [Ca^{2+}]、神经递质、受体以及信号分子等参与微波辐射致海马神经元损伤过程。海马组织中兴奋性氨基酸的增加亦可造成海马组织结构损伤。Caspase-3 是 HPM 照射引起的凋亡过程中的一个重要环节。脑组织内兴奋性氨基酸浓度急性升高，可引起 NMDAR 的大量表达，通过 NMDAR 介导的兴奋性氨基酸神经毒性作用，可导致神经元的死亡。细胞膜穿孔在 HPM 辐射后海马神经元损伤中扮演重要角色。电穿孔是在外加短时强电脉冲时，细胞膜结构重组，在细胞膜脂质双分子层上形成瞬时微孔，细胞膜的通透性增强，暂时失去屏障功能，离子、水分等可以自由通过细胞膜。高强度的电磁辐射会对细胞膜和细胞核造成不可逆性电击穿，膜结构破裂，细胞死亡，组织损伤。即细胞膜表面粗糙不平，有多量凹陷和穿孔出现。电穿孔导致细胞膜形态结构的改变，可能会引起细胞膜上相关蛋白、离子通道及受体的改变，进一步影响细胞内离子浓度、神经递质含量和细胞器结构等的改变。

微波辐射可直接对神经元造成结构损伤，尤其可能是对细胞膜造成穿孔等破坏，导致神经递质异常释放，NMDAR 等发生改变，Ca^{2+}通过异常开放的膜受体通道或穿孔大量进入细胞内，导致 NO 的大量合成和即早基因的持续表达等改变。一方面，过量的细胞内 Ca^{2+}、NO 和即早基因蛋白会导致细胞变性、凋亡、坏死和增殖活性下降等损伤，另一方面，影响 LTP 的形成，造成学习和记忆功能的障碍。

治疗措施 有关微波辐射药物防治的药物少见。1,6-二磷酸果糖、还原型谷胱甘肽、天然植物银杏叶成分（Ginkgo biloba）、牛磺酸、维生素 E 和硒等可通过对自由基的清除，一定程度上改善微波对神经细胞的损伤作用。安多霖胶囊、微量元素、芩丹扶正胶囊等对微波辐射脑损伤有一定防治作用。

（彭瑞云）

wēibō fúshè jiāozhì xìbāo sǔnshāng xiàoyìng

微波辐射胶质细胞损伤效应

（damaging effect of microwave radiation on colloid cell） 一定强度微波辐射所致胶质细胞变化。胶质细胞是存在于中枢神经系统中除神经元以外的神经细胞，主要有星形胶质、小胶质、少突胶质和室管膜细胞等。可分泌多种生物活性物质，对神经元起支持、营养等作用，有吞噬、清除退变组织等作用。一定条件的微波辐射除引起神经元结构改变外，还可引起神经胶质损伤。

生理条件下，胶质细胞纤维酸性蛋白（GFAP）存在于星形胶质中，可视为星形胶质的标志物。GFAP 的含量与其在胞内的分布对于星形胶质突起的形成和结构稳定至关重要。

损伤表现 光镜下可见，一定剂量的微波辐射可引起部分胶质肿胀，胞质疏松，核固缩深染。电镜下见星形胶质核膜间隙增宽，核染色质固缩、深染，边移（图 1），胞质疏松，胞质中细胞器减少，线粒体肿胀、部分空化。当神经元退变时，可见胶质细胞吞噬神经现象（图 2）。星形胶质可表现为胞体肥大，形成反应性星形胶质化；小神经胶质出现增生反应。

星形胶质内含丰富的 GFAP，呈细丝状，沿细胞突起分布（图 3）。一定剂量微波辐射后 6 小时，海马组织中 GFAP 表达增强；于照后 3 天内进行性增加，至 3 天时达高峰，沿细胞突起分布的 GFAP 明显变短，变粗（图 4）；7 天后逐渐恢复；但至 28 天时仍未恢复至正常水平。其定量分析结

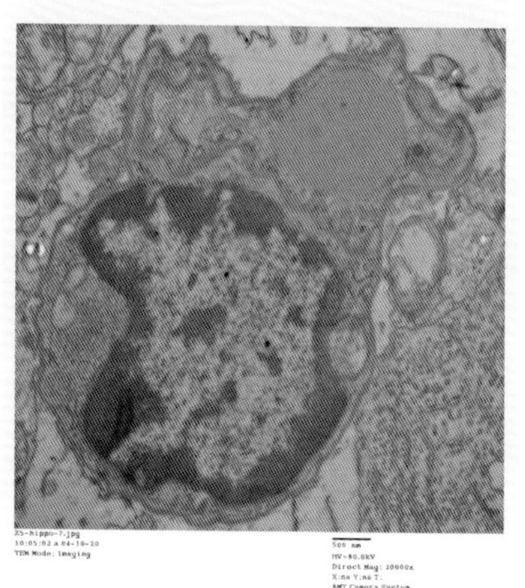

图 1 12mW/cm² 微波辐射后 3 天大鼠海马组织（TEM scale bar=500nm）

注：示星形胶质胞核膜间隙增宽，核染色质浓缩、边移。

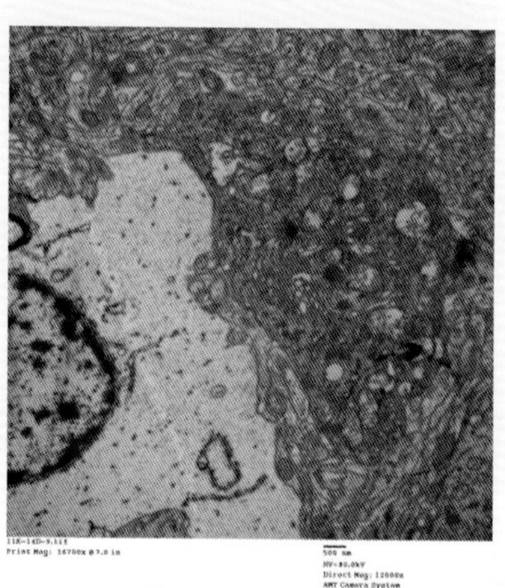

图 2 30mW/cm² 微波辐射后 14 天大鼠海马组织（TEM scale bar=500nm）

注：示胶质胞质疏松，细胞器减少。

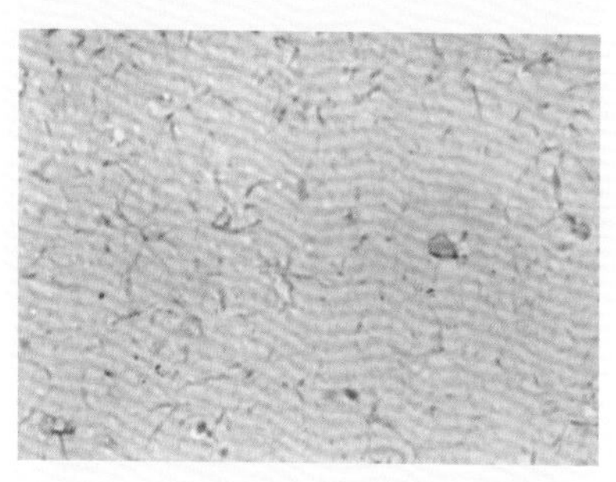

图 3 对照组大鼠海马组织（SP×400）

注：示海马星形胶质内 GFAP 呈细丝状，沿细胞突起分布。

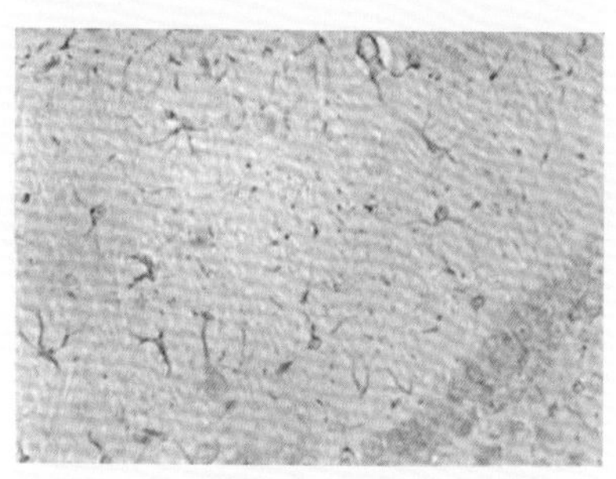

图 4 12mW/cm² HPM 辐射后 3 天大鼠海马组织（SP×400）

注：示星形胶质内 GFAP 表达增强。

果见表。

致伤机制 微波辐射致胶质损伤机制知之甚尚少，远不如微波辐射致神经元损伤机制研究深入。主要研究集中在胶质增殖、活化分泌活性物质改变及其相关信号通路研究。

（彭瑞云）

wēibō fúshè xuè-nǎopíngzhàng sǔnshāng xiàoyìng

微波辐射血脑屏障损伤效应（damaging effect of microwave radiation on blood-brain barrier）

一定辐射剂量和辐射时间微波辐射可使生物体血脑屏障结构和功能变化。导致血脑屏障通透性增加，引发脑水肿等一系列中枢神经系统的病变。一般情况下，这种改变是可逆的，但长时间的高剂量微波辐射将导致严重的不可逆性脑损伤。

损伤表现 血脑屏障（blood brain barrier，BBB）主要由脑毛细血管内皮细胞（brain micrangium endothelial cell，BMEC）、基膜和星形胶质足突三层基本结构组成。其主要功能是构建紧密障碍，选择性调节某些分子进入脑组织和阻止有害物质入脑。一定强度的微波辐射可导致 BBB 结构和功能的破坏，其损伤程度可能依辐射强度和辐射时间而不同。20 世纪 80 年代初期研究发现，低频微波辐射后 BBB 病理改变出现早且恢复迅速，为可逆性损伤。21 世纪以来的研究表明，中等剂量的微波辐射一段时间后，生物体大脑内的海马组织中星形胶质足突即出现水肿；而高剂量微波在极短的辐射时间（数分钟）内，便可导致生物体大脑内的海马组织水肿、疏松，血管扩张。神经细胞、星形胶质和 BMEC 均有损伤，表现为混合型脑水肿。透射电镜下可观察到毛细血管周隙增宽，BMEC 的紧密连接发生断裂，线粒体空化等超微结构的改变。其屏障功能紊乱则主要表现为对大分子指示剂的通透性增加。

致伤机制 比较复杂，涉及不同细胞信号通路、细胞因子、细胞内外钙离子浓度以及 BBB 中的紧密连接蛋白等，其共同之处是改变细胞骨架和跨膜分子的连接，调控 BBB 三层基本结构的变化，进一步引起 BBB 通透性的增加。其中，BBB 执行功能的主要结构基础，即覆盖毛细血管腔面的内皮细胞中的紧密连接是关键因素。调节 BBB 通透性主要通过 2 条信号途径，一条是细胞内信号传递至紧密连接，以调节细胞间渗透性；另一条是紧密连接作为受体将细胞外信号传递至细胞内，调节基因表达、细胞增殖及分化。细胞内和细胞外钙离子浓度的升高均可导致 BBB 通透性改变。微波辐射可将细胞膜击穿形成孔道，胞外钙离子通过此类孔道进入细胞，引起胞内钙升高，引起信号通路的级联放大效应，通过激活细胞内蛋白激酶 A、蛋白激酶 C 和环磷酸腺苷反应元件结合蛋白等引起基因转录和表达改变，BBB 构成分子的表达和分布变化。

治疗措施 BBB 中紧密连接蛋白的变化及其相关信号通路的调节与微波辐射导致的 BBB 功能状态改变密切相关。紧密连接蛋白磷酸化水平的改变在涉及 BBB 通透性增加的相关疾病的发病机制中起着重要作用。血管内皮细胞生长因子受体酪氨酸激酶抑制剂以及丝裂原细胞外激酶的特异性抑制剂的干预均可通过阻断相应的信号通路而使蛋白的磷酸化水平发生改变，减轻辐射造成的损伤，在一定程度上抑制 BBB 通透性的增加。但此项研究尚未进行临床验证。鉴于紧密连接蛋白具有多个磷酸化位点，而针对各个位点磷酸化对紧密连接构成和功能的影响机制尚未阐明，需要更多广泛而深入的研究。通过不同途径寻找合适的药物作用靶点，调节紧密连接蛋白的磷酸化状态，减少其胞膜上定位及表达改变，对于维持 BBB 正常结构和功能以及提供微波辐射致血脑屏障损伤防治措施都有重要的指导意义。基质金属蛋白酶抑制剂也可减少内皮细胞中紧密连接蛋白的降解，保护 BBB 完整性，减轻因缺血缺氧引发的脑水肿。

（李　翔）

表　12mW/cm^{2}微波辐射后大鼠海马组织中 GFAP 表达变化（Pixel）

辐射后时间	MOD	IOD
对照组	0.167±0.015	10.797±2.544
6 小时	0.187±0.038	17.210±7.797
1 天	0.237±0.025*	32.237±15.967
3 天	0.261±0.022**	41.683±17.368*
7 天	0.220±0.010**	28.637±7.217*
14 天	0.220±0.017*	24.633±7.443*
28 天	0.203±0.015*	14.533±4.037

注：与对照组比较：$^*P<0.05$，$^{**}P<0.01$。

wēibō fúshè nǎoxuèguǎn sǔnshāng xiàoyìng

微波辐射脑血管损伤效应

(damaging effect of microwave radiation on cerebral vessels) 一定强度微波辐射所致生物体脑部微血管病变，易引发脑水肿和出血等。其损伤程度依辐射时间和辐射剂量不同而异。

损伤表现 微波辐射后生物体脑微血管的主要损伤是包括大脑皮质、海马、小脑和丘脑组织在内的小血管和毛细血管扩张、充血、出血和间质水肿。大脑海马区毛细血管淤血，神经元、神经胶质和血管内皮细胞肿胀，个别内皮细胞有死亡的征象，染色质出现浓缩，边移。辐射时间越长，损伤越重。高剂量微波辐射后几小时内，即可见内皮细胞和脑血管周围水肿，胞内线粒体肿胀，少数嵴发生空泡变；辐射后1~3天，脑组织各部位血管周围水肿进一步加重，血管周围出现液化灶，血管内皮细胞紧密连接模糊，甚至消失，内皮细胞和神经细胞内线粒体肿胀更明显，较多嵴发生空泡变、断裂。生物体脑部微血管对大分子指示剂的通透性增加，提示脑微血管的结构发生明显损伤，且损伤改变具有部位差异性，以大脑皮质和海马为重。损伤发生程度与辐射剂量呈正相关，低剂量时呈可逆性改变，剂量越大，损伤发生越早，程度越重。

致伤机制 微波辐射后线粒体的损伤可能导致了内皮细胞和胶质细胞水肿，使细胞膜的结构或通透性发生改变，导致组织的淤血水肿，与有关报道认为细胞膜是电磁场作用的主要位点观点一致。微波辐射后缺氧诱导因子-1α、诱导型一氧化氮合酶及血管内皮细胞生长因子等分子表达改变也均与脑微血管损伤密切相关。微波辐射后，局部脑微循环紊乱，供氧能力下降，可能是刺激缺氧诱导因子-1α 表达增加的因素。缺氧诱导因子-1α 可以调控血管内皮细胞生长因子和诱导型一氧化氮合酶的表达。血管内皮细胞生长因子可促进毛细血管通透性的增加。一氧化氮于生理浓度可作为神经递质参与神经系统的生长发育和学习记忆等正常功能的发挥，也是脑内血流调控的重要分子，因其是脂溶性的小分子可以直接从生成部位扩散至周围组织，通过某种信号转导通路扩张微血管。高剂量微波辐射后，诱导型一氧化氮合酶于毛细血管内皮细胞表达明显增强，产生大量的一氧化氮使毛细血管扩张，同时可导致内皮细胞的损伤。

治疗措施 微波辐射引起的轻度脑血管损伤为可逆性病变，一般不需药物治疗，经过一段时间后可自行恢复。如生物体脑血管损伤程度严重，首先采用相应药物脱水治疗，减轻脑水肿；其次关键是降低生物体的血管通透性，促进血管再生，如成纤维细胞生长因子-2 是血管生长因子家族重要成员之一，它具有促血管内皮再生、抑制内膜增生、促进血管侧支循环建立和改善内皮细胞依赖性血管舒张的作用，是促进脑微血管功能恢复的重要因子之一。一些对症物理疗法也可以作为治疗的辅助手段与药物一同应用。

（李　翔）

wēibō fúshè xīnxuèguǎn sǔnshāng xiàoyìng

微波辐射心血管损伤效应

(damaging effect of microwave radiation on cardiovascular) 一定强度微波辐射所致心血管系统损伤效应。随着微波技术的发展，人们既享受其利也面临其弊。尤其是随着网络、通信、广播、电视、工业电器设备、家用电器的普及，并且这些设备功率和频率条件日益增多，它们所发出的微波辐射强度也日益增高，已成为损伤人类健康的物理因素之一。心脏作为对微波辐射较为敏感的靶器官之一，逐渐成为国内外学者关注的焦点。

损伤表现 微波辐射对心脏功能、结构均可产生相关影响。心脏损伤与辐射剂量之间存在一定关系。

心脏功能的变化　心血管系统是对微波辐射较为敏感的靶器官之一。长期反复受功率密度为 $100\mu W/cm^2$ 以上微波作用，人的心血管系统会出现功能性改变，如低血压、心率缓慢、心房和心室传导延时，心电图波形改变等。微波辐射对心脏功能的影响主要表现在心率、心电图和心肌酶谱的改变。

心率的变化　微波对心率的影响主要是微波的热效应所致，心率变化程度取决于生物体体温升高的速率，而不是单纯的体温上升的绝对值大小。耀亨（Jauchem）等用 38 mW/cm^2 的 350MHz 微波辐射大鼠后，其心率显著增加。他还认为，受高频率微波辐射时，由于组织对微波能量的吸收不同，动物体内温度梯度较大，心率增加效应更明显。帕霍莫夫（Pakhomov）等用脉冲微波辐射离体蛙心，即刻见其心搏间期（inter-beat-interval，IBI）缩短，且与热效应成比例，当热效应超过生理限度时，心搏短暂停止。Huber 以 900MHz 的射频磁场对健康志愿者睡觉前进行辐射，出现觉醒时和一期睡眠时的心率减慢。也有报道长波脉冲电磁场职业人群心率明显降低。实验室辐射条件或实验动物不同，结果也有差异，还难对微波辐射致心动过速或过缓做出合理的解释。

心电图改变　心电图是反映心脏传导系统异常的敏感指标之一。中高功率电磁波常引起心电图的改变，可见 T 波倒置、ST 段升高、传导阻滞等，甚至出现缺血性改变。低强度电磁场职业人员心电图可出现窦性心律不齐，T 波下降等。丁朝阳等调查 3 000MHz，72～100μW/cm^2 微波作业人员未见明显心动过缓和窦性心律不齐，但 P 波改变、房室传导阻滞和束支传导阻滞等的发生率显著增加。100mW/cm^2 以下的微波作业人员心电图发生异常，如窦性心律不齐，ST-T 改变，P 波时限、P-Q、P-R 及 Q-T 间期延长。一定剂量的微波辐射可使实验动物的心电图 P 波低平，并出现游走性心率。

心肌酶谱改变　心肌受损时，心肌细胞内各种酶释放入血，引起一系列血清酶学变化。长波脉冲职业人群中，血清天门冬酸氨基酸转移酶活性降低。受微波辐照的大鼠，所有心肌酶谱活性紊乱或呈下降趋势，其中以肌酸激酶的变化最敏感，于 6 小时～1 个月一直显著降低，这一效应不仅有早期效应，也有持续和后期效应。另有学者发现微波照后短期内心脏组织一氧化氮合酶升高。

心脏自主神经紊乱　微波辐射引起心脏自主神经系统功能紊乱，是对人体健康危害较有特征性表现。心率变异性（heart rate variability，HRV）是评价心脏自主神经活动的较好指标，中频电磁辐射可影响 HRV，辐射的最大值强度与 HRV 的高频功率谱呈负相关。

心脏组织结构改变　微波被生物体吸收后，会使机体组织发生生物化学或物理化学作用，引起正常生理功能的破坏，造成机体产生暂时的或永久性的病理状态，长期接触电磁波的人群，心肌呈现营养不良性改变。微波辐射后心脏的病理变化可从光镜和电镜观察。

光镜　正常大鼠心肌纤维排列整齐，肌质丰富，核呈卵圆形，位居中央（图 1），肌纤维横纹、闰盘清晰；窦房结 P 细胞位于右心房心外膜下，较一般心肌细胞小，细胞核大呈圆形或椭圆形，成团或单独存在，浦肯野（Purkinje）纤维位于心内膜下，较心肌细胞短而宽（图 2）。

一定剂量的微波辐射可引起心肌组织结构的改变，主要有心肌纤维排列紊乱（图 3）、颗粒变性、肌质凝聚甚至断裂、核染色质浓缩，横纹不清甚至消失，闰盘增宽，窦房结 P 细胞变性（图 4）、坏死，浦肯野纤维溶解；PTAH 染色可见早期变性的心肌细胞呈紫蓝色位于心内膜下，横纹不清甚至消失（图 5，图 6）。

中高功率微波辐射常引起心肌细胞的损伤，特别是窦房结、房室结、传导纤维的病变更为明显，轻者会导致细胞退变，重者则细胞坏死和凋亡。一定剂量微波辐射大鼠后，1 小时可见心肌纤维排列紊乱，粗细不均，肌质颗粒变性和水变性。6 小时病变肌纤维均质红染，横纹不清或消

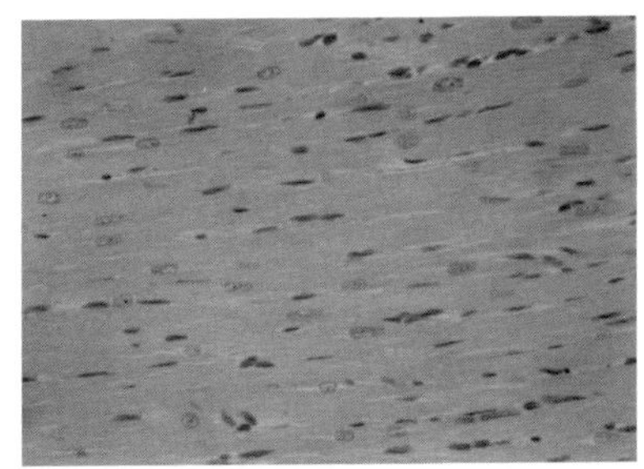

图 1　正常对照组大鼠心脏（HE×400）

注：示正常组织结构。

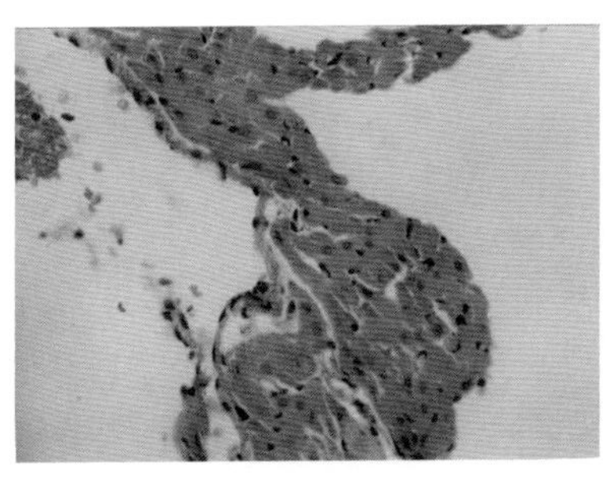

图 2　正常对照组大鼠心脏（HE×400）

注：示正常 P 细胞。

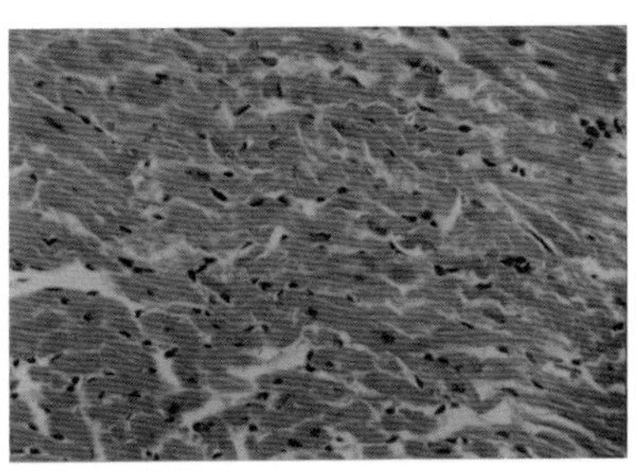

图 3　100mW/cm^2 微波辐射后 6 小时大鼠心脏（HE×400）

注：示心肌纤维波浪状排列。

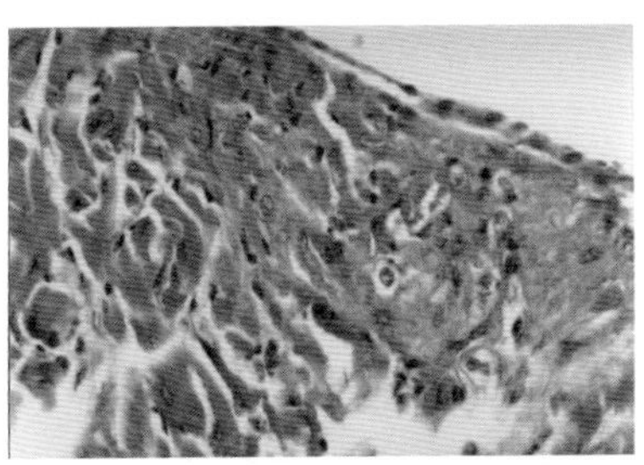

图 4　100mW/cm^2 HPM 辐射后 1 天大鼠心脏（HE×400）

注：示窦房结 P 细胞水变性，胞质淡染，核周空晕增宽。

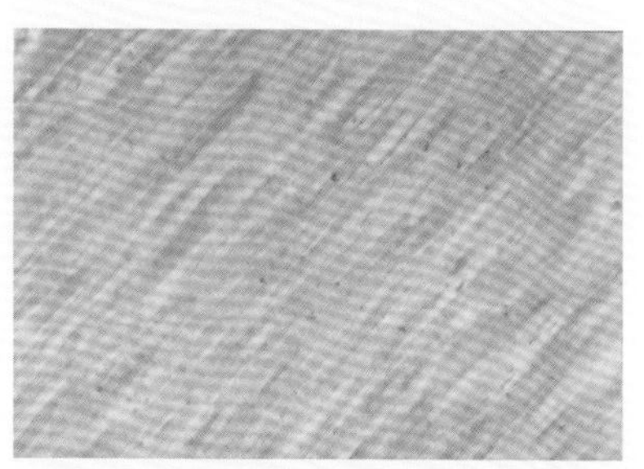

图5　正常对照组大鼠心脏（PTAH×400）

注：示变性心肌少见，肌纤维横纹清晰。

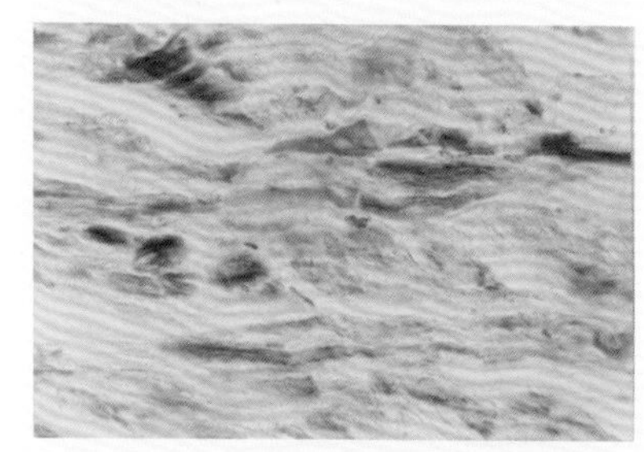

图6　100mW/cm² 微波辐射后1天大鼠心脏（PTAH×400）

注：示变性心肌细胞增多。

失。24小时肌质逐渐凝聚成与肌纤维长轴垂直的、宽窄不等、疏密不均的收缩带。7天可见肌纤维透明样变，胞质均质红染，横纹消失，胞核固缩，肌纤维断裂，肌质内出现收缩带。14天可见肌纤维断裂，小灶性坏死。28天仍可见心肌透明样变。连（Liem）发现微波消融后，房室结出现类似于热烧灼伤的改变，可见出血和凝固性坏死。心脏间质的改变为非特异性，表现为心肌间质水肿，红细胞浸润，成纤维细胞增生。

电镜　正常大鼠心肌细胞核染色质均匀分布，肌原纤维排列整齐，大量纵行排列的线粒体分隔成粗细不等的肌丝束，糖原颗粒丰富。10～100mW/cm² 微波辐射后1天心肌细胞核形态不规则，染色质浓缩、边集甚至固缩，核膜间隙增宽；线粒体数量减少，形态异常，表现为基质明显肿胀空化（图7），嵴排列紊乱、变短变少甚至消失、少数可见篱样、均质状逐渐发展为嗜锇样膜性结构（图8）；肌原纤维排列紊乱，肌小节长短不一、粗细不均，7天可见肌丝断裂、局灶性溶解，细胞水肿（图9），横纹模糊不清甚至消失，闰盘增宽，糖原颗粒减少，间质水肿，毛细血管淤血，肌质网扩张；毛细血管淤血、内皮细胞核染色质浓缩，吞饮小泡明显增多，血浆蛋白渗出。

心脏损伤与辐射剂量之间的关系　微波对心脏的损伤有明显的量效关系，一般认为心脏损伤的效应与微波辐射的平均功率密度密切相关。有学者用1 mW/cm²、10 mW/cm²、20mW/cm² 的2 450MHz 微波辐射大鼠1小时后，发现各组心脏组织均出现了不同程度的改变，主要为心肌线粒体形态异常、嵴缺损及空泡化，细胞核膜皱褶增多，并偶见肌丝松散。邓桦等用0.001～3 000W/cm² 的高功率微波（high power microwave，HPM）辐射大鼠后，发现HPM对心肌组织的损伤也存在量效关系，功率密度大，损伤严重，病变出现早，恢复迟。随剂量降低，病变逐渐减轻，且恢复较快。

致伤机制　微波辐射与生物体相互作用机制的研究，有两个不同的方向。①微波与生物体的热相互作用：即所谓生物热效应。热效应是指一定频率和功率的电磁波辐射在生物体上时，引起体温上升。温升超过组织的调温能力、受辐射组织内吸收的能量远大于生物体的新陈代谢能力时，会使组织细胞工作的传热能力产生混乱，最后导致组织细胞结构

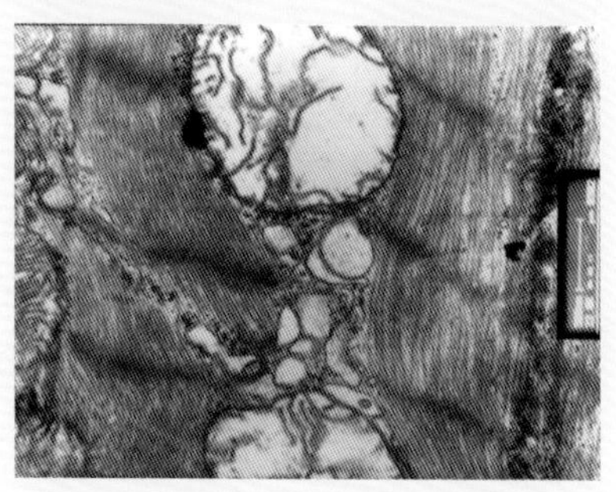

图7　50mW/cm²HPM 辐射后7天大鼠心脏（TEM×22 000）

注：示线粒体肿胀空化，嵴消失。

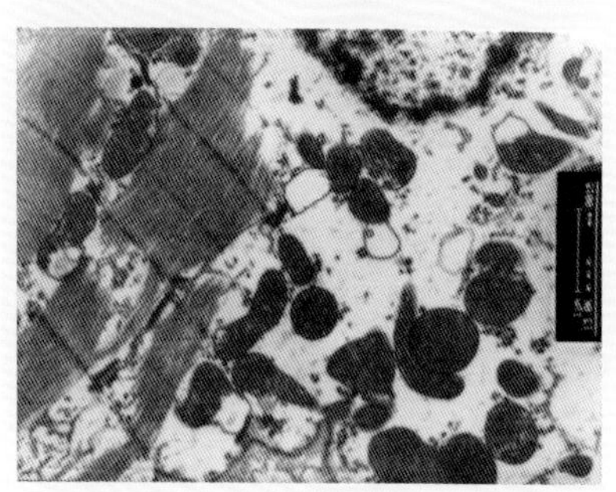

图8　100mW/cm² HPM 辐射后7天大鼠心脏（TEM×13 000）

注：示线粒体篱样、嗜锇样结构。

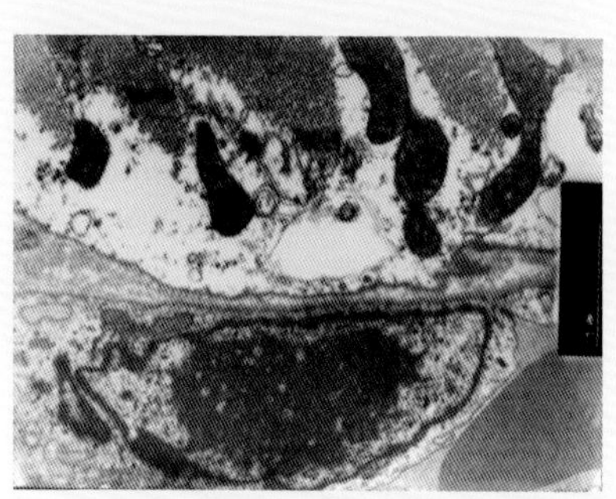

图9　100mW/cm² HPM 辐射后7天大鼠心脏。（TEM×13 000）

注：示细胞水肿、肌原纤维局灶性溶解。

的破坏。②生物非热效应：主要研究电磁波能量不高、在体内产生的热量较少、体温升高不明显的情况下对生物体造成的影响。

肥大细胞参与微波辐射后心脏功能改变　正常心肌细胞之间、房室瓣膜和腱索等处均存在肥大细胞，其在电磁辐射对心脏功能的影响中起重要的作用。但是，电磁辐射如何通过肥大细胞发挥作用仍不明了。普遍认为，细胞膜是低频电磁场作用的主要位点。电磁场与细胞膜相互作用后，可使细胞膜结构重组，导致细胞膜的脂质双层中形成瞬时微孔，即电穿孔，它可使细胞膜通透性增强，暂时失去屏障功能。推测电磁辐射后肥大细胞内的颗粒通过细胞表面的瞬时微孔溢出而影响心脏功能。甘吉（Gangi）等研究认为电磁场直接或经神经肽通路间接作用于肥大细胞，通过配体与细胞表面受体交联激活肥大细胞，引发一系列生物化学反应如磷酸化级联反应、细胞内自由基浓度升高、胞质膜形态改变等，最终引起肥大细胞胞质内颗粒外溢并释放组胺等生物活性物质，影响心脏功能。

神经递质在微波辐射后心脏损伤中的影响作用　①儿茶酚胺：儿茶酚胺参与电磁辐射对心血管系统的损伤。反复受微波辐射的大鼠，其心脏组织内的去甲肾上腺素（norepinephrine，NE）增加，在心房和大动脉等部位可见β受体对兴奋剂的敏感性增高。NE与心肌细胞膜上的β_1受体结合，通过环磷酸腺苷（cAMP）发挥其正性变时、变力、变传导的作用。②乙酰胆碱：微波对心血管系统的影响，主要是心脏交感和副交感神经系统调节障碍所致，通过提高迷走神经紧张性而实现。心迷走神经兴奋时，节后神经末梢释放的乙酰胆碱与心肌细胞膜上的M胆碱能受体结合，M受体被激活后转而激活G蛋白，发挥其负性变时、变力、变传导作用。

增殖和死亡调控基因的改变　电磁辐射可激活受体非依赖性通道的蛋白激酶C（protein kinase C，PKC）信号通路，导致c-fos和c-jun合成。电磁场也能诱导鸡胚心肌细胞的应激反应，在没有可测到的体温升高的情况下，产生热休克蛋白（heat shock protein，HSP），HSP能保护心肌细胞免受缺氧性损伤。微波辐照大鼠后，其心肌组织中死亡相关蛋白Bax，c-fos，p53表达增强，p53通过降低细胞中bcl-2/bax比率以激发细胞死亡。

电磁辐射对心脏损伤的信号转导机制　微波辐射对细胞膜及其受体、信号分子及激酶、钙离子及通道有一定影响。

对细胞膜及其受体的影响　一定剂量的微波辐射后心肌细胞膜表面粗糙度增加，可见电穿孔现象，膜脂质过氧化反应增强，导致膜受体如β_1-AR蛋白和基因以及M_2-AchR的改变，进一步引起受体功能减弱。

信号分子及激酶的变化　正常心肌细胞有PKCα、PKCδ、PKCε和PKCζ表达，其中只有δ和ε在核内呈组成性表达，α和ζ主要在胞液中表达。Ventura认为，细胞核和核内PKC是脉冲磁场作用的重要靶点，核内PKC可能是脉冲磁场的信号感受分子。磁场辐射使核PKC活性增加，β-内啡肽的合成与分泌增加，后者选择性地结合κ型阿片受体，磷酸化后可以引起丝裂原激活蛋白激酶级联反应，促进核内转录因子活化，肌质网内Ca^{2+}的消耗，导致胞质内Ca^{2+}瞬变作用减少，心肌收缩力降低。微波辐射后心肌细胞Caspase-3蛋白表达增强参与了心肌细胞死亡的病理生理过程。

钙离子及通道的变化　Ca^{2+}是重要的细胞功能调节阳离子，细胞膜钙离子通道和钙泵的改变都可引起心肌细胞Ca^{2+}浓度的变化，影响心脏的功能。电磁辐射可改变钙通道的形态和结合位点，通过增加能量和钙离子与细胞膜之间的碰撞频率影响钙离子的运动。持续暴露于脉冲电磁场可直接抑制钙泵，使钙离子转运受阻，引起心肌细胞的一系列变化。布罗夫科维奇（Brovkovich）也认为微波辐射对心脏的影响与心肌细胞内肌质网对钙离子的吸收速率加快有关。微波辐射后，心肌损伤的信号转导通路可能为膜受体/Ca^{2+}/CaMKⅡ/ Caspase-3。

治疗措施　微波辐射引起心血管损害的防护，应尽量避免接受微波辐射，远离电视发射塔、雷达站等辐射强烈的区域。已研制出具有一定性能的防护服，经常受到微波辐射的人员可使用。

对于微波辐射引起心血管损害，目前主要采用中药及其制剂进行治疗。已证实，安多霖胶囊、复方丹参、丹参酮等均对微波辐射引起的心血管损伤有改善作用。

（彭瑞云）

wēibō fúshè zhìxīnjī chāowēi jiégòu gǎibiàn

微波辐射致心肌超微结构改变

微波辐射致心肌超微结构改变（the ultrastructure change of cadiocyte by microwave radiation）　一定强度微波辐射所致心肌超微结构变化。研究表明，微波辐射具有广泛的生物学效应，心脏作为微波辐射损伤较为敏感的器官之一，其损伤后的病理机制已逐渐成为焦点而被国内外学者广泛关注。心脏是循环系统的动力器官，其结构和功能的异常将影响机体全身各器官的血液供应。既往的研究发现，微波辐射可造成心脏功能和结构的损伤。采用透射电子显微镜可观察心脏超微结构的变化，正常的心肌表现为肌纤维排列整齐（图1A）；闰盘结构清晰（图1B）；线粒体及心肌细胞结构正常（图1C，1D）。而微波辐射后，心脏组织结构发生改变，具体表现为心肌纤维的排列紊乱，局灶性溶解、断裂（图2A）；线粒体空化、肿胀、偶见个别形态异常（图2B）；闰盘结构模糊（图2C）；心肌细胞核周间隙增宽，细胞水肿（图2D）。

（张 静）

wēibō fúshè zàoxuè sǔnshāng xiàoyìng

微波辐射造血损伤效应（the hema to genesis injury induced by microwave）

一定强度微波电磁辐射所致造血功能损伤效应。随着电子技术的广泛应用和通信工业的飞速发展，电磁波的种类和强度空前增长，微波辐射的污染也日趋严重，微波辐射可对电子仪器、通信、测试系统造成破坏，对生物体也有致伤效应。关于微波辐射对人体各系统组织损伤效应的研究正逐步深入。机体的造血系统更新活跃，增殖旺盛，有很高的辐射敏感性，微波辐射对造血系统的损伤效应及机制已逐渐受到人们的关注。一定强度的微波辐射可导致外周血白细胞减少、造血功能紊乱、结构损伤。

损伤表现 微波辐射对外周血细胞及骨髓造血组织有一定影响。

外周血细胞的改变 包括白

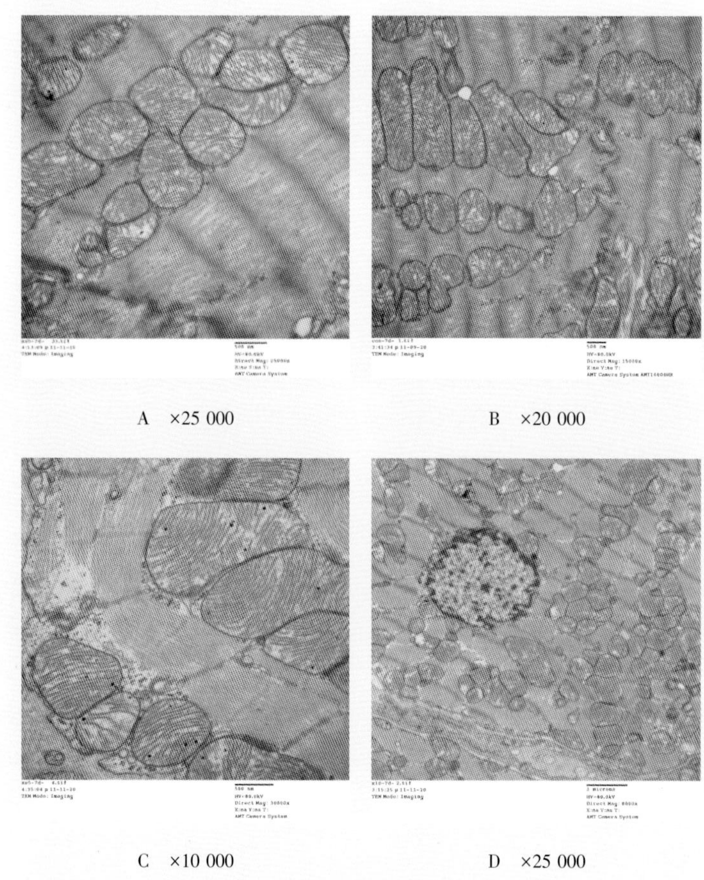

A ×25 000　B ×20 000　C ×10 000　D ×25 000

图1 正常大鼠心脏超微结构（TEM）

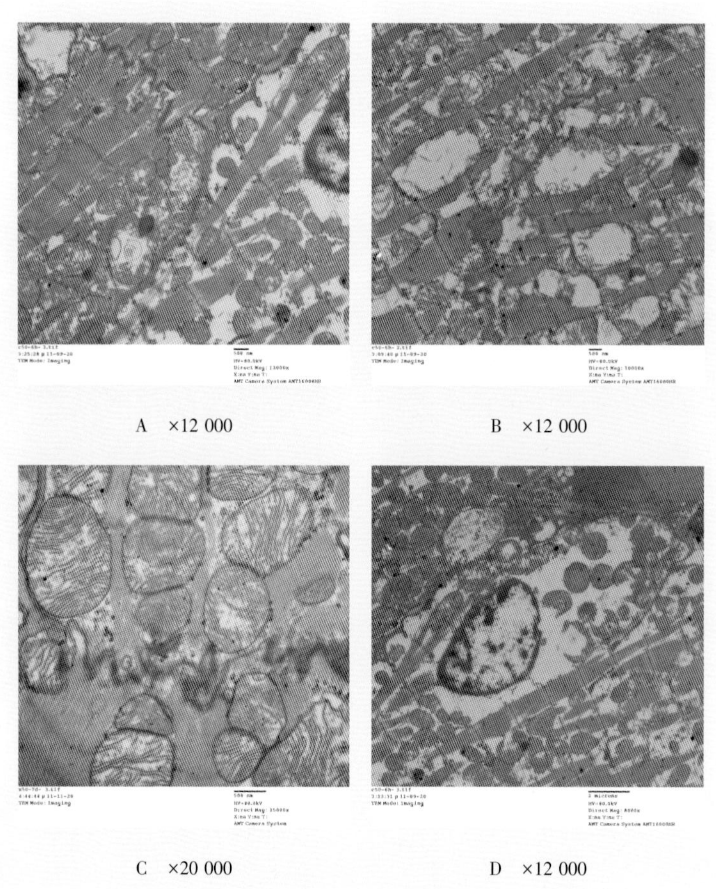

A ×12 000　B ×12 000　C ×20 000　D ×12 000

图2 微波辐射后大鼠心脏超微结构（TEM）

细胞、红细胞、血小板及凝血机制的改变。

白细胞　程康等观察小鼠受2 450MHz、功率密度为10mW/cm^{2}微波辐射后外周血白细胞数随着连续辐射时间的延长呈持续性下降（$P<0.01$）。黄昌亮等研究发现，微波从业人员（微波强度为2.5μW/cm^2～115.25μW/cm^2）的外周血白细胞数、红细胞数、血红蛋白含量与正常对照人群间的差异无显著性意义（$P>0.05$），但高强度（12.18～115.25μW/cm^2）微波从业人员的外周血白细胞数和血红蛋白含量低于低强度组（2.5～5μW/cm^2）（$P<0.05$），提示微波对外周血白细胞的影响可能与辐射强度以及连续辐射时间有关。

红细胞　不同波长、功率及强度的微波对外周血中红细胞的影响不同。用频率为2 450MHz、功率密度为5～10mW/cm^{2}的连续微波对威斯塔（Wistar）大鼠辐射，每天2小时，分别辐射2天、8天、15天、30天，观察到辐射8天、15天两组大鼠外周血中红细胞计数、血红蛋白、血细胞比容均升高，同时辐射15天组大鼠骨髓中红系祖细胞明显下降（$P<0.05$），但微核细胞率增加，表明微波辐射能导致红系细胞成熟和增殖的紊乱，增加红系祖细胞的微核形成。

血小板及凝血机制　田卓等采用功率密度为5mW/cm^{2}的连续微波对SD大鼠进行长期辐射，发现外周血中血小板减少、血小板大小不均一、血小板伪足形成、血小板膜流动性降低，大鼠尾部出血时间缩短。结果表明慢性微波辐射造成的血小板功能异常可能导致血液的高凝状态。郝晋等认为低强度微波对血小板和凝血时间没有显著影响，大强度微波（频率为2 450MHz，功率输出为10～800W连续可调）会导致血液凝固时间延长，血块收缩时间变短，并认为辐射后血浆中酶活性降低，血小板释放功能受抑制，聚集功能降低，可能是造成血液凝固时间延长的原因。

骨髓造血组织改变　包括微波对骨髓造血细胞、造血微环境、造血细胞因子、造血系统损伤的剂量-效应关系的影响作用。

骨髓造血细胞　骨髓造血细胞对微波辐射敏感，电磁辐射能造成骨髓造血细胞数量减少，出现凋亡及坏死，各系细胞在形态方面出现一系列变化。有学者用频率2 450MHz、功率密度为10mW/cm^{2}微波对小鼠进行辐射，观察到骨髓有核细胞数从6天即出现下降趋势，12天呈显著差异，15天降至正常值的50%左右。裴银辉等将雄性ICR小鼠暴露于手机辐射60天，观察到小鼠骨髓细胞增生减低，红细胞系比例下降，粒/红比增加，骨髓细胞形态学检查发现，骨髓细胞中核染色质浓缩、边移，环形、半月形多见。

光镜下，微波长期辐射后6小时，2.5 mW/cm^2、5 mW/cm^{2}和10mW/cm^{2}各剂量组骨髓未见明显变化；辐射后7天和14天，5 mW/cm^{2}和10mW/cm^{2}组骨髓可见血管轻度扩张、充血；辐射后1个月，10mW/cm^{2}组间质可见明显充血、水肿（图1A，1B）；辐射后6个月，5mW/cm^{2}和10mW/cm^{2}组均可见骨髓造血细胞不同程度的减少，脂肪细胞增生（图1C，1D）。

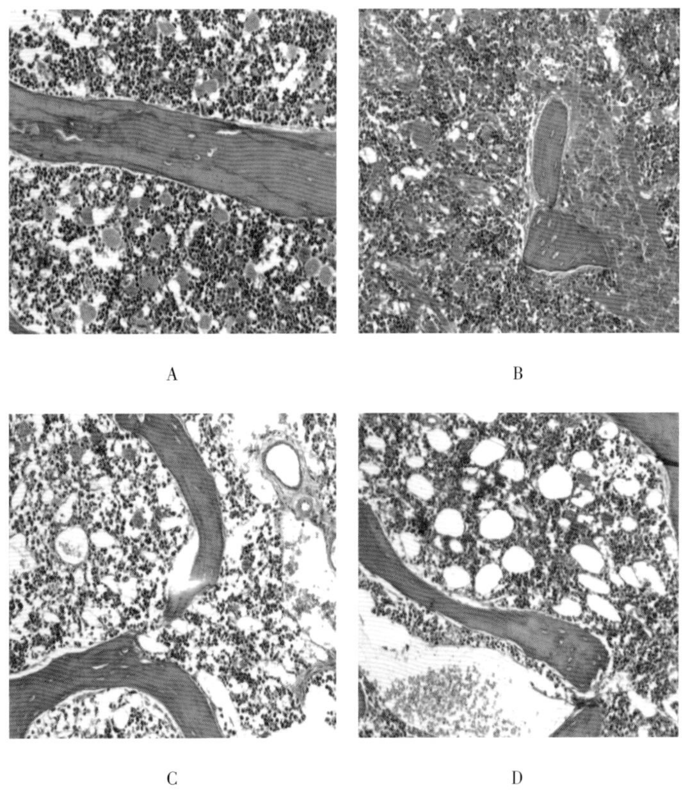

图1　大鼠骨髓组织（HE×200）

注：A. 假辐射组示造血细胞丰富；B. 10mW/cm^{2}微波长期辐射后1个月，示间质明显充血；C. 5mW/cm^{2}微波辐射后6个月，示造血细胞减少；D. 10mW/cm^{2}微波辐射后6个月，示造血细胞减少，脂肪细胞增生。

电镜下，$5mW/cm^2$ 微波长期辐射后 7 天，骨髓中各系造血细胞均可见凋亡和坏死改变，尤以红系细胞、淋巴细胞及粒系细胞多见。凋亡细胞表现为核染色质固缩，边移，可成半月形、环形和不规则形（图 2A，2B），此外，可见凋亡小体形成；还可见到造血细胞线粒体肿胀、空化，核膜间隙增宽（图 2C）、内质网扩张；坏死的细胞表现为核肿胀、核结构不清、核膜溶解（图 2D）。

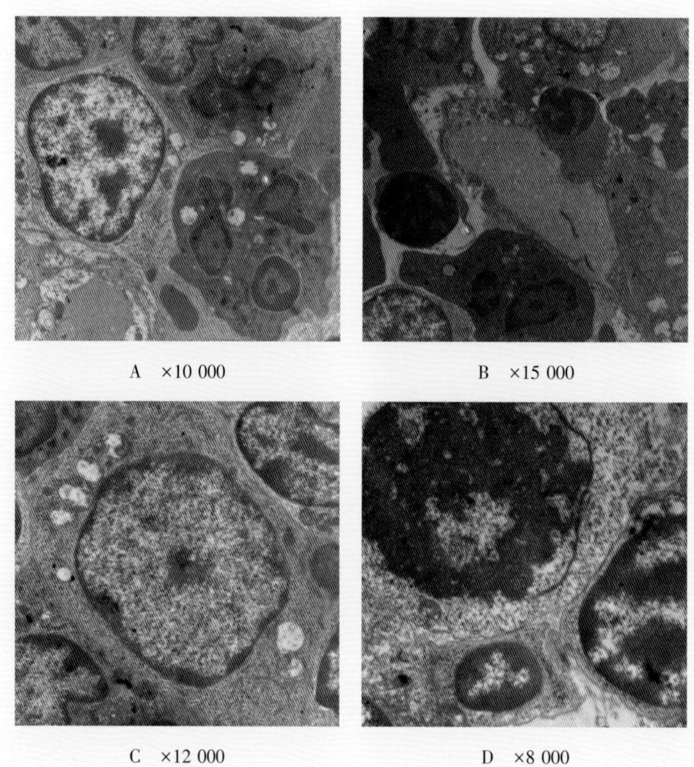

图 2 $5mW/cm^2$ 微波长期辐射后 7 天大鼠骨髓组织超微结构（TEM）

注：A. 示红系细胞核内见染色质固缩、边移，呈环状或不规则形；B. 示红系细胞核染色质固缩、核膜溶解；C. 示粒系细胞胞质见线粒体肿胀，核膜间隙不清；D. 示淋巴细胞和红系细胞核染色质固缩。

采用原位末端标记技术显示，骨髓造血细胞核内可见紫蓝色颗粒者为阳性细胞。假辐射组偶见凋亡细胞（图 3A）；辐射后 6 小时，$5mW/cm^2$ 和 $10mW/cm^2$ 组骨髓凋亡细胞稍增多（图 3B）；14 天及 1 个月明显增多（图 3C、3D），与对照组比较有统计学差异（$P<0.05$ 或 $P<0.01$）；2 个月时骨髓凋亡细胞减少，与对照组比较无统计学差异（$P>0.05$）。

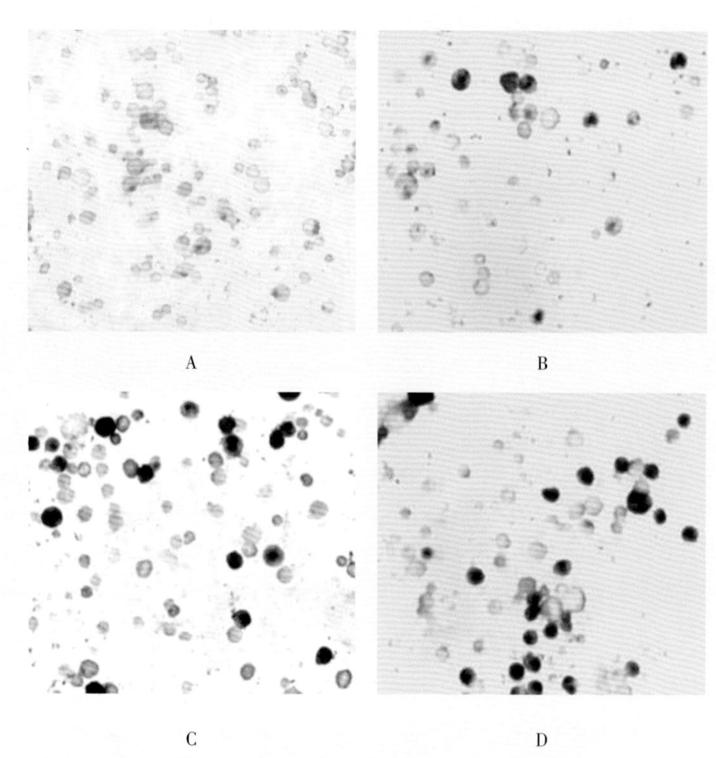

图 3 微波长期辐射后大鼠骨髓细胞（TUNEL×400）

注：A. 假辐射组，示凋亡细胞偶见；B. $10mW/cm^2$ 辐射后 6 小时，示骨髓凋亡细胞稍增多；C. $10mW/cm^2$ 辐射后 14 天，示凋亡细胞明显增多；D. $10mW/cm^2$ 辐射后 1 个月，示凋亡细胞明显增多。

造血微环境　造血微环境是指造血器官内除去造血实质细胞以外所有神经、血管和结缔组织等成分，它参与造血细胞定居、增殖、分化、成熟及储存和释放全过程。骨髓基质细胞（bone marrow stromal cell，BMSC）是造血微环境的重要组成部分，它一方面通过与造血实质细胞密切接触发挥近距离调节，另一方面通过分泌刺激因子和抑制因子，从正反两方面调节造血以维持机体造血的动态平衡。其结构和功能的完整性对保持骨髓造血稳定性具有重要作用。邓中荣等取正常人髂骨骨髓经细胞培养后，采用频率 2 450MHz、平均功率密度为 $10mW/cm^2$、$20mW/cm^2$ 和 $30mW/cm^2$ 的连续波，垂直极化辐射，辐射距离为 40cm，结果提示骨髓微环境基质细胞脂质过氧化损伤可能为微波造成造血功能障碍的机制之一。

造血细胞因子　有关微波对细胞因子的影响研究较少。帕克（Park）等报道433MHz微波治疗的癌症患者，外周血单核细胞产生IL-1、IL-2和干扰素（interferon，IFN）增加，杀伤靶细胞能力加强。费先科（Fesenko）等发现1mW/cm^{2}的8.15～18GHz微波全身辐射NMRI小鼠5小时，可引起腹膜巨噬细胞和脾T细胞产生TNF明显增加，而慢性辐射7天则可使腹巨噬细胞产生TNF下降。

造血系统损伤的量效关系　电磁场作用于生物体，能引起两类生物效应：热效应和非热效应。连续微波以热效应为主，而脉冲微波以非热效应为主。微波辐射的热效应有明确的量效关系，非热效应的量效关系仍不明确，各实验结果的差异较大，重复性差。微波辐射对造血系统的损伤存在量效关系，造血组织的损伤与辐射剂量、辐射时间和平均功率密度等密切相关。

致伤机制　热效应机制主要在于温度升高后加热了机体组织结构中“生物水”的结果，而非热效应的变化主要发生在细胞和分子水平，影响其生物物理和生物化学反应过程。两种效应并不完全独立存在。微波辐射对造血系统的损伤机制尚未明确，可能有以下方面。

对细胞膜的影响　微波能影响细胞膜的通透性及膜电位，导致电穿孔，据此认为细胞膜是微波作用的初始靶之一。王勇等用频率为2 450MHz、功率密度为0～50 mW/cm^{2}的连续波辐射培养的淋巴细胞，发现Ca^{2+}浓度出现双相变化，小功率密度微波（0.5mW/cm^2）可促进Ca^{2+}外流和细胞内膜性细胞器对Ca^{2+}的摄取，而大功率密度微波（50mW/cm^2）可促进膜性细胞器对Ca^{2+}的释放，并呈现剂量-效应关系。从72MHz到10GHz的范围内，电磁波能影响钠、钾离子通过细胞膜的流量和红细胞膜上的Na^+-K^+-ATP泵。

对遗传物质的影响　包括染色体损伤、DNA链损伤、基因突变。

染色体损伤　染色体由DNA大分子和蛋白质构成，微波辐射可引起染色体断裂、畸变，在形态学上可表现为微核形成等改变。维贾亚拉克斯米（Vijayalaxmi）对2 450MHz微波辐射对人外周血淋巴细胞的研究则显示，72小时作用后细胞分裂指数、染色体交换率、微核形成率与对照组无显著性差异。

DNA链损伤　微波辐射可引起DNA链断裂。检测DNA链断裂最常用的方法是单细胞凝胶电泳，又称“彗星实验”。

基因突变　庞铁兵等发现2 450MHz不同功率密度（5mW/cm^2、10mW/cm^2、30mW/cm^2）的电磁场对小鼠外周血淋巴细胞次黄嘌呤鸟嘌呤磷酸核糖转移酶基因（HGPRT）有致突变作用。小鼠连续辐射1天、3天和7天后心脏取血，应用多核细胞法检测HGPRT基因点突变，结果显示淋巴细胞HGPRT基因位点突变率随辐射时间延长和辐射强度增大呈增加趋势，30mW/cm^{2}辐射7天组点突变率与对照组相比有显著差异。

细胞周期改变　微波辐射可影响细胞周期，程康等用2 450MHz、10mW/cm^{2}的微波对小鼠连续辐射15天出现骨髓有核细胞减少而G_2期和S期骨髓细胞增多，不仅有利于DNA损伤的修复，也加快了骨髓细胞的增殖，表现为骨髓细胞GM-CFU（粒细胞-巨噬细胞集落形成单位）形成能力增强，以补充外周血白细胞。这可能是机体对微波辐射损伤的一种抵抗性反应。

细胞增殖与凋亡调控基因改变　细胞凋亡是1972年克尔（Kerr）等首先提出的一种不同于细胞坏死的细胞死亡方式，又称程序性细胞死亡，许多理化因素均能诱导细胞凋亡的发生。微波作为一种非电离辐射，对各敏感器官实质细胞包括造血细胞均有影响，其损伤的主要方式及机制之一就是导致细胞凋亡。

酶活性改变　用频率为3 000MHz、功率密度为1～5 mW/cm^{2}的连续微波辐射中性粒细胞，结果显示微波辐射能够使细胞酸性磷酸酶与溶菌酶活性增强，这两种酶活性增强与细胞的死亡率成正比。

氧化应激损伤　正常生理状况下，生物体内存在完整的抗氧化系统，在不同水平上阻断、清除以及修复自由基的损伤使细胞免受损害。穆斯塔法（Moustafa）等发现移动电话频率及强度的微波辐射1～4小时后可导致人血浆中脂质过氧化水平显著提高，红细胞超氧化物歧化酶（SOD）和还原性谷胱甘肽（GSH）活性降低。用900MHz电磁辐射作用于人的血小板悬液1～7分钟后，也观察到SOD活性下降。还有实验发现微波辐射可引起骨髓基质细胞SOD活性降低，细胞清除自由基的能力下降，脂质过氧化产物丙二醛（MDA）含量升高，辐射强度越大，细胞脂质过氧化损伤越严重。由此可见，微波辐射一方面可能破坏细胞内的抗氧化系统，另一方面引起细胞内脂质过氧化反应，使细胞内产生大量的自由基，进而引起细胞损伤。

治疗措施 尚无针对微波辐射造血损伤防治药物。

（彭瑞云）

wēibō fúshè wàizhōu xuèxìbāo biànhuà

微波辐射外周血细胞变化

（effect of microwave radiation on peripheral blood cell） 一定强度微波辐射所致外周血细胞变化。随着微波在通信、医学、军事等各领域的广泛应用，高强度电磁辐射作为一种负性环境暴露因素正日益威胁着作业人群。微波辐射对外周血细胞的影响通过对外周血多种成分的直接作用以及对骨髓造血组织的损伤间接引起外周血的变化而实现。由于微波的频率、功率、辐射时间、辐射方式、实验动物种属等多方面原因，不同实验室关于微波对外周血的影响的研究结果不尽相同，甚至还存在一些矛盾的结论，但许多学者认为微波能够导致外周血白细胞减少。

损伤表现 微波辐射对外周血白细胞、红细胞、血小板、淋巴细胞有一定影响作用。

外周血白细胞的变化 一定条件的微波辐射可使外周血白细胞减少（表1）。程康等观察小鼠受 2 450MHz、功率密度为 10mW/cm^2 微波辐射后外周血白细胞计数随着连续辐射时间的延长呈持续性下降（$P<0.01$）。黄昌亮等研究发现，微波从业人员（微波强度为 2.5～115.25μW/cm^2）的外周血白细胞数、红细胞数、血红蛋白含量与正常对照人群间的差异无显著性意义（$P>0.05$），但高强度（12.18～115.25μW/cm^2）微波从业人员的外周血白细胞和血红蛋白小于低强度组（2.5～5μW/cm^2）（$P<0.05$），提示微波对外周血白细胞的影响可能与辐射强度以及连续辐射时间有关。

外周血红细胞的变化 不同波长、功率及强度的微波对外周血中红细胞的影响不同。用频率为 2 450MHz、功率密度为 5～10mW/cm^2 的连续微波对 Wistar 大鼠进行辐射，每天辐射 2 小时，分别辐射 2 天、8 天、15 天、30 天，观察到辐射 8 天、15 天两组大鼠外周血中红细胞计数、血红蛋白、血细胞比容均升高，同时辐射 15 天组大鼠骨髓中红系祖细胞明显下降（$P<0.05$），但微核细胞率增加，表明微波辐射能导致红系细胞成熟和增殖的紊乱，增加红系祖细胞的微核形成。

外周血血小板的变化 相对于外周血白细胞而言，外周血血小板对微波辐射后改变不显著。田卓等采用功率密度为 5mW/cm^2 的连续微波对 SD 大鼠进行长期辐射，发现外周血中血小板：减少、大小不均一、伪足形成、膜流动性降低，大鼠尾部出血时间缩短，表明慢性微波辐射造成的血小板功能异常可能导致血液的高凝状态。郝晋等认为低强度微波对血小板和凝血时间没有显著影响，大强度微波（频率为 2 450MHz，功率输出为 10～800W 连续可调）会导致血液凝固时间延长，血块收缩时间变短，并认为辐射后血浆中酶活性降低，血小板释放功能受抑制，聚集功能降低，可能是造成血液凝固时间延长的原因。

外周血淋巴细胞的变化 外周血淋巴细胞是对微波辐射敏感的外周血细胞。研究表明，微波长期辐射后 6 小时，各剂量组大鼠外周血白细胞、中性粒细胞及红细胞较假辐射组均有不同程度的减少；辐射后 2 个月，5mW/cm^2 组大鼠外周血红细胞数、血细胞比容及血小板数与对照组相比显著升高；5 mW/cm^2 和 10mW/cm^2 组辐射后 6 个月大鼠外周血白细胞总数、淋巴细胞及血小板显著减少（表2）。

致伤机制 一定条件的微波

表1 微波长期辐射后大鼠外周血白细胞计数变化（×10^9/L）

辐射后时间	辐射剂量（mW/cm^2）			
	0	2.5	5	10
6小时	8.41±2.35	7.75±1.56	7.93±0.93	4.92±1.97
14天	8.94±1.19	8.56±1.48	9.29±2.83	8.41±2.19
2个月	10.13±0.95	8.85±1.02	9.06±1.19	9.37±0.86
6个月	9.04±1.59	7.21±2.56	5.87±0.53**	5.86±1.07*

注：与空白组比较，*$P<0.05$，**$P<0.01$。

表2 微波长期辐射后大鼠外周血淋巴细胞数变化（×10^9/L）

辐射后时间	辐射剂量（mW/cm^2）			
	0	2.5	5	10
6小时	5.68±1.20	5.33±0.82	5.99±0.88	3.53±1.43
14天	7.06±0.84	6.73±1.16	7.32±2.35	6.97±2.09
2个月	7.50±0.34	6.78±0.79	6.33±1.34	7.05±0.77
6个月	5.99±1.45	4.53±1.49	3.36±0.48*	3.74±0.46*

注：与空白组比较，*$P<0.05$，**$P<0.01$。

辐射可使外周血细胞 DNA 损伤、微核率增加和染色体畸变。佐蒂-马特利（Zotti-Martelli）等将人外周血淋巴细胞分别暴露于2450MHz 和 7700MHz 连续波，平均功率密度为 30 mW/cm^2，辐射时间为 30 分钟、60 分钟均可使外周血淋巴细胞微核形成增加。迪姆（Diem）等发现 SAR 为 1.2W/kg 和 2W/kg 的 1800MHz 微波分别辐射人成纤维细胞和大鼠粒细胞 GFSH-R17，均可致 DNA 单链和双链断裂。张天许等研究表明，小功率脉冲微波从业人员外周血淋巴细胞的染色体畸变率和微核率均明显高于正常对照人群，且染色体畸变类型以染色体型畸变为主。但也有阴性报道，基梅里斯（Chemeris）等在研究 8 800MHz 微波平均 SAR 为 1.6W/kg 对人全血白细胞和分离的淋巴细胞的辐射作用时也并没有发现 DNA 链断裂。

治疗措施 对于微波辐射引起外周血损伤的防护，建议人们尽量避免接受微波辐射，远离电视发射塔、雷达站等辐射强烈的区域。中国已研制出有一定性能的防护服，可用于经常受到微波辐射的人员。对于微波辐射引起外周血损伤的治疗，主要采用中药复方制剂，如安多霖胶囊和抗辐灵胶囊对微波辐射引起的外周血淋巴细胞减少有明显治疗作用。

（彭瑞云）

wēibō fúshè gǔsuǐ zǔzhī jiégòu biànhuà

微波辐射骨髓组织结构变化

(effect of microwave radiation on myeloid structure) 一定强度微波电磁辐射所致骨髓组织变化。随着微波在通信、医学、军事等各领域的广泛应用，电磁辐射作为一种负性环境暴露因素正日益威胁着作业人群。骨髓作为造血系统的主要组成部分，含有丰富的造血干细胞、祖细胞和各系不同分化阶段的幼稚细胞，其主要功能是通过造血干细胞的增殖、分化、成熟、储存和释放等过程形成多种成熟细胞并维持其恒定数量，以执行造血系统的多种生理功能。骨髓造血系统是对微波辐射较为敏感的器官之一，微波辐射对于骨髓造血细胞及骨髓基质细胞等均能产生影响。

损伤表现 包括微波辐射对骨髓造血细胞、造血微环境的影响。

对骨髓造血细胞的影响 骨髓造血细胞对微波辐射较为敏感，电磁辐射能造成骨髓造血细胞减少、死亡，各系细胞在形态方面出现一系列变化。程康等用频率 2 450MHz、功率密度为 10mW/cm^2 微波对小鼠进行辐射，观察到骨髓有核细胞数从 6 天即趋于下降，12 天显著下降，15 天降至正常值的 50% 左右。裴银辉等将雄性 ICR 小鼠暴露于手机辐射 60 天，观察到小鼠骨髓细胞增生减少，红细胞系比例下降，粒/红比增加，骨髓细胞中核染色质浓缩、边移，环形、半月形多见。

光镜下，微波长期辐射后 6 小时，2.5 mW/cm^2、5 mW/cm^2 和 10mW/cm^2 各剂量组骨髓未见明显变化；辐射后 7 天和 14 天，5 mW/cm^2 和 10mW/cm^2 组骨髓可见血管轻度扩张、充血；辐射后 1 个月，10mW/cm^2 组间质可见明显充血、水肿（图 1A，1B）；辐射后 6 个月，5 mW/cm^2 和 10mW/cm^2 组均可见骨髓造血细胞不同程度的减少，脂肪细胞增生（图 1C，1D）。

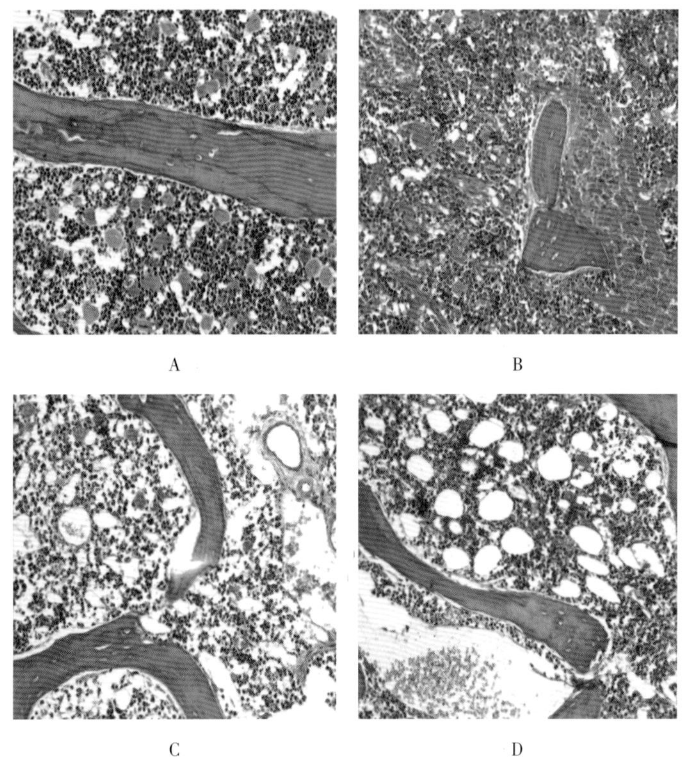

A B C D

图 1 大鼠骨髓组织（HE×200）

注：A. 假辐射组示造血细胞丰富；B. 10mW/cm^2 微波长期辐射后 1 个月，示间质明显充血；C. 5mW/cm^2 微波辐射后 6 个月，示造血细胞减少；D. 10mW/cm^2 微波辐射后 6 个月，示造血细胞减少，脂肪细胞增生。

电镜下，5mW/cm^2 微波长期辐射后 7 天，骨髓中各系造血细胞均可见凋亡和坏死改变，尤以红系细胞、淋巴细胞及粒系细胞多见。凋亡细胞表现为核染色质固缩，边移，可成半月形、环形和不规则形（图 2A，2B），此外，可见凋亡小体形成；还可见到造血细胞线粒体肿胀、空化，核膜间隙增宽（图 2C）、内质网扩张；坏死的细胞表现为核肿胀、核结构不清、核膜溶解（图 2D）。

对造血微环境的影响　造血微环境是结构和功能的完整性对保持骨髓造血稳定性有重要作用。邓中荣等取正常人髂骨骨髓经细胞培养后，采用频率 2 450MHz、平均功率密度为 10 mW/cm^2、20 mW/cm^2 和 30mW/cm^2 的连续波，垂直极化辐射，辐射距离为 40cm，结果提示骨髓微环境基质细胞脂质过氧化损伤可能为微波造成造血功能障碍的机制之一。

致伤机制　包括细胞周期改变、细胞增殖与凋亡调控基因改变、氧化应激损伤。

细胞周期改变　微波辐射可影响细胞周期，程康等用 2 450MHz、10mW/cm^2 的微波对小鼠连续辐射 15 天出现骨髓有核细胞减少而 G_2 期和 S 期骨髓细胞增多，不仅有利于 DNA 损伤的修复，也加快了骨髓细胞的增殖，表现为骨髓细胞 GM-CFU 形成能力增强，以补充外周血白细胞。这可能是机体对微波辐射损伤的一种抵抗性反应。

细胞增殖与凋亡调控基因改变　见微波辐射造血损伤效应。研究发现，微波辐射后 14 天至 1 个月，5mW/cm^2、10mW/cm^2 组骨髓细胞质内 Caspase-3 蛋白表达增强，2 个月时 Caspase-3 蛋白表达降低，至 6 个月基本恢复（图 3A，3B）。采用原位杂交检测 caspase-3 mRNA，其变化规律与蛋白检测结果一致（图 4A，4B）。P53 蛋白在微波辐射后 14 天，5 mW/cm^2、10mW/cm^2 组明显增强。IL-3 在正常骨髓中仅少量造血细胞质内呈弱阳性，辐射后 14 天及 2 个月骨髓造血细胞胞质内

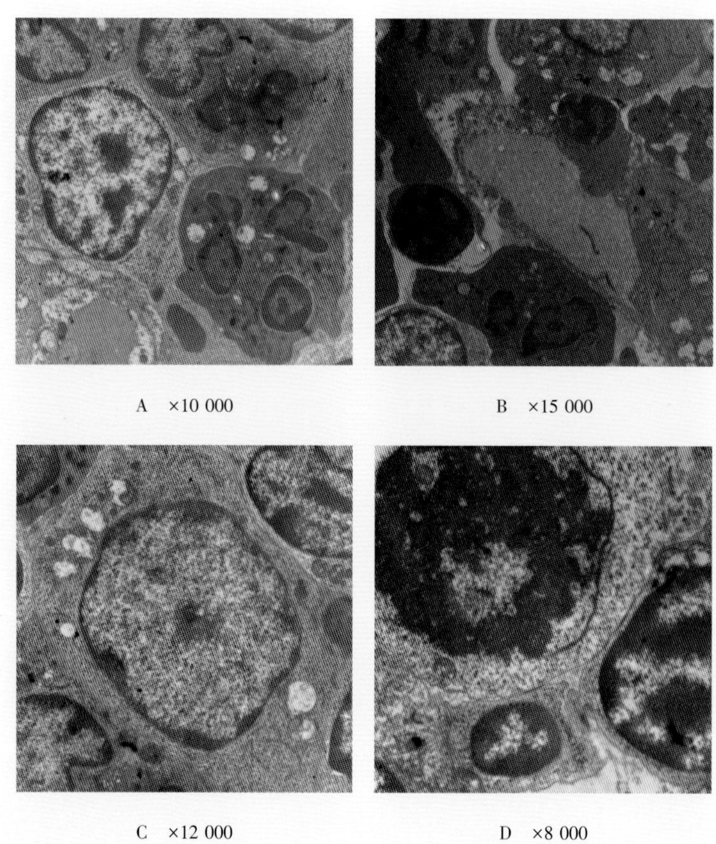

图 2　5mW/cm^2 微波长期辐射后 7 天大鼠骨髓组织超微结构（TEM）

注：A. 示红系细胞核内见染色质固缩、边移，呈环状或不规则形（×10 000）；B. 示红系细胞核染色质固缩、核膜溶解（×15 000）；C. 示粒系细胞胞质见线粒体肿胀，核膜间隙不清（×12 000）；D. 示淋巴细胞和红系细胞核染色质固缩（×8 000）。

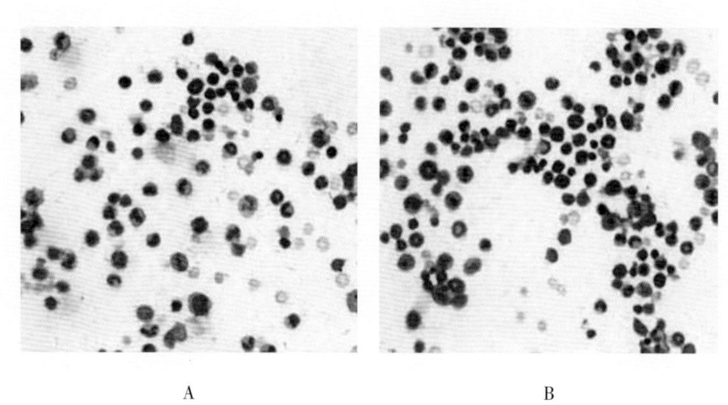

图 3　微波长期辐射后大鼠骨髓细胞 Caspase-3 蛋白表达的变化（SP×400）

注：A. 假辐射组，少量骨髓细胞胞质内可见 caspase-3 阳性表达，呈红色；B. 10mW/cm^2 辐射后 1 个月，骨髓细胞胞质内 caspase-3 呈阳性表达的细胞数明显增多。

可见强阳性表达。C-kit 在正常骨髓中仅少量造血细胞膜及胞质内呈弱阳性，5mW/cm^2、10mW/cm^2 微波长期辐射后 1 天，部分骨髓细胞内可见强阳性（图 5A，5B）。

氧化应激损伤　正常生理状况下，生物体内存在完整的抗氧化系统，在不同水平上阻断、清除以及修复自由基的损伤使细胞免受损害。有实验发现微波辐射可引起骨髓基质细胞超氧化物歧化酶（SOD）活性降低，细胞清除自由基的能力下降，脂质过氧化产物丙二醛（MDA）含量升高，辐射强度越大，细胞脂质过氧化损伤越严重。由此可见，微波辐射一方面可能破坏细胞内的抗氧化系统，另一方面引起细胞内脂质过氧化反应，使细胞内产生大量的自由基，进而引起细胞损伤。

治疗措施　尚无针对微波辐射造血损伤防治药物。

（彭瑞云）

wēibō fúshè shēngzhí sǔnshāng xiàoyìng

微波辐射生殖损伤效应（damaging effect of microwave radiation on reproduction）　一定剂量微波辐射所致男性与女性生殖器官结构和功能的损伤效应。导致性功能减退，生育力下降甚至不育，微波频率、辐射强度及辐射时间等不同，损伤程度也不同，一般为可恢复性。常见于职业性微波辐射如军事雷达、通信指挥、电子对抗，民用无线通信等作业；也可由长期慢性微波暴露如手机频段的微波辐射，或邻近生殖器官部位如下腹部内脏器官、会阴和生殖器官肿瘤的微波消融或热凝治疗，生殖器官疾病如男性尖锐湿疣、阴囊湿疹、前列腺炎和前列腺增生，女性顽固性功血和宫颈炎等的微波治疗，肌肉或软组织损伤的微波理疗所引起。男性生殖微波辐射敏感性高于女性生殖，青少年和老年辐射敏感高于成年。男性生殖器官包括睾丸、生殖管道（附睾、输精管、射精管和尿道）和附属腺（精囊腺、前列腺、尿道球腺）及外生殖器（阴囊和阴茎）；女性生殖器官包括阴道、子宫、输卵管及卵巢等内生殖器和外阴、阴唇和阴蒂等外生殖器。生殖系统基本功能是维持健康和谐的两性关系，产生正常的生殖细胞—精子和卵子，实现种族繁衍和子代延续，虽然没有发现微波辐射损伤具有明确的遗传效应，但其可能诱发基因突变和染色体畸变，导致精子和卵子发育畸形，并可能会造成某些遗传危险，且微波辐射对生殖系统的影响可能具有累积效应。因此当受到一次明显的微波辐射或长期接触一定剂量微波辐射，为减少先天畸形的危害，建议在脱离微波辐射环境后，男女两性应有计划地把妊娠时间推迟 6 个月。

损伤表现　微波辐射对睾丸各级生精细胞和卵巢各级卵泡细胞造成一系列损伤，导致生育力下降甚至不育，还可影响性激素

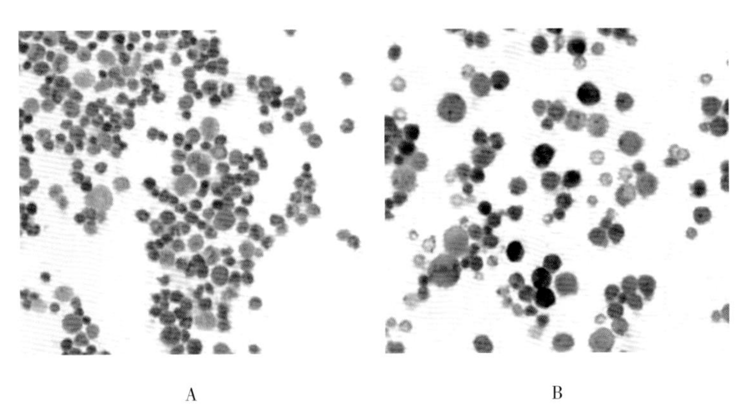

图 4　微波长期辐射后大鼠骨髓细胞 Caspase-3 mRNA 表达的变化（ISH ×400）

注：A. 假辐射组，示少量骨髓细胞胞质内可见 caspase-3 mRNA 呈阳性；B. 10mW/cm^2 辐射后 1 个月，示骨髓细胞胞质内 caspase-3 mRNA 呈阳性的细胞数明显增多。

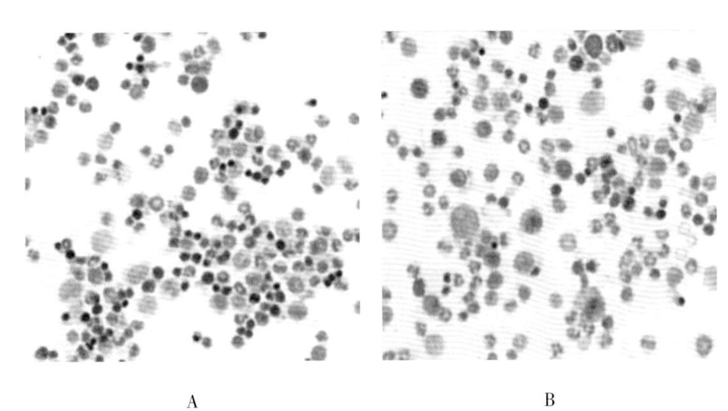

图 5　微波长期辐射后大鼠骨髓细胞 IL-3 蛋白表达的变化（SP ×400）

注：A. 假辐射组，少量骨髓细胞内可见 IL-3 呈弱阳性表达；B. 10mW/cm^2 辐射后 14 天，部分骨髓细胞内 IL-3 呈强阳性。

的产生，并对第二性器官和性特征发生间接效应，还可导致异常妊娠结局（流产、早产、死胎、低体重儿等）。

男性性功能减退是微波辐射致男性生殖损伤的重要表现形式之一。性欲减退、性生活次数减少、勃起障碍、阳痿、早泄、射精困难等性功能异常率随微波辐射时间延长而升高。血清性激素尤其是睾酮变化是反映男性生殖损伤的常用指标。一般长期慢性或急性大剂量微波辐射后血清睾酮常表现为降低，而急性、亚急性低水平微波辐射则多表现为升高或无明显改变。长期慢性或急性大剂量微波辐射还可引起血清糖皮质激素的改变，进而影响性激素的合成和分泌，造成血清促卵泡激素（FSH）和黄体生成素（LH）的异常，睾丸组织损伤严重时可出现血清抑制素 B 浓度升高。

微波辐射除引起睾丸损伤（参见微波辐射睾丸变化）外，还可造成附睾和附属腺损伤。附睾具有暂时贮存、营养精子和促进精子成熟的作用。热效应微波辐射可引起附睾的吸收、分泌和转运功能发生明显变化，附睾头、体、尾小管上皮细胞肿胀，空泡变性或气球样变，纤毛及上皮细胞的坏死脱落，间质充血、水肿及渗出；超微结构见主细胞微绒毛肿胀、脱落甚至缺失，细胞膜破坏，质膜小凹及吞饮小泡减少，细胞内线粒体肿胀，内质网与高尔基复合体扩张，细胞内膜性结构广泛出现髓鞘样结构和致密团块；部分基细胞也呈现退变；附睾管周围平滑肌细胞和血管内皮细胞等也可出现明显的形态学改变。热效应微波辐射可引起附睾组织内与能量代谢相关的乳酸脱氢酶、琥珀酸脱氢酶、葡萄糖-6-磷酸脱氢酶、ATP 酶等多种酶活性改变。微波辐射所致男性附属腺如精囊腺、前列腺等损伤，一般低剂量非热效应的微波辐射不能引起明显组织学形态结构改变，功能性指标如果糖和酸性磷酸酶亦无明显变化；而热效应微波可引起超微结构改变，主要为精囊腺黏膜层主细胞微绒毛肿胀及核的退变，胞质内出现许多髓样结构与脂滴，线粒体肿胀，内质网和高尔基复合体扩张；肌层平滑肌细胞胞质内出现多个大空泡及髓样结构等。

附睾精液质量的改变尤其是精子的损伤是微波辐射致男性生殖损伤敏感而主要的表现形式之一。微波辐射所致的附睾精子损伤，一方面表现为精子运动功能包括活力、活力参数及运动方式参数异常，另一方面表现为形态结构异常。精子活力减弱主要为 A 级（快速前向运动）+B 级（慢速前向运动）精子比例减少，C 级（非前向运动）或/和 D 级（不动）精子比例增加，存活精子减少；精子活力参数异常包括精子运动的曲线速度（VCL）、直线速度（VSL）、平均速度（VAP）、鞭打频率（BCF）等降低，精子运动方式参数异常包括线性指数（LIN）、直线指数（STR）、振动指数（WOB）、头部侧向运动平均振幅（ALH）等下降。附睾精子形态结构异常，表现为精子头部畸形（包括大头、小头、梨形、杆状、双头等）率增加，精子尾部线粒体肿胀，基质电子密度降低，嵴减少，灶性空化。微波辐射可造成精子数量减少，死亡增加，精子染色质异常和 DNA 损伤，精子异常凝聚增加，精子头部顶体反应面积缩小，顶体完整率降低，凝集素受体含量下降，精卵结合力能力降低等；微波辐射也可导致精浆理化性质和成分异常改变，如精液 pH 值降低，精浆铁蛋白、清蛋白、肉毒碱等含量下降，活性氧或氧自由基含量增加等，然微波辐射一般不会对精液量、精子密度产生显著影响。

微波辐射对男性生殖排泄管、阴茎海绵体和尿道海绵体通常不会造成明显损伤，阴茎和阴囊皮肤与身体其他部位的皮肤具有相同的辐射敏感性，在受到热效应微波尤其是毫米波辐射后可引起皮肤组织红斑反应、表皮脱落，皮下水肿、出血、水疱形成，局部破溃、感染、化脓，伴渗出和出血，胶原纤维损伤，弹力纤维断裂，还可刺激真皮神经末梢引起疼痛，有时伤及深层肌组织，导致肌层松散，肌纤维溶解和坏死。病理过程为红斑反应、破溃感染、结痂、瘢痕愈合。

微波辐射所致女性生殖功能的损伤导致月经异常，受孕延迟，自然流产、早期流产、死产等发生率增加，血清学检测可出现性激素水平异常如孕酮升高，雌二醇下降。生殖器官除卵巢损伤（参见微波辐射卵巢变化）外，微波热效应可引起输卵管、子宫、阴道内膜变薄，上皮细胞表面微绒毛脱落或缺失，细胞形态不规则，内膜上皮细胞及肌层组织细胞变性、坏死、凋亡，固有层子宫腺数量减少，腺腔缩小，间质水肿伴炎细胞浸润、血管扩张充血，点状、小灶状出血。外阴、阴唇和阴蒂的辐射敏感性都较高，其皮肤反应和其他部位的皮肤类似。

致伤机制 微波辐射对生殖系统的损伤机制包括热效应与非热效应。微波辐射的热效应是指电磁波辐射场照射生物体，引起组织器官温度升高而产生的生理影响和抑制、伤害作用。①温度升高改变了组织细胞膜的结构：升温使组织细胞膜中的蛋白质分子和脂类分子等的组成和排列发生相应的变化，并使细胞膜离子（K^+、Na^+、Ca^{2+}、Cl^-等）的通透性增加。②温度升高影响组织血液循环：适量升温可促进血流速度，改善微循环，减少血黏稠度和血脂指数，而过高升温则致病理性充血、出血、水肿、血栓发生。③温度升高影响细胞的分裂和增殖：适宜升温可激活细胞的分裂指数和增殖速率，升温过高则可造成细胞分裂停滞和间期死亡（包括凋亡和坏死）。④温度升高影响亲水蛋白质分子和DNA的构象或状态及其生化反应过程：适量升温可提高其生物功能，加速生化反应过程，而过量升温则损伤其结构，阻抑生化反应过程，甚至发生热凝固。微波的非热效应主要发生在细胞和分子水平上，进而影响其生物物理和生物化学反应过程，基因、细胞因子、信号转导通路等发生改变，并引起相应的组织器官和整体的损伤效应。

治疗措施 微波辐射生殖系统损伤治疗目前尚无特殊方法，睾丸和卵巢损伤治疗参见微波辐射睾丸变化和微波辐射卵巢变化，其余生殖器官轻度损伤可自行恢复，重度损伤的处理主要为对症治疗。

（王水明）

wēibō fúshè gāowán biànhuà

微波辐射睾丸变化（effect of microwave on testis） 一定剂量微波急性或长期辐射所致睾丸结构和功能损伤。常见于职业微波辐射和生殖器官或邻近睾丸部位疾病或损伤的微波治疗。睾丸是男性生殖系统的主要器官，能产生精子和分泌雄激素，血液供应的相对贫乏，生殖细胞不断增殖分化，是微波辐射敏感的靶器官之一。基于微波辐射效应参数的复杂性，引起男性暂时或永久性不育剂量的阈值尚无定论。但从维护男性生育权利和生活质量出发，职业微波辐射的男性在计划生育期应暂时调离微波辐射岗位，在岗时应注重防护尤其物理防护，如穿微波防护裤或防护内裤。

损伤表现 一定剂量微波辐射可造成睾丸生精细胞损伤和性功能减弱，导致生育力下降甚至不育。辐射后早期可引起睾丸水肿、重量增加，远后期则出现睾丸萎缩和纤维化、重量减轻。血清学检测可出现血清睾酮水平降低和抑制素B水平升高。存活精子数减少，精子活动力减弱，成熟精子头尾部出现各种畸形；急性或长期辐射均可引起睾丸组织结构损伤，常具有局灶性、不均一性，睾丸周边部生精小管病变明显等特点，组织学改变表现为生精小管直径变小，生精上皮疏松或变薄，生精细胞变性、坏死和脱落，精子减少和/或缺失，多核巨细胞形成，生精细胞比例失调，间质睾丸间质细胞数量减少；血睾屏障通透性增加，间质水肿，红细胞、血浆蛋白、示踪的伊文思蓝或硝酸镧颗粒于近腔室内精母细胞、圆形精子细胞、精子之间沉积；严重时可见生精小管坏

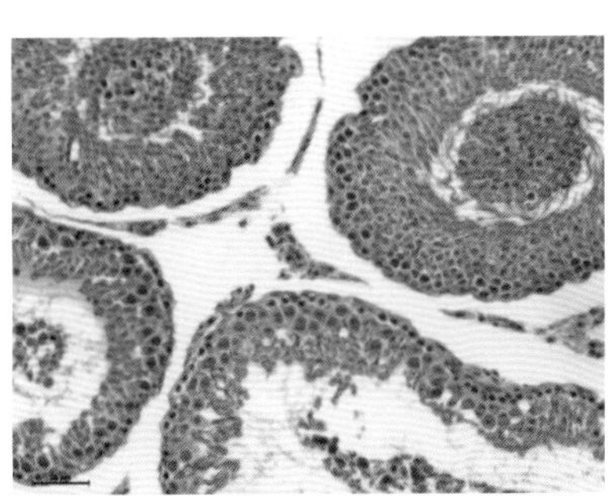

图1 微波辐射后大鼠睾丸生精细胞（HE ×200）

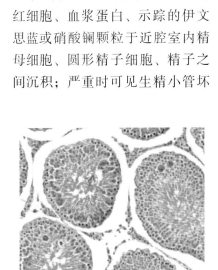

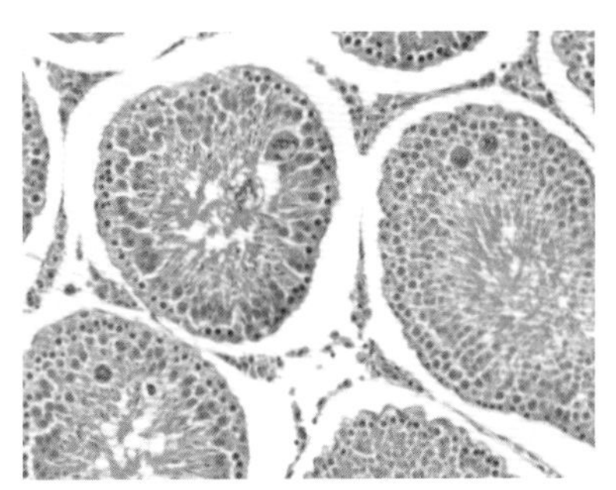

图2 微波辐射后大鼠睾丸多核巨细胞形成变性坏死脱落（HE ×200）

图3 微波辐射后大鼠血睾屏障通透性增加（LSCM ×400）

注：示踪伊文思蓝于近腔室内精母细胞、精子细胞、精子之间沉积。

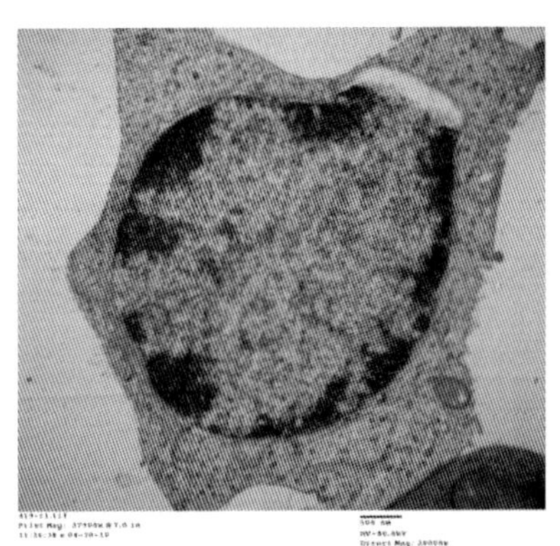

图4 微波辐射后大鼠睾丸精原细胞染色质凝集边移（TEM ×20000）

死，单核细胞浸润；远后期可见成纤维细胞增生等。超微结构损伤可见精原细胞、睾丸间质细胞和血管内皮细胞染色质凝集边移，精母细胞和精子细胞坏死，各级生精细胞、支持细胞和睾丸间质细胞线粒体肿胀和/或空化等。

致伤机制 微波辐射致睾丸损伤机制包括热效应（参见微波辐射生殖损伤效应）与非热效应。非热效应涉及睾丸组织能量代谢酶活性改变引起能量代谢障碍，自由基产生过多、抗氧化系统功能减弱引起脂质过氧化损伤，凋亡相关基因及蛋白质异常表达导致细胞凋亡增加，与精子发生密切相关的基因和蛋白及相关信号通路异常导致精子生成障碍，与睾酮合成密切相关的类固醇合成急性调节蛋白、细胞色素 P450 胆固醇侧链裂解酶、雄激素受体表达下调导致睾酮合成减少、作用减弱，细胞因子 TGF-β2/3、TNF-α、IL-1 和自由基等引起蛋白激酶、蛋白磷酸酶、细胞内 Ca^{2+}、G 蛋白及环腺苷酸等多条信号通路活化，导致紧密连接相关的跨膜蛋白、胞质附着蛋白、细胞骨架蛋白等表达下调导致血睾屏障通透性增加等。

治疗措施 尚缺乏有效的治疗手段，轻度损伤可自行恢复，重度损伤主要服用促进精子生成、改善精液参数，提高精液质量的药物，可服用抗氧化剂如维生素 E 和 C、促进血液循环和能量代谢营养剂等，或采用中医治疗等。

（王水明）

wēibō fúshè luǎncháo biànhuà

微波辐射卵巢变化（effect of microwave on ovary）

一定剂量微波急性或长期辐射所致卵巢结构和功能损伤。常见于职业性长期微波辐射和邻近卵巢部位疾病或损伤的微波治疗。卵巢是女性生殖系统的主要器官，主要功能是产生卵子和分泌雌激素，是微波辐射较敏感的器官之一，但其辐射敏感性低于睾丸。从维护女性生育权利和生活质量，尤其维护孕妇和胎儿安全出发，职业微波辐射的女性在计划生育期，或孕妇应暂时调离微波辐射岗位，在岗时应注重防护尤其物理防护，如穿微波防护服。

损伤表现 一定剂量微波所致卵巢损伤主要变化是各级卵泡细胞的变性、坏死，导致卵巢体积缩小、重量减轻，由于成熟的或正在发育的卵泡减少，引起性激素异常和内分泌失调，临床症状表现为月经失调（包括月经周期延长或缩短、经量增加、痛经），性欲减退，严重时出现暂时性闭经和不育。远后期可出现卵巢萎缩、结缔组织增生等。血清学检测可出现黄体生成素（LH）及促卵泡激素（FSH）水平增高，雌二醇水平降低。超声检查可见卵巢缩小，卵巢中卵泡数量减少或缺失。病理组织学变化表现为卵巢皮质变薄，卵泡数量减少，闭锁卵泡增多，黄体形态不规则，卵泡颗粒细胞间隙增宽或脱落到卵泡液，卵母细胞肿胀或坏死崩解；间质水肿、血管淤血，可见炎细胞浸润。超微结构见卵母细胞核皱缩、微绒毛减少、透明带变窄，卵母细胞、颗粒细胞、黄体细胞等细胞染色质凝集边移、线粒体肿胀空化、内质网扩张，溶酶体增多等。

致伤机制 微波辐射致卵巢损伤机制包括热效应（参见微波辐射生殖损伤效应）与非热效应。非热效应涉及自由基产生过多、抗氧化系统功能减弱引起脂质过氧化损伤，细胞分裂周期延长和周期阻滞，与卵子发生密切相关的基因和蛋白及相关信号通路异常导致卵子生成障碍，凋亡相关基因及蛋白质异常表达导致细胞死亡增加，DNA 单链和双链断裂和微核增多等。

治疗措施 尚缺乏有效的治疗手段，轻度损伤可自行恢复。重度损伤无生育愿望的妇女，一般采用雌孕激素替代治疗以改善低雌激素水平引起的各种并发症；对渴望生育者诱导其生育功能，尚无特效方法，可采用促排卵治疗、中医治疗和辅助生殖技术。

（王水明）

wēibō fúshè zǐdài biànhuà

微波辐射子代变化（effect of microwave radiation on filial generation）

一定剂量微波急性或长期辐射男女性和孕妇所致胚胎和子女生长发育异常、性别选择、并可出现先天畸形、基因病和儿童肿瘤等异常疾病。种族繁衍和子代延续是一个复杂系统工程，先后经历双亲产生健康的生殖细胞——精子和卵子到受精卵形成，再从受精卵发育成为胎儿的过程，后者一般又分为受精卵形成与着床（或植入）、胚胎（桑葚胚和囊胚）发育和器官形成期、胎儿期等不同阶段。作为一种有害性外界物理因素，微波辐射一方面可引起各级生精细胞和卵泡的损伤，导致异常的精子和卵子的产生，并可能造成精子和卵子遗传物质 DNA 损伤、基因突变或异常表达，从而影响受精卵形成、妊娠和子代的生长发育，出现先天畸形、基因病和儿童肿瘤等异常疾病。另一方面，在生命形成最为关键的阶段——受精卵形成和胚胎早期发育期，也是对外环境影响最敏感和最易触发非生理变化的时期，微波辐射还可影响受精卵植入和胚胎发育，导致流产；影响组织器官形成，导致发育畸形。此外，还可影响胎儿发育，导致胎儿宫内发育延缓、早产，智力发育障碍等。从优生优育角度出发，育龄期夫妇在计划生育期间应暂时调离职业微波辐射岗位，并尽量避免急性大剂量微波辐射；孕妇尤其在孕后 3 个月内应尽量缩短微波辐射时间，注重自我防护如穿防护服，食用富含维生素、抗辐射食物和水果，以增强机体抵抗微波辐射的能力。

损伤表现　微波辐射所致的子代损伤性变化，一方面来源自双亲受微波辐射影响产生异常的精子和卵子，另一方面来源自从受精卵到胎儿发育过程中受微波辐射影响出现的异常发育，且损伤性改变均为不确定性。

微波辐射生育期的男性和女性后，可出现胚胎植入率降低，胎吸收率和胚胎死亡率升高，后代先天畸形、出生后缺陷、围生期死亡、子代不孕不育、神经母细胞瘤发生率增加，后代出现女性概率增大。

微波辐射孕妇后，妊娠早期发生异常妊娠如自然流产、死胎、胚胎停育和胎儿畸形概率增加；妊娠中期胚子代先天畸形（神经管缺陷、泌尿道畸形）、发育障碍和死胎等发生率增加；妊娠晚期胎儿宫内发育迟缓、低体重儿、早产、围生期死亡、新生儿期患病概率增加；孕妇受微波辐射，可使子代不孕不育的危险性增加，使子代的神经行为受影响，子代唐氏综合征发病率升高，可增加儿童肿瘤尤其是白血病和脑瘤的发生。

致伤机制　微波辐射致子代损伤机制包括热效应与非热效应。微波辐射非热效应可影响精子和卵子产生，尤其造成的遗传物质DNA 损伤、基因突变、基因及蛋白质异常表达等，均可影响子代；微波辐射非热效应还可影响神经内分泌系统，造成性激素合成与分泌异常，参与流产、早产、不孕、子代性别比例失调等，如微波辐射可抑制褪黑激素的产生，褪黑激素对其他激素如雌激素有调节作用；可影响糖皮质激素的产生，进而影响黄体生成素（LH）的合成和分泌。在受精卵发育成胎儿过程中，微波辐射可影响许多细胞过程包括改变细胞膜电位，使细胞外表离子流和离子分布发生变化，影响酶代谢、信号转导、基因和蛋白质表达、细胞增生与死亡，细胞间通信、DNA 突变等，可干扰胚胎的植入和子代发育过程。

治疗措施　尚缺乏有效的治疗手段，在妊娠期间加强先天畸形的筛查，轻度损伤可自行恢复，重度损伤的处理主要为对症治疗。

（王水明）

wēibō fúshè nèifēnmì sǔnshāng xiàoyìng

微波辐射内分泌损伤效应

（damaging effect of microwave radiation on endocrine）　一定辐射强度微波电磁辐射所致内分泌系统各种损伤效应。神经、内分泌、心血管、生殖系统等是对微波辐射敏感的器官。人体处于不断变化的内外环境之中，内分泌系统在维持机体内环境稳定及各系统器官间的协调方面起着重要作用，它与神经、免疫系统构成了一个非常复杂的网络共同维持调节机体各方面的生理功能。微波辐射作为一种物理刺激因素作用于机体，从整体水平来说，首先就与此网络发生作用。

内分泌系统主要包括外周的肾上腺、甲状腺、甲状旁腺和性腺以及中枢中与内分泌有关的部位如下丘脑、海马、垂体、松果体和杏仁核等。也包括机体各系统散在分布的内分泌细胞。微波辐射对内分泌影响的有关报道越来越多。

损伤表现　包括肾上腺、甲状腺、垂体、下丘脑、松果体等内分泌腺的损伤。

肾上腺　肾上腺是神经内分泌发挥作用的重要一环，有广泛的外周效应，也有中枢效应。其皮质分泌皮质激素，髓质分泌肾上腺素类激素。

微波辐射对肾上腺功能的影响报道较多。拉东（Radon）等用 900MHz、1W/m^2 的微波辐射健康人，作者未得出曼氏（Mann）等所发现的血浆皮质醇（corticosteroid，cort）持续升高 1 小时的结果。在用 2 450MHz 微波辐射时，发现 2mW/cm^2 辐射 8 小时血浆 cort 无变化，10mW/cm^2 则显著抑制 cort 分泌。而 1～70mW/cm^2 的微波辐射雄性大鼠 1～8 小时，则 $<$ 10mW/cm^{2}cort 浓度下降，$>$ 25mW/cm^{2}cort 浓度升高。另一实验则证明 20 mW/cm^2 微波辐射 8 小时与 1mW/cm^2 辐射 4 小时均引起大鼠血浆 cort 减少，当 50mW/cm^2 辐射 0.5 小时或 1 小时与 20mW/cm^2 辐射 2 小时则刺激了肾上腺激素的分泌。这可看出不同辐射方式、辐射强度及辐射时间可引起 cort 不同的反应，但在量效上没有明确的线性关系。诺维茨基（Novitskii）等指出 2 600MHz 的不同功率密度的微波辐射可反映出机体肾上腺由适应到失代偿的过程。0.01～1mW/cm^2 是机体的适应表现，10～75mW/cm^2 则表现为病理反应，1mW/cm^2 辐射 30 分钟则表现为累积效应。

肾上腺皮质不同带对微波辐射的敏感性亦有差异。曹晓哲等用高功率脉冲微波辐射大鼠，发现 cort 于辐射后 1 小时后即见升高而醛固酮无变化，说明束状带较球状带敏感。另有研究发现，10～90 mW/cm^2 微波辐射后大鼠血清中皮质醇下降。10mW/cm^2 组较假照射组在 6 小时下降有显著性（$P<0.05$），1 天后基本恢复；50 mW/cm^2 组与假照射组相比均下降，仅在 1 天有显著性（$P<0.05$），3 天后基本恢复；90 mW/cm^2 组仅在 6 小时下降有显著性（$P<0.01$），7 天基本恢复。以上结果表明肾上腺束状带功能在早期（6 小时）受抑制。

甲状腺 甲状腺也是神经内分泌轴上关键一环，对外周及中枢均有广泛的作用。有很多实验证明了它在微波辐射损伤效应中的参与。

很多因素影响微波辐射后的甲状腺功能改变。动物的体重、品系不同对微波辐射的反应不同，微波辐射的强度则影响更大。用 2 450MHz 辐射大鼠，发现 < 10mW/cm^2 促甲状腺激素（thyroid stimulate hormone，TSH）无变化，25mW/cm^2 血清 T_4 无显著性变化，15mW/cm^2 辐射 60 小时，血清 T_4 与蛋白结合碘（protein-bound iodine，PBI）下降。甲状腺活动下降往往伴随 TSH 下降，8mW/cm^2 每天辐射 8 小时，共 21 天，T_4 与 TSH 下降相平行，但 1mW/cm^2 辐射 4 小时，则暂时升高 T_4 并不伴有 TSH 的变化，这可能与局部刺激有关。

总之，微波辐射对甲状腺的影响随实验条件的不同，有整体效应亦有局部效应，在量效上尚没有明确的关系。

垂体 垂体是连接中枢与外周内分泌效应器官的重要一环，它分泌多种激素，对机体多种生理功能均有重要调节作用。

功能方面，前述的肾上腺、甲状腺反应在应激时都有 ACTH 与 TSH 参与，间接反映了垂体功能的变化。对其直接效应亦有报道。生长激素（growth hormone，GH）与催乳素（prolactine，PRL）均是应激反应中的重要激素。研究中采用 2 450MHz 辐射大鼠发现在 30mW/cm^2 与 20mW/cm^{2}PRL 均有升高表现。另一实验采用同样的频率辐射大鼠，在 10mW/cm^2 GH 升高，36mW/cm^2 则下降。

总之，电磁辐射对垂体的效应实验数据有限，得不出非常明确的量效关系。

下丘脑 随着医学的不断发展，人们越来越意识到内分泌与神经系统的不可分割性。神经系统中有许多部位与内分泌密切相关。人的下丘脑只有 4g 左右，不足全脑重量的 1%，但在调节诸如水电解质平衡、摄食、生殖、体温、内分泌及免疫等方面起着关键作用。其对内分泌调节除部分的通过自主神经外，主要通过垂体，下丘脑垂体轴就是神经内分泌转换站的一部分，尤其在应激中。

递质在神经功能发挥中起重要作用，有实验在此方面进行了研究。梅森（Mason）等用微波辐射大鼠，用微型透析的方法分析递质变化，发现下丘脑中天冬氨酸（aspartic acid，Asp）增加，而谷氨酸（glutamic acid，Glu）及谷氨酰胺（glutamine acid，Gln）含量无明显变化。Asp 与 Glu 均属兴奋性氨基酸，其含量过高对神经细胞有毒性。此实验提示在微波辐射效应中 Asp 的参与。

儿茶酚胺（caticholamine，CA）在众多应激中发挥着重要作用，在内分泌调节中也有重要作用。有研究探讨 CA 在微波辐射中的作用。用 915MHz，100mW/cm^2 的微波辐射大鼠，发现下丘脑中单氨氧化酶（monoamine oxidase，MAO）活性显著提高，提示 CA 代谢加强。

松果体 松果体亦是神经内分泌转换站，它的作用十分广泛，对机体生殖、内分泌、免疫、生物节律和体温等都有调节作用。它的主要活性产物褪黑激素（melatonin，met）对中枢有广泛的作用，如镇静、催眠、镇痛和抗抑郁等。其对下丘脑促肾上腺皮质激素释放激素亦有调节作用，一般认为 met 对它们均有抑制作用，但研究结果往往不一致。微波辐射对松果体的影响报道较少，尚无一致认可的结论。

致伤机制 洛茨（Lotz）等用 70 mW/cm^2 与 50mW/cm^2 的微波辐射大鼠以探讨皮质醇反应机制。他们利用垂体切除术与地塞米松抑制实验作出了证明，认为皮质醇升高是系统性、整合性的结果，即下丘脑垂体轴的参与，其中糖皮质激素受体（glucorticoid receptor，GR）在微波辐射致内分泌损伤中发挥重要调控作用。

GR 为胞内受体，通常情况下与热休克蛋白结合而处于失活状态，一旦糖皮质激素（GC）与 GR 结合，则由胞质进入胞核，发挥其效应。GR 不仅是 GC 效应执行者，而且在下丘脑、海马与垂体等处对 HPA 进行负反馈调控，以维持下丘脑－垂体－肾上腺轴（HPA）正常功能。现发现多种疾病与 GR 有关，如库欣病、抑郁症、糖尿病及心血管疾病等，在应激紊乱中其作用亦不可忽视。微波作为一种环境应激因素，对

GC 的影响引起关注。

下丘脑 GR 的变化　正常对照组 GR 主要表达于神经元胞核，胞质中亦见表达；10～50 mW/cm^2 微波辐照后，表达 GR 的细胞数量减少，强度减弱。10 mW/cm^2 组在照后 6 小时较假照射组表达的细胞数量减少（$P<0.05$）且强度减弱（$P<0.01$），1 天下降达到高峰，7 天后呈现恢复趋势；50 mW/cm^2 在 6 小时表达 GR 的细胞数量无明显变化，而表达强度则显著下降（$P<0.01$），1 天下降有显著性（$P<0.05$ 或 $P<0.01$），其强度减弱在 3 天达高峰，以后各时间点无明显变化。其定量分析结果见表 1。

垂体 GR 的变化　远侧部 GR 主要表达于内分泌细胞的胞核，胞质中亦见表达；10～50mW/cm^2 S 波段 HPM 辐照后，表达 GR 的细胞数量增多，强度增强。10mW/cm^2 组在照后 6 小时表达细胞数量增多有显著性（$P<0.01$），1 天与 3 天强度增强有显著性（$P<0.05$），7 天后呈恢复趋势；50 mW/cm^2 在照后 6 小时无明显变化，1～3 天表达 GR 的细胞增多（$P<0.01$），且强度增强（$P<0.05$），7 天后呈恢复趋势。其定量分析结果见表 2。

GR 变化的病理生理意义　包括 3 个方面的内容。

GR 变化与整体应激　下丘脑与垂体应激中 GR 的不同变化，在制动应激实验中亦出现。另有实验对此作出阐明，发现 GC 过量时，海马与垂体中 GR 的 mRNA 的含量分别为下降与升高，学者们认为海马中 GR 下降是为防止神经元过度激活而受损，推测下丘脑 GR 下降亦如此；垂体则是为了缓冲下丘脑对它的过度正调控。随着对 GR 信号途径的深入研究，学者们发现下丘脑和垂体 GR 变化的不同与两部位中不同的调控蛋白有关。

GR 变化与下丘脑神经元损伤　GC 对下丘脑-垂体-肾上腺轴（HPA）轴的负反馈作用的机制一直未完全阐明。有研究发现下丘脑中 GC 通过突触膜受体抑制兴奋性谷氨酸，由非基因转录途径，负反馈快速抑制下丘脑的内分泌。一定剂量的微波辐射后 GR 表达下降，兴奋性氨基酸可能升高，由此介导神经毒性。已证明 GR 可诱导神经元死亡，实验发现 GC 诱导的神经元细胞周期阻滞与 p53 的核转位及转录活性增加有关；p53 抑制剂 PFTalpha（Pifithrin-α）可保护细胞免于各种刺激所致的 p53 介导的死亡，可减少小鼠对射线的敏感性，学者们发现除特异抑制 p53，亦可抑制 GR 的信号通路。

GR 变化与肾上腺损伤　GR 量减少后，ACTH 升高，其可作用于肾上腺。有实验证实 ACTH 的升高可刺激肾上腺的过度增生及加速合成 GC 可致肾上腺结构改变。

治疗措施　尚无针对微波辐射引起内分泌损伤的防治药物。建议人们尽量避免接受微波辐射，远离电视发射塔、雷达站等辐射强烈的区域。经常受到微波辐射的人员可使用防护服，中国已研制出具有一定性能的防护服。

（彭瑞云）

表 1　微波辐照后大鼠下丘脑 GR 的变化（单位）

照后时间	IOD		MOD	
	10mW/cm²	50mW/cm²	10mW/cm²	50mW/cm²
假照射组	28.00±13.41	28.04±13.41	0.23±0.08	0.23±0.08
6 小时	15.09±4.43*	23.42±9.94	0.14±0.03**	0.13±0.03**
1 天	13.40±5.30*	15.00±7.20*	0.12±0.04**	0.13±0.02**
3 天	16.05±5.26	19.50±8.50	0.15±0.03*	0.11±0.04**
7 天	17.15±5.20	34.52±16.21	0.17±0.03	0.18±0.03
14 天	30.2±14.28	42.03±17.85	0.18±0.04	0.17±0.03
28 天	32.3±12.32	35.65±15.16	0.18±0.03	0.18±0.03

注：与假照射组比较，*$P<0.05$，**$P<0.01$。

表 2　微波辐照大鼠后垂体远侧部糖皮质激素受体（GR）的变化（单位）

照后时间	IOD		MOD	
	10mW/cm²	50mW/cm²	10mW/cm²	50mW/cm²
假照射组	13.20±2.09	13.27±2.09	0.21±0.07	0.21±0.07
6 小时	23.30±4.46**	14.54±1.90	0.24±0.04	0.21±0.04
1 天	15.00±6.50	24.20±4.72**	0.29±0.05*	0.23±0.03
3 天	15.00±6.80	17.20±5.53**	0.29±0.04*	0.28±0.06*
7 天	13.86±2.17	13.19±4.20	0.25±0.02	0.19±0.03
14 天	13.38±4.30	14.12±4.94	0.22±0.03	0.23±0.01
28 天	13.26±3.50	13.25±3.20	0.25±0.02	0.24±0.01

注：与假照射组比较，*$P<0.05$，**$P<0.01$。

wēibō fúshè nèifēnmì gōngnéng biànhuà

微波辐射内分泌功能变化

(effect of microwave radiation on endocrine function) 一定强度微波电磁辐射所致内分泌功能变化。随着微波技术的广泛应用，微波辐射日益增高，已成为危害人类健康的主要物理因素之一，微波辐射的健康危害已成为人们十分关心的问题。内分泌系统在维持机体内环境稳定及各系统器官间的协调方面起着重要作用，它与神经、免疫系统构成了一个非常复杂的网络共同维持并调节机体各方面的生理功能。微波辐射作为一种物理刺激因素作用于机体，首先就与此网络发生作用，引起内分泌功能紊乱、降低。

损伤表现 包括肾上腺、甲状腺、垂体、下丘脑等功能的改变。

肾上腺功能改变 肾上腺皮质分泌皮质激素，髓质分泌肾上腺素类激素。微波辐射对肾上腺功能的影响与辐射频率、辐射功率密度、辐射时间和辐射方式等密切相关。拉东（Radon）等用900MHz，1W/m^2 的微波辐射健康人，外周血浆中皮质醇（corticosteroid，cort）含量未见异常；而采用2 450MHz 微波辐射时，发现2mW/cm^2 辐射8小时血浆cort无变化，10mW/cm^2 血浆cort明显减少；1~70mW/cm^2 的微波辐射雄性大鼠1~8小时，外周血浆中cort浓度<10mW/cm^2 下降，>25mW/cm^2 升高。20 mW/cm^2 微波辐射8小时与1mW/cm^2 辐射4小时均引起大鼠血浆cort均减少；50mW/cm^2 辐射0.5小时或1小时与20mW/cm^2 辐射2小时则刺激了肾上腺激素的分泌。

另有研究用10~90 mW/cm^2 微波辐射后大鼠血清中皮质醇下降。10mW/cm^2 组比假照射组在6小时下降有显著性（$P<0.05$），1天后基本恢复；50 mW/cm^2 组与假照射组相比均下降，仅在1天有显著性（$P<0.05$），3天后基本恢复；90 mW/cm^2 组仅在6小时下降有显著性（$P<0.01$），7天基本恢复。以上结果表明肾上腺束状带功能在早期（6小时）受抑制。

甲状腺功能改变 很多因素影响微波辐射后的甲状腺功能改变。动物的体重、品系不同对微波辐射的反应不同，微波辐射的强度则影响更大。用2 450MHz辐射大鼠，发现<10mW/cm^2 促甲状腺激素（TSH）无变化，25mW/cm^2 血清T_4无显著性变化，15mW/cm^2 辐射60小时，血清T_4与蛋白结合碘（PBI）下降。甲状腺活动下降往往伴随TSH下降，8mW/cm^2 每天辐射8小时，共21天，T_4与TSH下降相平行，但1mW/cm^2 辐射4小时，则暂时升高T_4并不伴有TSH的变化，这可能与局部刺激有关。

垂体功能改变 垂体是连接中枢与外周内分泌效应器官的重要环节，它分泌多种激素如ACTH，TSH，生长激素（GH）与催乳素（PRL）等，对机体多种生理功能均具有重要的调节作用。一定剂量的微波辐射可使垂体分泌激素紊乱。孟丽等研究发现，2~90 mW/cm^2 微波辐射后大鼠血清ACTH见不同程度升高。10 mW/cm^2 以上微波辐射基本呈上升趋势，在7天含量增加且与对照相比有显著性（$P<0.05$或$P<0.01$）。采用2450MHz辐射大鼠发现在30mW/cm^2 与20mW/cm^2 PRL均有升高表现。另一实验采用同样的频率辐射大鼠，在10mW/cm^{2}GH升高，36mW/cm^2 则下降。

下丘脑功能改变 内分泌与神经系统的不可分割性。神经系统中有许多部位与内分泌密切相关。人的下丘脑只有4g左右，不足全脑重量的1%，但在调节水电解质平衡、摄食、生殖、体温、内分泌及免疫等方面起着关键作用。其对内分泌调节除部分的通过自主神经外，主要通过垂体，下丘脑垂体轴就是神经内分泌转换站的一部分，尤其在应激中。

递质在神经功能发挥中起重要作用。梅森（Mason）等用微波辐射大鼠，用微型透析的方法分析递质变化，发现下丘脑中天冬氨酸（Asp）升高，而谷氨酸（Glu）及谷氨酰胺（Gln）含量无明显变化。另有研究探讨儿茶酚胺（CA）在微波辐射中的作用。Dolgacheva等用915MHz，100mW/cm^2 的微波辐射大鼠，发现下丘脑中单胺氧化酶（MAO）活性显著提高，提示CA代谢加强。

致伤机制 微波作为一种环境应激因素，对糖皮质激素受体（glucorticoid receptor，GR）的影响引起关注。GR为胞内受体，通常情况下与热休克蛋白结合而处于失活状态，一旦糖皮质激素（glucocorticoid，GC）与GR结合，则由胞质进入胞核，从而发挥其效应。GR不仅是GC效应执行者，而且在下丘脑、海马与垂体等处对下丘脑-垂体-肾上腺轴（HPA）进行负反馈调控，以维持HPA正常功能。现发现多种疾病与GR有关，如库欣病、抑郁症、糖尿病及心血管疾病等，在应激紊乱中其作用亦不可忽视。

下丘脑与垂体应激中GR的不同变化，在制动应激实验中亦出现。另有实验对此作出阐明，发现 GC 过量时，海马与垂体中 GR 的 mRNA 的含量分别为下降与升高，被认为海马中 GR 含量下降是为防止神经元过度激活而使神经元受损，推测下丘脑 GR 含量下降亦如此；垂体则是为了缓冲下丘脑对它的过度正调控。随着对 GR 信号途径的深入研究，学者们发现下丘脑和垂体 GR 变化的不同与两部位中不同的调控蛋白有关。

GC 对下丘脑-垂体-肾上腺轴（HPA）的负反馈作用的机制尚未完全阐明。下丘脑中 GC 通过突触膜受体抑制兴奋性谷氨酸，由非基因转录途径，负反馈快速抑制下丘脑的内分泌。一定剂量的微波辐射后 GR 表达下降，兴奋性氨基酸可能升高，由此介导神经毒性。GR 可诱导神经元死亡，实验发现 GC 诱导的神经元细胞周期阻滞与 p53 的核转位及转录活性增加有关；p53 抑制剂 PFT alpha（Pifithrin-α）可保护细胞免于各种刺激所致 p53 介导的死亡，可减少小鼠对射线的敏感性，学者们发现除特异抑制 p53，亦可抑制 GR 的信号通路。

GR 量减少后，ACTH 升高，其可作用于肾上腺。有实验证实 ACTH 的升高可刺激肾上腺的过度增生及加速合成 GC 可致肾上腺结构改变。

尚无针对微波辐射引起内分泌功能变化的防治药物。

（彭瑞云）

wēibō fúshè xiàqiūnǎo jiégòu biànhuà

微波辐射下丘脑结构变化

（effect of microwave on hypothalamus structure） 一定强度微波电磁辐射所致下丘脑结构变化。下丘脑是中枢神经系统重要组成部分，是 HPA 中枢调控的重要部位之一，其核团较多，促垂体区主要分布在散在的小神经元。下丘脑在调节水电解质平衡、摄食、生殖、体温、内分泌及免疫等方面起着关键作用。其对内分泌调节除部分的通过自主神经外，主要通过垂体，下丘脑-垂体轴就是神经内分泌转换站的一部分，尤其在应激中。微波辐射作为重要的应激性损伤因素，其对下丘脑组织结构可造成损伤。

损伤表现 包括组织学及超微结构的改变。

组织学改变 微波辐射对下丘脑组织结构的损伤与微波辐射的剂量密切相关。10~90mW/cm^2 的微波辐射后下丘脑病变明显，表现为神经元皱缩，浓染，胞质嗜酸性变，核浓染（图 1A，1B），核团与散在神经元均有病变，血管亦有淤血、水肿。经甲苯胺蓝染色可见下丘脑中神经元尼氏体减少。

超微结构改变 10 mW/cm^2、50mW/cm^2 微波辐射后，下丘脑神经元皱缩，核膜浓染，线粒体空化，粗面内质网扩张（图 2A，2B），脂褐素亦增多（图 3），10mW/cm^2 微波辐射下丘脑神经元核染色质边集更明显；并见突触前后膜结构模糊（图 4）。

致伤机制 包括下丘脑神经元线粒体膜电位变化和神经元钙超载。

下丘脑神经元线粒体膜电位变化 线粒体膜电位（mitochondrion membrane potential，MMP）的维持是线粒体进行氧化磷酸化产生 ATP 的先决条件。线粒体膜通透性转运孔是一种跨膜多蛋白孔，此孔能通过小于 1 500kD 分子量的非特异性物质，正常情况下允许质子自由通过线粒体膜，从而在膜内外造成电势差，形成稳定的 MMP。当受某些因素刺激

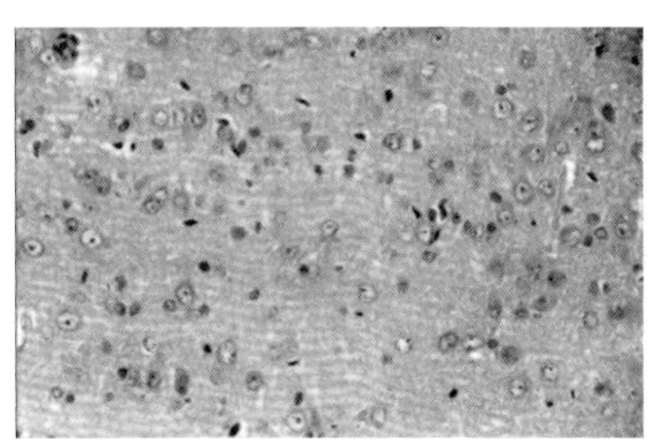

图 1A 假照射组大鼠下丘脑（HE×400）

注：示正常组织结构。

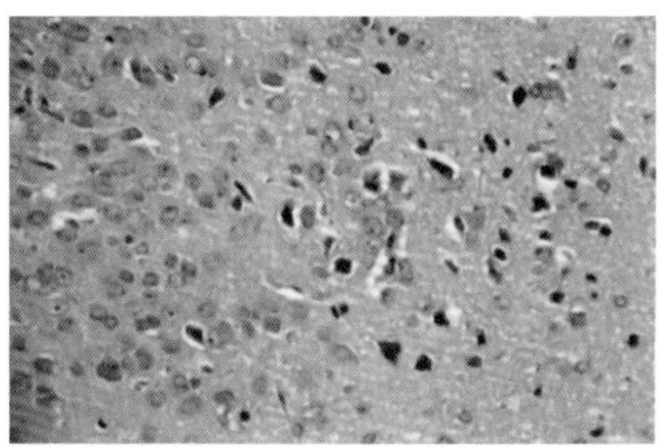

图 1B 50mW/cm^2 微波辐射后 6 小时下丘脑（HE×400）

注：示神经元皱缩，核浓染。

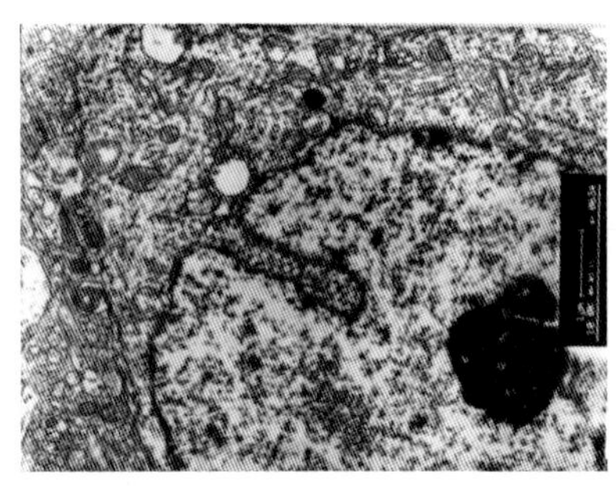

图 2A 假照射组大鼠下丘脑（TEM×10 000）

注：示正常神经元。

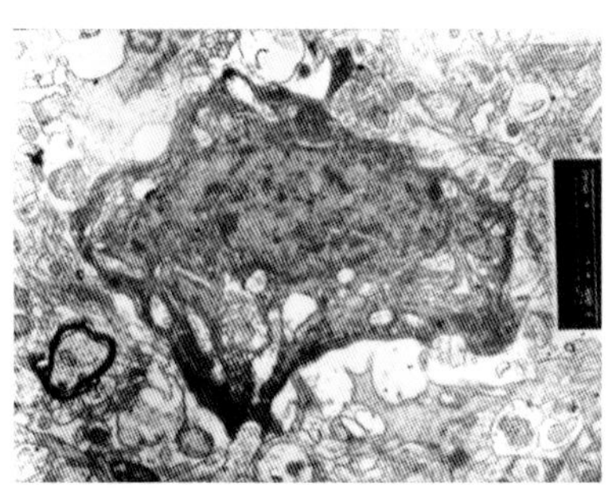

图 2B 50 mW/cm^2 组 1 天时下丘脑（TEM×8 000）

注：示神经元皱缩，线粒体空化。

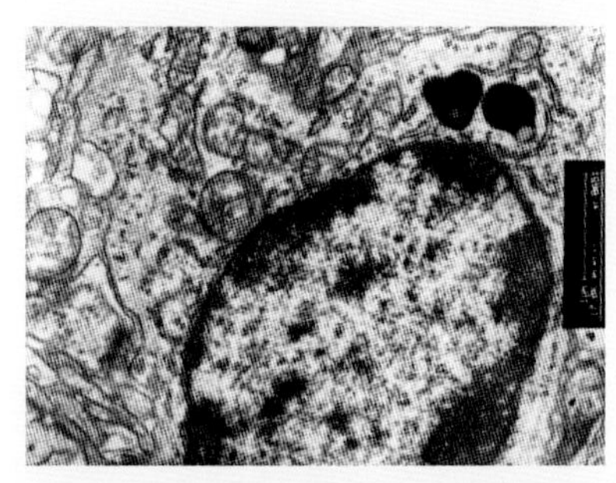

图3　50 mW/cm² 组 1 天时下丘脑（TEM×17 000）

注：示神经元脂褐素增多。

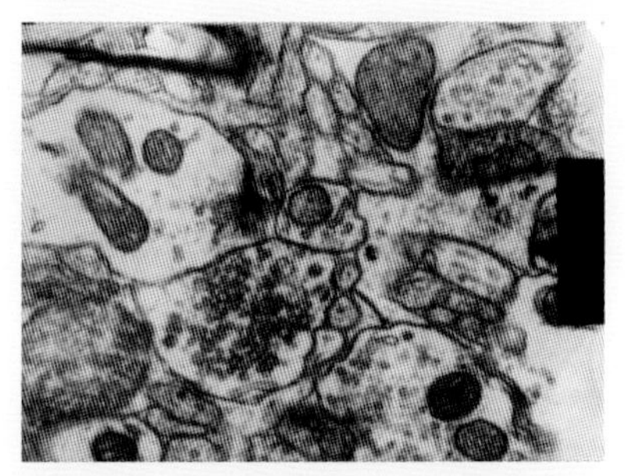

图4　10 mW/cm² 组 7 天时下丘脑（TEM×28 000）

注：示突触前后膜结构模糊。

时，转运孔开放，造成离子和其他物质异常释放，线粒体内外电荷分布紊乱，膜除极化，最后MMP 降低或丧失。可通过检测MMP 来观察膜转运孔的变化。罗丹明（RH123）是一种选择性为线粒体所吸收的荧光染料，其吸收值随线粒体膜电位的改变而发生相应的变化，改变细胞荧光强度；但其本身不干扰膜电位，且对细胞无毒性作用。可通过检测细胞 RH123 的荧光强度以反映线粒体膜电位的变化。30 mW/cm² 微波辐射后 6 小时，下丘脑神经元膜电位下降。

线粒体是细胞凋亡过程中非常重要的调控器，多数凋亡过程中皆伴随线粒体膜电位异常。膜电位异常而细胞核完好无损的体外培养细胞 1 小时后即发生 DNA 的断裂，表明膜电位异常是凋亡早期一重要的不可逆改变。线粒体膜电位改变使线粒体肿胀，位于线粒体内外膜之间的细胞色素 C 释放入胞质，激活某些蛋白激酶如 caspase 等，是产生凋亡的起源，亦可能是辐射致神经元凋亡的原因之一。

神经元钙超载　杨瑞等实验中采用钙离子荧光探针 Fluo-3-AM 孵育、LSCM 扫描分析［Ca^{2+}］$_i$ 的相对荧光强度值，发现微波和 EMP 照射可引起海马神经元［Ca^{2+}］$_i$ 超载和 Ca^{2+} 的空间分布改变。另有实验发现，微波辐射后 6 小时，细胞内［Ca^{2+}］显著升高，这一改变可能下丘脑神经元的损伤密切相关。

钙超载是指细胞内游离的 Ca^{2+}浓度超过正常。正常情况下，细胞内 Ca^{2+} 的浓度是 10^{-7}mol/L，比细胞外低 10^4 倍，细胞内低钙在神经元反应中起重要作用。当细胞对外界变化作出反应时，胞内游离钙浓度即升高，其升高有两大来源。①来自胞外钙：即分别通过电压门控性钙通道和化学门控性钙通道的开放而使细胞外钙进入胞质，前者例如 L 型钙通道，后者包括 NMDA 受体通道等。②来源于胞内钙库如内质网和线粒体：其机制为 IP_3（1, 4, 5 三磷酸肌醇）通过内质网上的 IP_3 受体使内质网的钙释放。从 20 世纪 70 年代末，科学家便认为细胞内钙超载是导致中毒性细胞死亡的最后通路。细胞内钙浓度升高的直接后果是导致钙依赖酶如蛋白激酶 C、ATP 酶等的激活，可致生物膜的损害和能量危机，还影响细胞蛋白骨架的构象、线粒体结构破坏，从而引起细胞的变性和死亡等。

脑组织受到损伤，可引起细胞内钙超载，导致细胞发生凋亡。钙超载是脑组织损伤时重要的病理生理过程。微波辐射亦可调整 Ca^{2+}在钙通道的流动，改变细胞内钙离子的浓度，并且可以通过调整细胞膜上的电压门控钙通道，降低细胞膜对钙离子的通透性，减少神经递质的释放。

神经元内钙离子、膜电位与死亡三者相互联系。线粒体是细胞的能量工厂与钙离子的储存库，是产生 ROS（氧自由基）的主要部位。正常膜电位的形成与保持是细胞氧化磷酸化中的必要过程，膜电位可调控线粒体内膜对各种物质的选择性与通透性，维持线粒体正常的形态结构与功能。ATP、ROS 与膜电位三者的关系影响线粒体的正常功能，进而影响到细胞的正常形态、功能及凋亡的产生与发展。ROS 的增多可直接或间接损伤线粒体内膜，使膜电位降低。电磁辐射非热效应机制之一就是自由基的产生。已有实验表明，NO 过多会产生毒性作用，使血管通透性增高，神经元死亡，神经递质释放和传递障碍。因此可以认为：钙离子、自由基与膜损伤相互影响形成一恶性循环，在下丘脑神经元损伤中扮演重要角色。

治疗措施　微波辐射的防护措施仍以物理防护为主。建议人们尽量避免接受微波辐射，远离电视发射塔、雷达站等辐射强烈的区域。经常受到微波辐射的人员可以使用防护服，中国已研制出具有一定性能的防护服。有关微波辐射致脑损伤的防治药物仍然较少。已经证实，安多霖胶囊可预防及治疗微波辐射损伤，可提高大鼠学习记忆能力、减轻海马结构损伤以及氨基酸类神经递质失调。

（彭瑞云）

wēibō fúshè chuítǐ jiégòu biànhuà

微波辐射垂体结构变化（effect of microwave radiation on pituitary gland structure） 一定强度微波电磁辐射所致垂体结构变化。垂体是连接中枢与外周内分泌效应器官的重要一环，它分泌多种激素，对机体多种生理功能均具有重要的调节作用。垂体分腺垂体、神经垂体和交界区组成。腺垂体主要有嗜碱性细胞、嗜酸性细胞和嫌色细胞。一定剂量的微波辐射可引起垂体组织学和超微结构改变。

损伤表现 包括组织学和超微结构的改变。

组织学改变 微波辐射对垂体影响的形态学研究较少，可利用的资料不多。曹晓哲等研究发现一定剂量的微波辐射后垂体细胞呈轻度变性或凋亡。另有研究用 10~90mW/cm^2 的微波辐射后腺垂体远侧部细胞变性、坏死，细胞数量减少，血窦淤血（图 1A，1B）。用 Peace 染色法检测垂体组织中嗜碱性细胞颗粒暴露于 50 mW/cm^2 3 天下降有显著性（$P<0.01$），在 1 天、7 天与 14 天升高有显著性（$P<0.01$），28 天基本恢复（图 2A，2B）。噬银蛋白在 50 mW/cm^2 照后 3 天与 28 天升高有显著性（$P<0.01$）（图 3A，3B），其定量分析结果见图 4 与图 5。

超微结构改变 微波辐射后垂体超微结构的改变主要在线粒体、内质网和内分泌颗粒的改变。10mW/cm^2 微波辐射后 1 天部分细胞（主要为嗜酸类细胞）见线粒体、滑面内质网扩张，核染色质浓集（图 6A，6B）。90mW/cm^2 微波辐射后 1 天即垂体中部分细胞见核与质包涵体。

总之，由于垂体组织中细胞种类的复杂及现有鉴定方法不足，微波辐射后垂体组织结构改变尚待深入研究。

致伤机制 一定剂量的微波辐射可引起垂体组织学和超微结构改变，但其致伤机制尚未阐明。研究发现，微波辐射后垂体中糖皮质激素受体（GR）表达改变在其中发挥重要的调节作用。

垂体 GR 主要表达于胞核，微波辐射后见垂体细胞的胞质中较多，且其表达强度升高，表明 GR 可能参与了下丘脑-垂体-肾上腺轴调控的病理生理过程。

研究表明，垂体远侧部 GR 主要表达于内分泌细胞的胞核，胞质中亦见表达；10~50mW/cm^2 微波辐射后，表达 GR 的细胞数量增多，强度增强（图 7A，7B）。10mW/cm^2 组在照后 6 小时表达

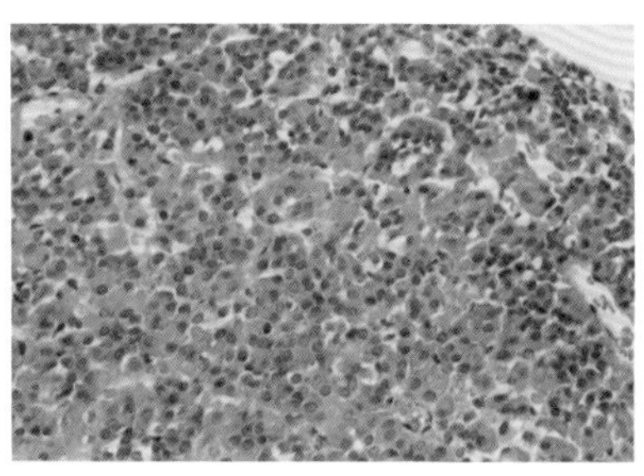

图 1A 假照射组大鼠腺垂体（HE ×400）

注：示正常组织结构。

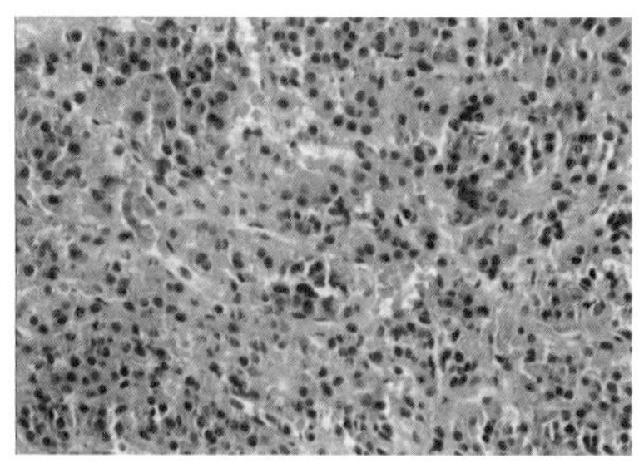

图 1B 10mW/cm^2 微波辐射后 1 天大鼠腺垂体（HE ×400）

注：示细胞变性、淤血。

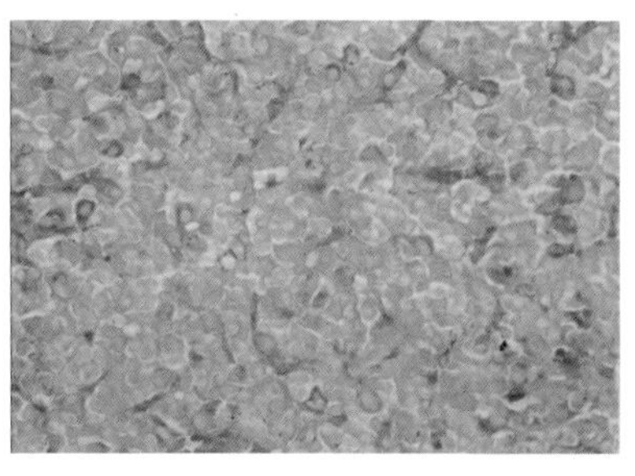

图 2A 假照射组大鼠腺垂体（Peace ×400）

注：示嗜碱细胞内含一定的嗜碱颗粒。

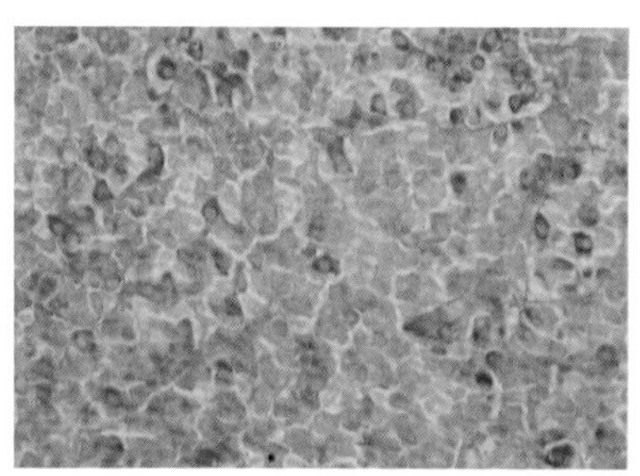

图 2B 50mW/cm^2 微波辐射后 7 天大鼠腺垂体（Peace ×400）

注：示嗜碱细胞颗粒增多。

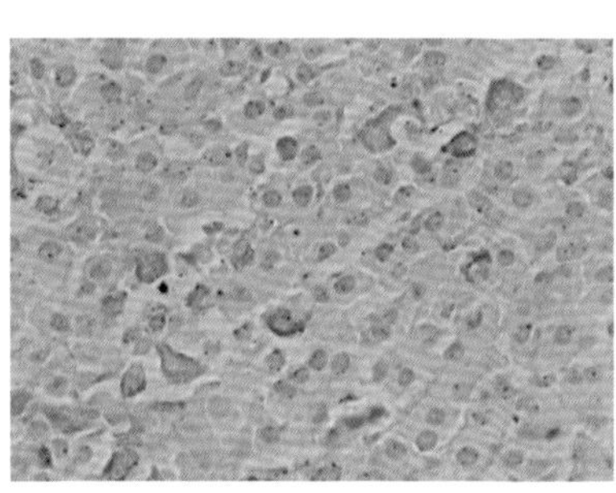

图 3A 假照射组大鼠腺垂体（Agnor ×400）

注：示内分泌细胞核内富含噬银蛋白。

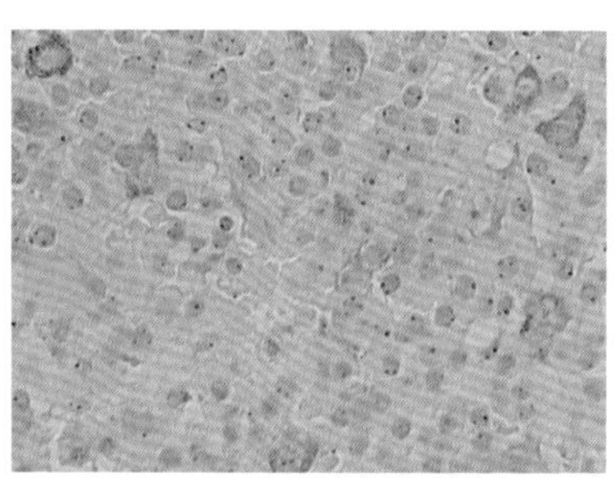

图 3B 50mW/cm^2 微波辐射后 3 天腺垂体（Agnor ×400）

注：示噬银蛋白增多。

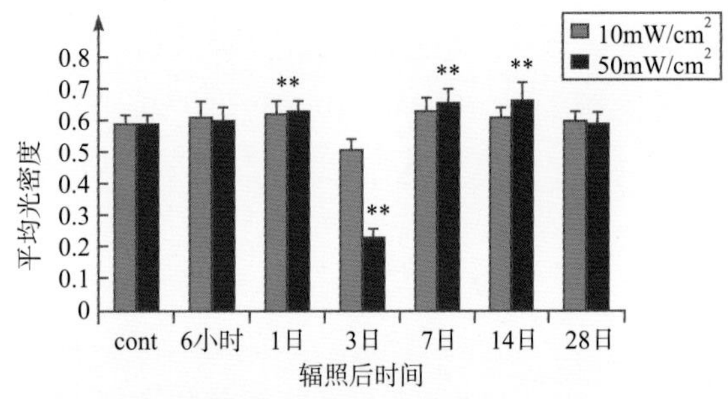

图4　微波辐射后大鼠腺垂体嗜碱细胞颗粒的变化

注：与 cont 组比较，** $P<0.01$。

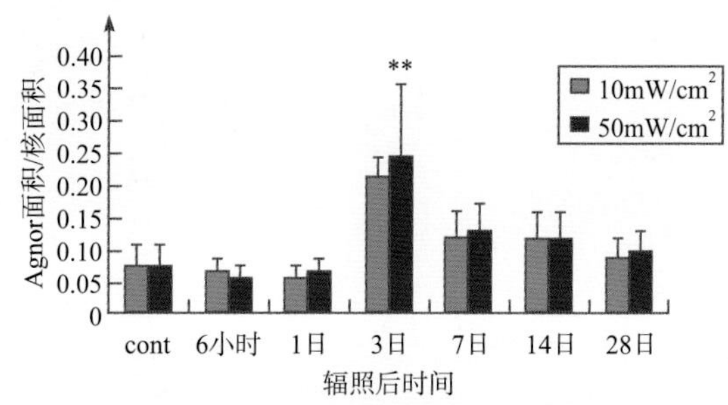

图5　微波辐射后大鼠腺垂体噬银蛋白的变化

注：与 cont 组比较，** $P<0.01$。

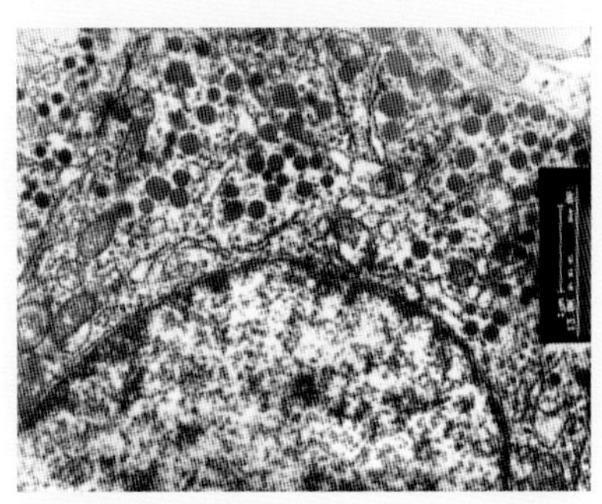

图6A　假照射组大鼠腺垂体（TEM ×13 000）

注：示正常内分泌细胞。

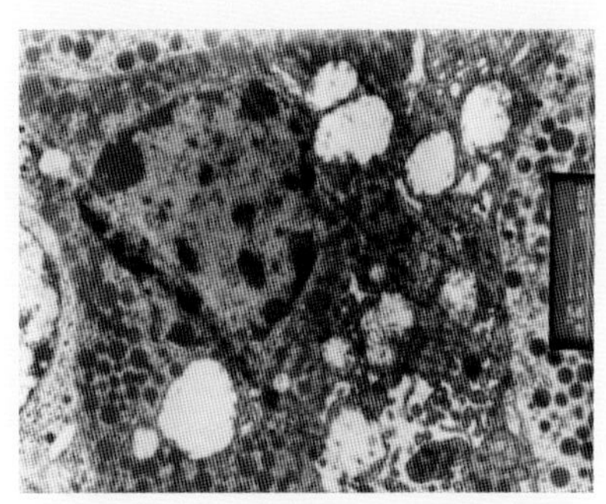

图6B　腺垂体 10mW/cm² 组 1 天大鼠腺垂体（TEM ×10 000）

注：示嗜酸性细胞线粒体肿胀、空化；滑面内质网扩张；核染色质浓集。

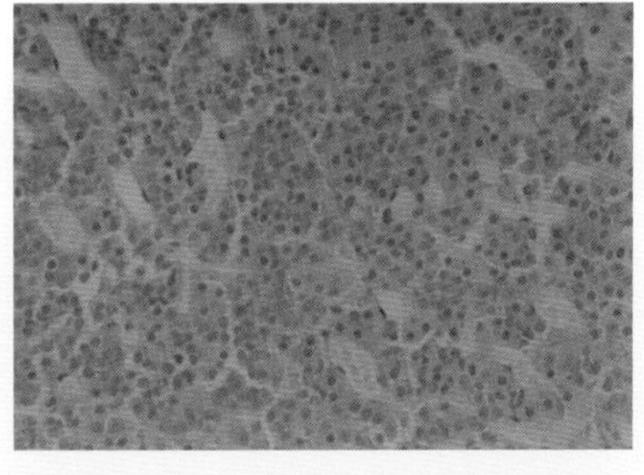

图7A　假照射组大鼠腺垂体（SP ×400）

注：示 GR 蛋白于内分泌细胞胞质阳性。

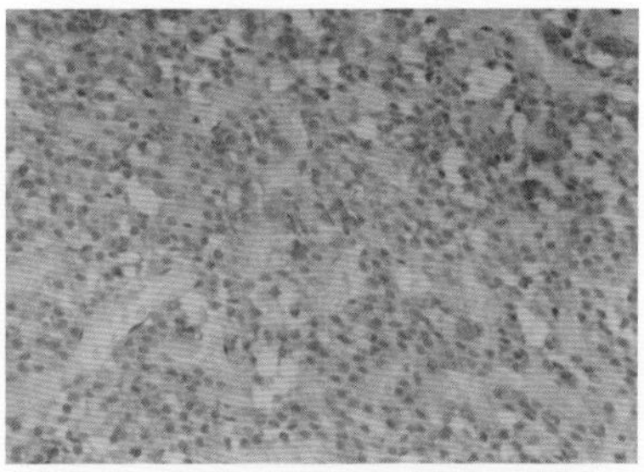

图7B　50 mW/cm² 组 1 天时大鼠腺垂体（SP ×400）

注：示内分泌细胞 GR 胞质强阳性。

细胞数量增多有显著性（$P<0.01$），1 天与 3 天强度增强有显著性（$P<0.05$），7 天后呈恢复趋势；50 mW/cm² 在照后 6 小时无明显变化，1～3 天表达 GR 的细胞明显增多（$P<0.01$），且强度增强（$P<0.05$），7 天后呈恢复趋势。

治疗措施　尚无针对微波辐射引起垂体损伤的防治药物。建议人们尽量避免接受微波辐射，远离电视发射塔、雷达站等辐射强烈的区域。对于经常受到微波辐射的人员可使用防护服，中国已研制出具有一定性能的防护服。

（彭瑞云）

wēibō fúshè shènshàngxiàn jiégòu biànhuà

微波辐射肾上腺结构变化

（effect of microwave radiation on adrenal gland structure）　一定强度微波电磁辐射所致肾上腺结构变化。肾上腺是重要的内分泌器官，有皮质和髓质组成。皮质又分为球状带、束状带和网状带 3 部分，主要分泌皮质醇，髓质主要分泌肾上腺素等。肾上腺是机体参与应激性反应重要器官，在多种因素引起的应激性反应中发挥重要调节作用。微波辐射作为一种物理性刺激因子，可对肾上腺组织学和超微结构造成损伤。

损伤表现　包括组织学和超微结构的改变。

组织学改变　微波辐射对肾上腺组织结构的影响，主要表现在皮质束状带改变。但在此方面研究并不多见，可检索到的资料有限。有研究用 10～90mW/cm² 的微波辐射大鼠后发现，肾上腺束状带组织结构损伤，表现为细胞内脂滴减少，细胞肿胀，血管扩张淤血（图 1A，1B）。噬银蛋白在 50 mW/cm²3 天下降有显著性（$P<0.05$）（图 2A，2B），14 天见恢复，其定量分析结果见图 3。

超微结构改变　微波辐射对肾上腺超微结构的损伤主要表现在皮质束状带细胞线粒体、内质网和细胞核等的改变。50mW/cm² 微波辐射后 1 天和 7 天，大鼠肾上腺束状带细胞见线粒体肿胀、空化，滑面内质网与高尔基体扩张，核膜间隙增宽（图 4A，4B）。10mW/cm² 微波辐射后 1 天见细胞核染色质浓集（图 5）；血窦淤血，基膜不整，细胞连接增宽（图 6）；90mW/cm² 微波辐射后 1 天 即见脂滴髓鞘样结构。

致伤机制 一定条件的微波辐射可引起肾上腺组织学和超微结构的改变，但其致伤机制尚不明确。微波辐射后下丘脑-垂体-肾上腺负反馈轴在肾上腺组织损伤中发挥重要的调节作用。

治疗措施 尚无针对微波辐射引起肾上腺损伤的防治药物。建议人们尽量避免接受微波辐射，远离微波辐射强烈的区域。经常受到微波辐射的人员可使用防护服，中国已研制出具有一定防护性能的防护服。

（彭瑞云）

wēibō fúshè fèisǔnshāng xiàoyìng

微波辐射肺损伤效应（damaging effect of microwave radiation on lung） 一定剂量微波辐射所致肺组织结构和功能损伤效应。肺损伤程度与微波辐射剂量有关，低功率密度（未引起热效应）的辐射剂量对肺组织无明显损伤作用，但随着微波辐射剂量的增大，肺损伤程度明显加重，且主要为热效应损伤。

损伤表现 包括肺功能改变和病理学表现两个方面。①肺功能改变：主要表现为用力肺活量下降，第 1 秒时间肺活量下降，流量-容积曲线在 25%的用力呼气流率下降，最大呼气流率下降，通气/血流比值下降；血液中动脉血氧分压下降，二氧化碳分压升高等。②病理学表现：光镜下早

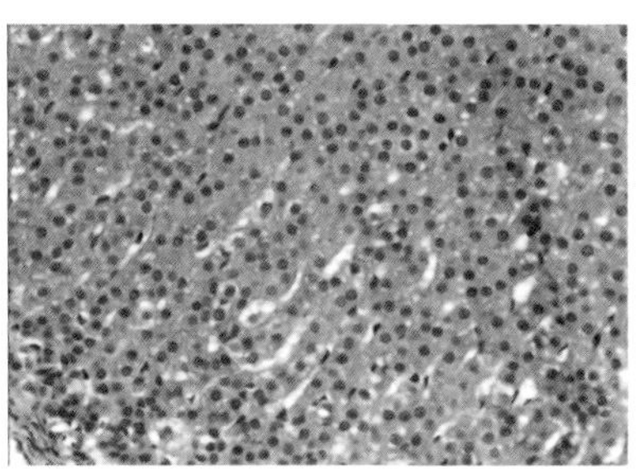

图 1A 假照射组大鼠肾上腺（HE ×400）

注：示正常组织结构。

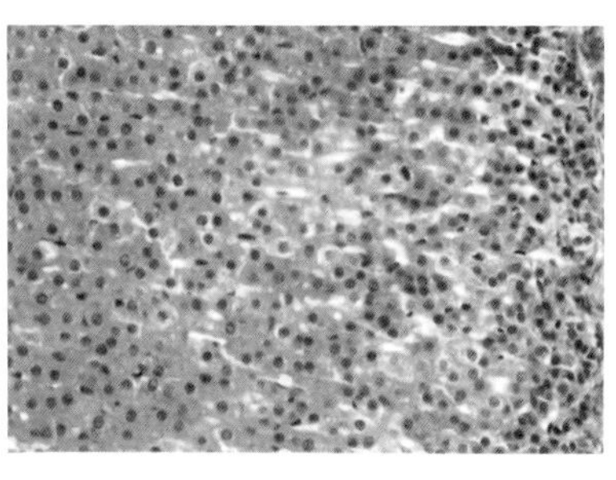

图 1B 50mW/cm² 微波辐射后 6 小时大鼠肾上腺（HE ×400）

注：示细胞内脂滴减少，细胞肿胀。

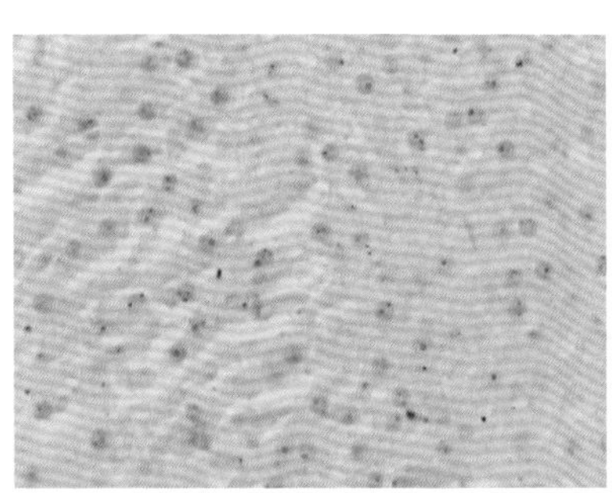

图 2A 假照射组大鼠肾上腺（Agnor ×400）

注：示束状带细胞核内富含嗞银蛋白。

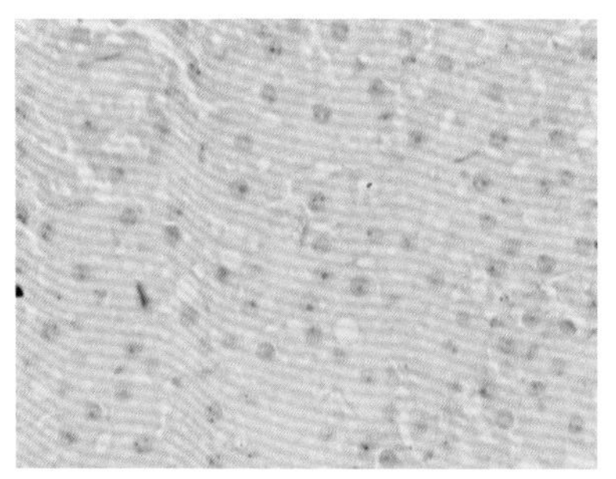

图 2B 50mW/cm² 微波辐射后 1 天大鼠肾上腺（Agnor ×400）

注：示束状带细胞嗞银蛋白含量减少。

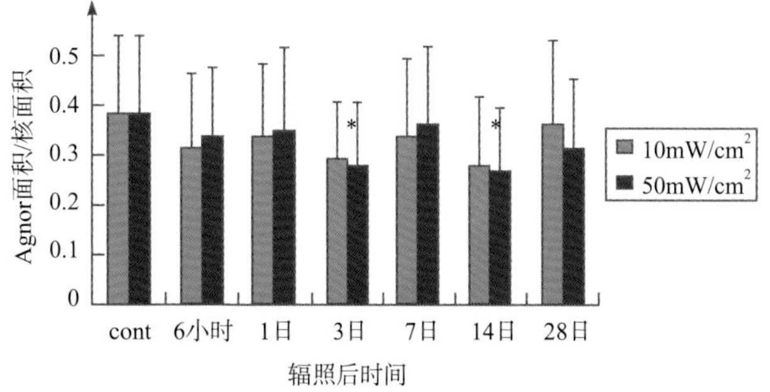

图 3 微波辐射后大鼠肾上腺束状带细胞嗞银蛋白的变化

注：与 cont 组比较，* $P<0.05$。

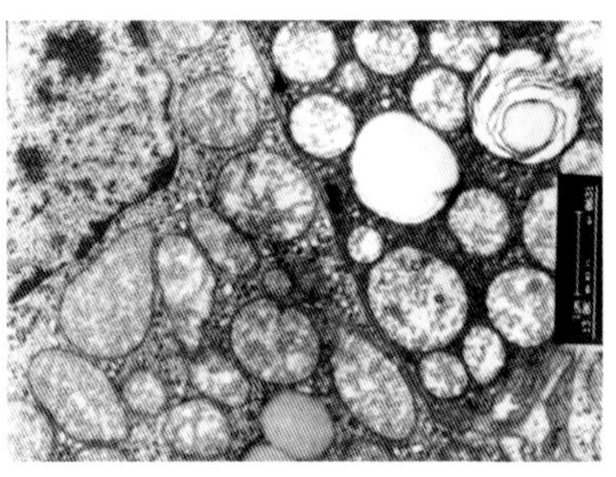

图 4A 假照射组大鼠肾上腺（TEM ×13 000）

注：示正常束状带细胞。

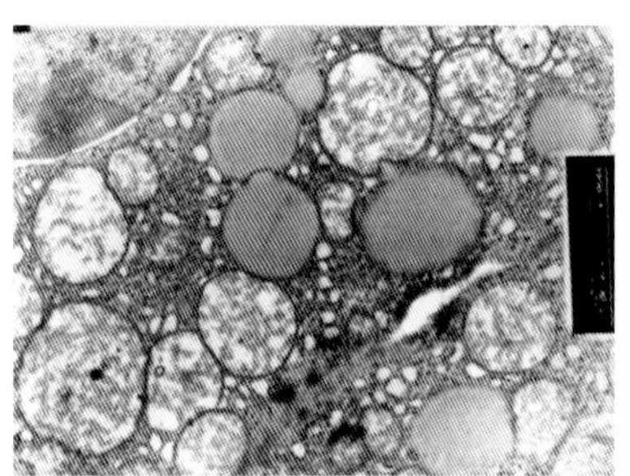

图 4B 50mW/cm² 微波辐射后 1 天大鼠肾上腺（TEM ×13 000）

注：示束状带细胞线粒体肿胀、空化，滑面内质网扩张。

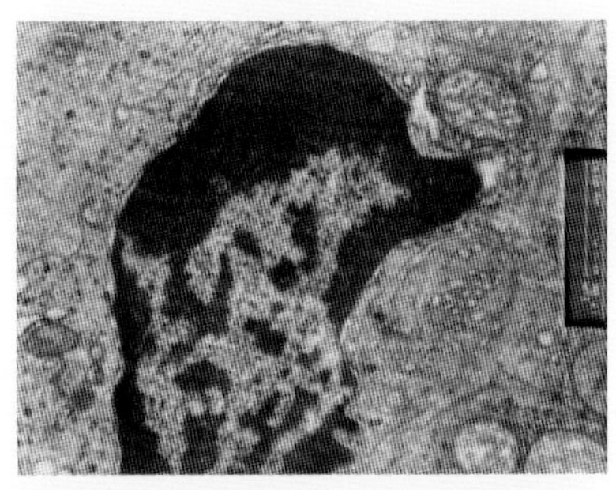

图5 10mW/cm² 微波辐射后1天大鼠肾上腺（TEM × 17 000）

注：示束状带细胞核染色质浓缩、边移。

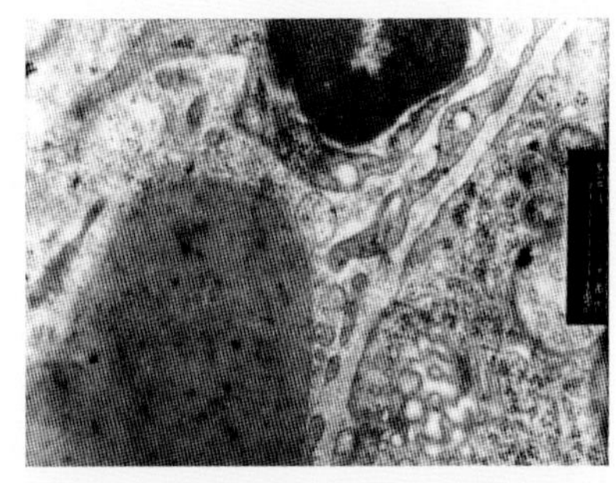

图6 10mW/cm² 微波辐射后1天大鼠肾上腺（TEM × 28 000）

注：示血窦淤血，基膜不整，细胞连接增宽；内皮细胞核染色质浓缩、边移。

期肺组织损伤轻微，表现为肺内小血管扩张、充血，淋巴细胞浸润，以炎性改变为主。后期可见肺泡上皮细胞水肿、变性，支气管上皮脱落；间质有水肿液积聚、肺泡间隔增宽（图1），大量红细胞和渗出物充填肺泡腔；或者肺泡隔变薄、断裂，甚至出现肺大疱。电镜可见肺泡上皮细胞变性，肺泡腔内可见变形红细胞以及脱落的肺泡上皮细胞，肺泡过度充气、膨胀，肺泡隔充血，大量红细胞聚集，或者肺泡隔变薄、断裂，出现广泛的肺大疱；肺泡上皮细胞紧密连接有断裂、游离现象，膜内微粒减少，肺毛细血管通透性增加，血管内皮的正常连接结构破坏（图2）。

致伤机制 微波辐射对肺的损伤机制可能包括非热效应和热效应两方面。一方面，微波辐射可引起细胞膜 K^+、Na^+ 离子跨膜转运发生变化，ATP 酶改变，使细胞质结构和功能改变，导致细胞广泛的生理学改变。另一方面微波辐射产生的温度升高，可造成肺组织缺血、缺氧，引起自由基的产生，可能涉及脂质过氧化，使膜受体、膜蛋白、离子通道和膜通透性改变；细胞膜性结构的完整性遭到破坏，细胞膜上的 Na^+-K^+泵活性降低，使 Na^+潴留，细胞内水分增多导致细胞水肿。微波辐射所致的肺间隔水肿、增宽、炎细胞浸润，使肺顺应性下降，通气量减少、弥散功能障碍，导致通气/血流比值失调，引发血液中动脉血氧分压下降及血氧饱和度的下降。

治疗措施 尚缺乏特异的治疗措施，轻度损伤可通过自身调节恢复，重度损伤可通过给予相应的改善肺功能的药物或微波辐射防护药物进行治疗，具体参见*微波的医学防护*。

（王丽峰）

wēibō fúshè sǔnshāng jīzhì

微波辐射损伤机制（mechanism of microwave radiation induced injury）

微波辐射对细胞或生物体的物理、化学或生物学刺激和损伤作用机制。随着微波技术的不断发展与广泛应用，微波辐射几乎存在于人们的所有日常生活和工作环境之中，其对健康危害越来越引起人们的高度重视。调查研究一定条件的微波辐射可对健康产生明显影响，特别是神经-内分泌、生殖、免疫等损伤，表现为失眠、多梦、记忆力减退、心律失常、免疫功能降低、性欲减退及性功能降低等。微波辐射可使实验动物学习和记忆能力下降、神经递质转运和传递异常、神经突触可塑性改变、线粒体能量代谢障碍、血脑和血睾等屏障功能障碍等改变。微波辐射致伤的病理机制内容包括：与微波辐射损伤相关的基因和蛋白，微波辐射致突触可塑性改变机制，微波辐射致能量代谢改变机制，微波辐射致血脑、血睾和

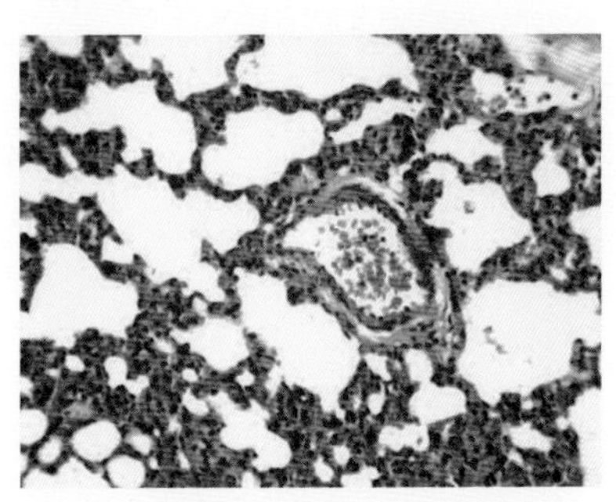

图1 光镜观察微波辐射后大鼠肺脏结构改变（HE × 200）

注：箭头示肺内小血管扩张、充血，淋巴细胞浸润，肺泡间隔增宽。

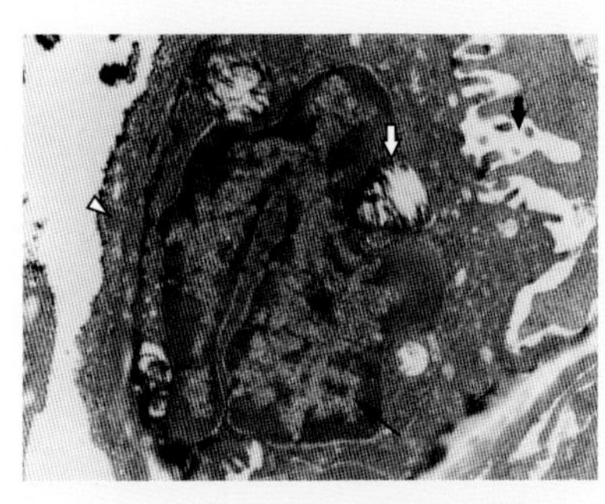

图2 电镜观察微波辐射后大鼠肺结构改变（透射电镜× 18 000）

注：↖Ⅱ型肺泡上皮细胞核型不整，染色质浓缩边集；△膜上有镧离子分布；⇩线粒体空化；⬇上皮细胞周间隙增宽。

血气等屏障结构改变机制，生物膜改变与微波辐射损伤，细胞增殖与死亡信号通路改变与微波辐射脑损伤。

与微波辐射损伤相关的基因和蛋白 包括微波辐射致大鼠海马损伤的差异表达基因和微波辐射致大鼠睾丸损伤的差异表达蛋白两种情况。

微波辐射致大鼠海马损伤的差异表达基因 明确微波辐射后差异表达的基因可为确定微波辐射损伤敏感生物标志物奠定基础。有研究在建立微波辐射致大鼠海马组织损伤模型的基础上，用基因芯片技术筛选到 $30mW/cm^2$ 微波辐射后海马组织差异基因，其功能涉及应激、转运、代谢、细胞凋亡、信号转导等，与辐射损伤相关的基因涉及线粒体损伤、学习和记忆功能障碍以及膜损伤等，见表1。结果表明辐射损伤是多个基因协同调控作用造成，且具有多靶点、多层次、多通路的特点。该结果为深入研究微波辐射致脑损伤机制开拓新研究领域和方向，为防护和治疗提供线索和依据。

微波辐射致大鼠睾丸损伤的差异表达蛋白 明确微波辐射后差异表达的蛋白可为确定微波辐射损伤敏感生物标志物奠定基础，为深入探讨微波辐射损伤机制提供思路和方向。有研究在建立微波辐射致大鼠睾丸损伤模型的基础上，应用比较蛋白质组学和免疫印迹等方法，研究 $30mW/cm^2$ 微波辐射后蛋白质表达谱的改变，结果发现辐射后 3 天和 14 天，分别有 136 个（其中上调 28 个，108 个下调）和 108 个（其中上调 47 个，61 个下调）蛋白点差异表达（图 1）。鉴定出 40 种差异蛋白，功能涉及细胞骨架、分子伴侣、离子结合运输、能量代谢、氧化应激、转录（调节）因子、信号转导等；与精子发生功能密切相关和/或生精细胞特异性差异蛋白如 HSP70-2、SP17 等，可望成为微波辐射致生殖损伤及预后评价的敏感生物学指标（图 2）。该结果为微波辐射所致睾丸

表 1 $30mW/cm^2$ 微波辐射后大鼠海马差异基因功能分类

功能分类	差异基因	
	辐射后 6 小时	辐射后 7 天
代谢	syn1↑，ttr↓，enpp2↓	nr4a1↑，egr2↑，cyp11b2↓，hfh1↓，cyp11b1↓
抗原	CD74↑	
运输	ttr↓	
信号传导	tac1↓	adra1b↓
应激	spp1↓	hspa1a↑，spp1↓
发育	spp1↓	spp1↓，des↓
分化	spp1↓	spp1↓
细胞连接	cdh22↓，spp1↓	glycam1↑，col1a1↓
凋亡	spp1↓	spp1↓
转录因子		nr4a1↑，hfh1↓

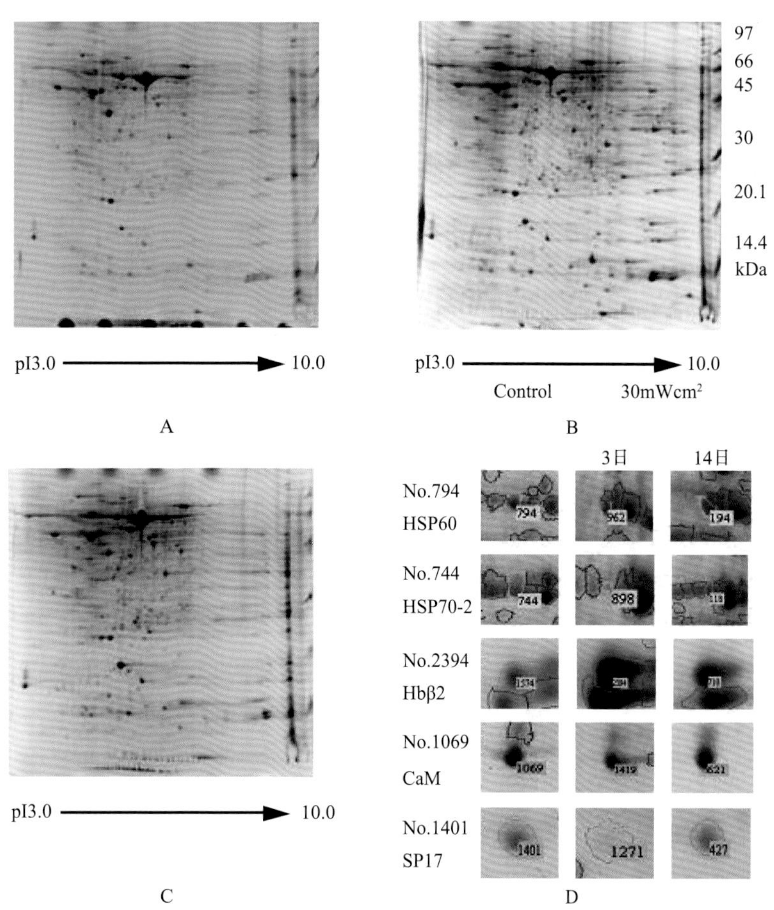

图 1 微波辐射后大鼠睾丸组织总蛋白的 2-DE 图谱

注：A. 对照组；B. $30mW/cm^2$ 辐射后 3 日；C. $30mW/cm^2$ 辐射后 14 日；D. 几种差异蛋白表达变化。

组织损伤提供了分子水平依据，为其损伤分子机制研究提供了重要线索。

微波辐射致突触可塑性改变机制 突触可塑性是学习和记忆能力变化的神经基础，学习和记忆功能是脑的高级功能。一定条件的微波辐射可引起突触可塑性改变，引起学习和记忆能力变化。

微波辐射致神经突触可塑性改变 一定剂量的微波辐射可引起神经突触可塑性损伤。有研究用 5～50mW/cm^2 微波辐射大鼠后，发现 10～50mW/cm^2 微波辐射可致海马突触囊泡堆积，突触膜穿孔、突触前膜活性区延长、突触后致密物增加、突触曲率增加；突触体内 Ca^{2+} 浓度升高，突触体膜蛋白流动性增加。海马谷氨酸、甘氨酸和 γ-氨基丁酸（GABA）含量以及释放减少，乙酰胆碱含量和释放以及胆碱酯酶活性增加，表明突触结构和功能损伤，突触传递异常。见图 3，图 4。

微波辐射后突触囊泡蛋白在突触传递异常中的作用 突触囊泡蛋白位于突触前囊泡中，在突触神经递质转运和传递过程中发挥重要作用。一定条件的微波辐射可使突触囊泡蛋白含量、磷酸化及相互作用异常，影响突触转运和神经递质释放。有研究通过建立 30mW/cm^2 微波辐射大鼠和神经元细胞损伤模型，发现微波辐射可引起突触素Ⅰ基因和蛋白表达及其不同位点磷酸化水平降低，导致突触囊泡锚定障碍；突触前膜列阵蛋白、VAMP-2 表达减少，二者相互作用减弱，导致囊泡与突触前膜融合障碍；BDNF 表达增强，作用于其受体 TrkB 使其活化，促进了辐射后期突触传递功能的修复。见图 5，图 6。

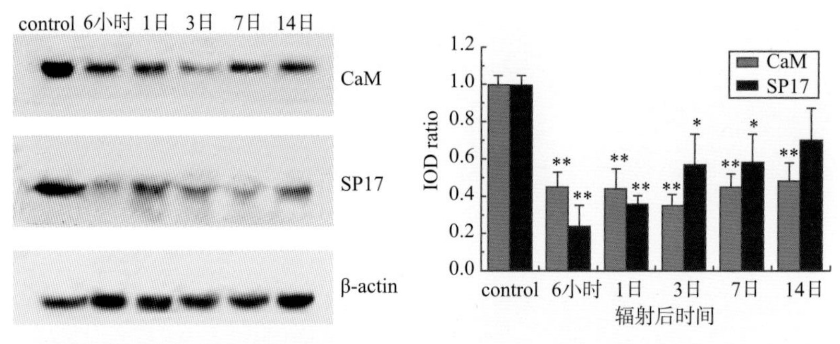

图 2 30mW/cm^2 微波辐射后大鼠睾丸组织 CaM 和 SP17 表达的变化

注：与 control 组比较，* $P<0.05$，* $P<0.01$。

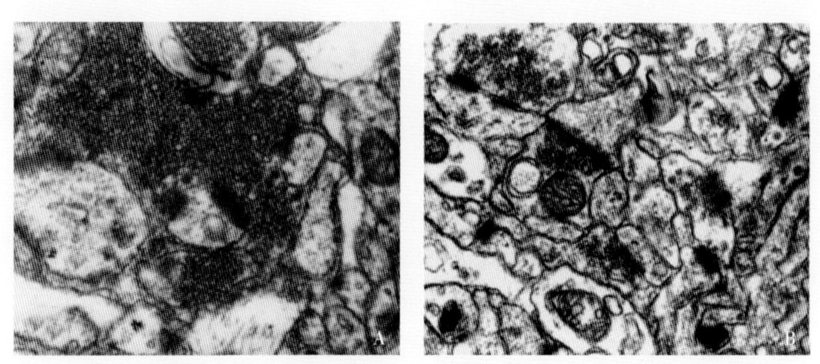

图 3 30mW/cm^2 微波辐射后 6 小时大鼠海马（TEM ×28 000）

注：A. 示突触囊泡大量堆积；B. 示突触膜穿孔，突触活性区延长。

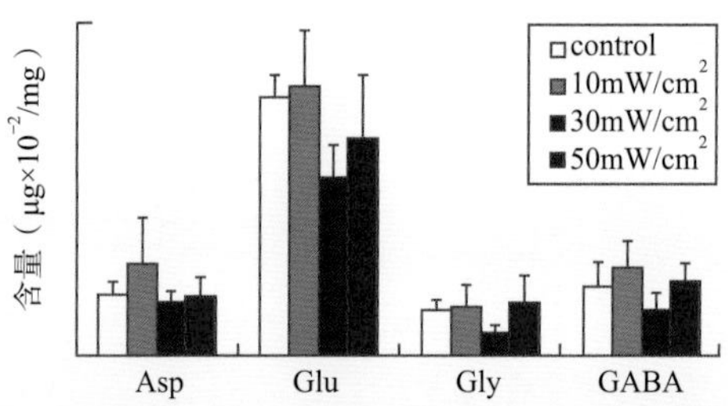

图 4 微波辐射后 6 小时大鼠海马氨基酸递质含量变化

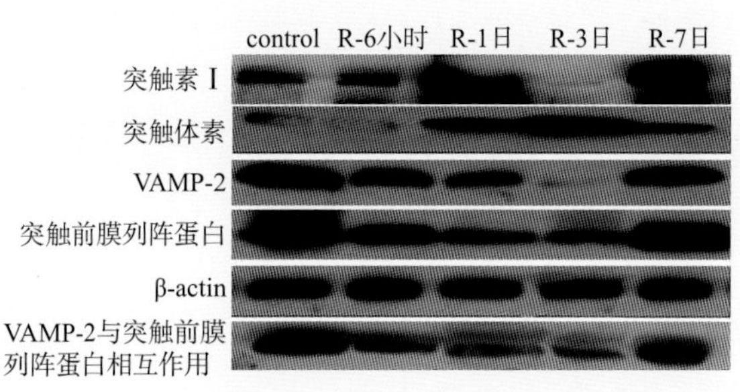

图 5 30mW/cm^2 微波辐射后大鼠海马突触囊泡相关蛋白表达的改变

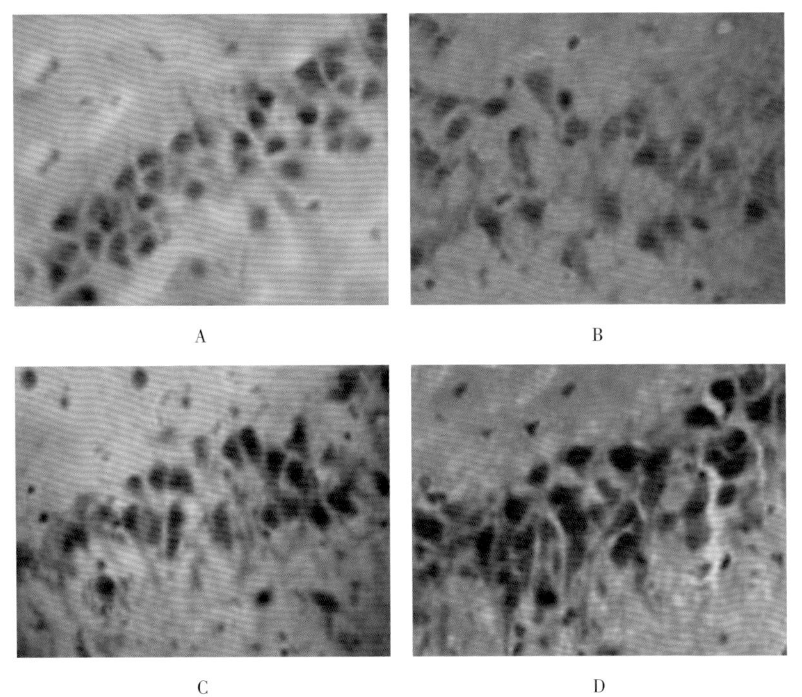

图 6　30mW/cm² 微波辐射后 3 天大鼠海马 BDNFTrkB 和表达的改变

注：A. 示假辐射组 BDNF 于神经元胞质呈阳性；B. 示假辐射组 TrkB 于神经元胞质呈阳性；C. 示辐射组 BDNF 于神经元胞质呈强阳性；D. 示辐射组 TrkB 于神经元胞质呈强阳性。

微波辐射后 NMDAR 信号通路变化　在兴奋性突触中，NMDAR 受体信号通路主要的信号分子包括受体（NR1、NR2A、NR2B 等）、突触后致密物 95（postsynaptic density 95，PSD-95）、钙－钙调蛋白依赖蛋白激酶（Ca^{2+}/calmodulin-dependent protein kinase Ⅱ，CaMK Ⅱ）和 cAMP 反应元件结合蛋白（cyclic AMP-response element binding protein，CREB）等，调控由突触前向细胞内的传导以及在细胞内的级联释放和传递，参与突触可塑性、学习记忆和认知等多种神经功能，是突触可塑性的重要分子生物学基础。

研究证实，10mW/cm² 微波辐射可引起 NR1、NR2A、NR2B mRNA 和蛋白表达增加，PSD-95 表达和 CaMK Ⅱ磷酸化增加，从而促进突触可塑性的改变。30mW/cm² 微波辐射可导致 NR2B、p-CaMK Ⅱ、PSD-95 表达以及 PSD-95 与 NR2B 和 p-CaMK Ⅱ相互结合减少，CREB 与 DNA 的结合能力降低，表明 NMDAR-PSD-95-CaMK Ⅱ通路抑制引起转录因子 CREB 活性降低，进一步导致突触可塑性抑制和学习记忆功能障碍。见图 7。

微波辐射致能量代谢改变机制　包括微波辐射后线粒体结构损伤和功能异常、微波辐射后 COX 基因表达在线粒体损伤中作用、HIF-1α/ERK 通路在微波辐射致线粒体损伤中的作用。

微波辐射后线粒体结构损伤和功能异常　一定剂量微波辐射

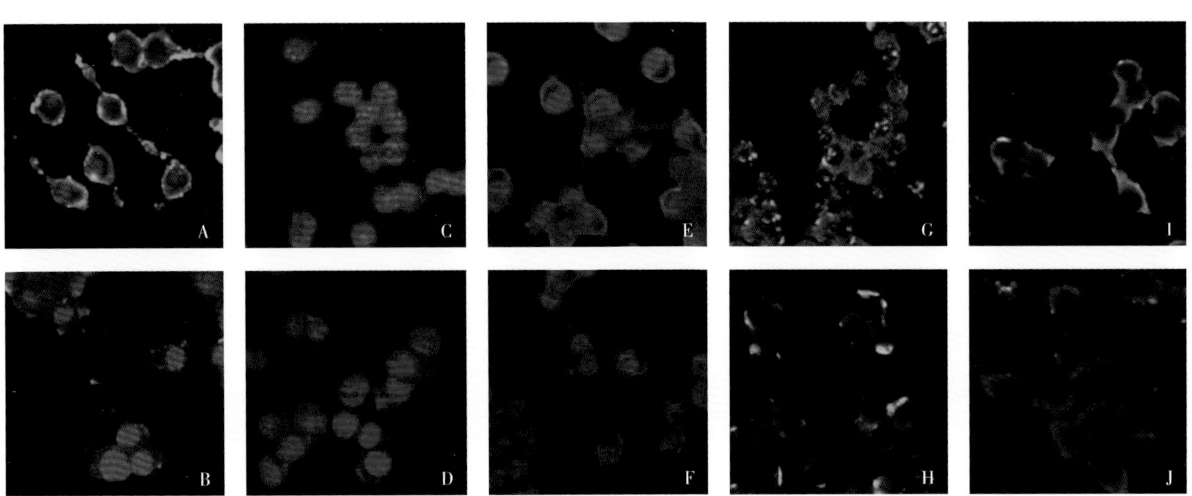

图 7　微波辐射后 6 小时 PC12 细胞 NMDAR 信号通路相关蛋白表达改变（LSCM×1 000）

注：A. C. E. 分别示假辐射组胞质内 PSD-95、NR2B 和 CaMK Ⅱ呈强阳性；B. D. F. 分别示 30mW/cm² 组胞质内 PSD-95、NR2B 和 CaMK Ⅱ呈弱阳性；G. I. 分别示假辐射组胞质内 PSD-95 和 NR2B、PSD-95 和 CaMK Ⅱ共定位呈阳性；H. J. 分别示 30mW/cm² 组胞质内 PSD-95 和 NR2B、PSD-95 和 CaMK Ⅱ共定位呈弱阳性。

后，海马神经元、心肌细胞、睾丸支持细胞和生殖细胞等线粒体损伤，表现为线粒体肿胀、空化和嵴断裂等改变，此改变发生早，损伤重，见图 8。能量代谢障碍，琥珀酸脱氢酶（succinate dehydrogenase，SDH）活性和三磷酸腺苷（adenosine triphosphate，ATP）含量降低，乳酸脱氢酶（lactate dehydrogenase，LDH）和活性氧（reactive oxygen species，ROS）含量增加。SDH 和细胞色素氧化酶（cytochrome c oxidase，COX）活性下降，MAO 活性和 ATP 酶含量升高，ΔΨm 降低显著，见表 2。表明一定剂量的微波辐射可致线粒体能量代谢功能紊乱，呼吸链电子传递和氧化磷酸化受阻，影响能量供应而加重损伤。

微波辐射后 COX 基因表达在线粒体损伤中作用　微波辐射后，大鼠海马组织及其诱导后的 PC12 细胞中 COX Ⅰ、Ⅱ和Ⅳ蛋白及其 mRNA 表达异常，呈现减少后增加改变，见图 9 和图 10，表明微波辐射后引起线粒体呼吸链的传递障碍，之后通过表达增加提高传递效率和产能，修复微波辐射致线粒体的损伤。

HIF-1α/ERK 通路在微波辐射致线粒体损伤中的作用　在建立微波辐射致海马和 PC12 细胞线粒体损伤模型的基础上，发现 HIF-1α mRNA 和 HIF-1α 蛋白明显增加，表明微波辐射可活化 HIF-1α，并通过介导一系列基因的表达调控发挥脑保护作用。p-ERK1/2 蛋白显著增加，表明微波辐射通过活化 p-ERK1/2 来激活 ERK 信号通路，从而调控相关基因转录和蛋白合成，见图 11。

采用 U0126（MEK 的特异性抑制剂）干预后，发现微波辐射后 PC12 细胞 p-ERK1/2 和 HIF-1α 明显降低，线粒体 ATP 含量和 ΔΨm 降低。见图 12 和图 13。表明微波辐射后 ERK 信号通路正向

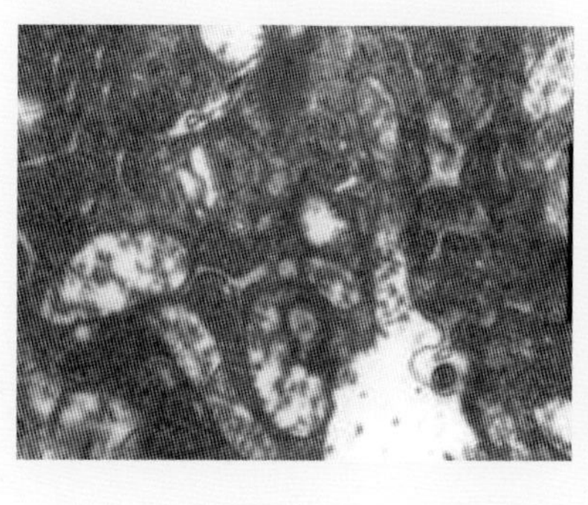

A

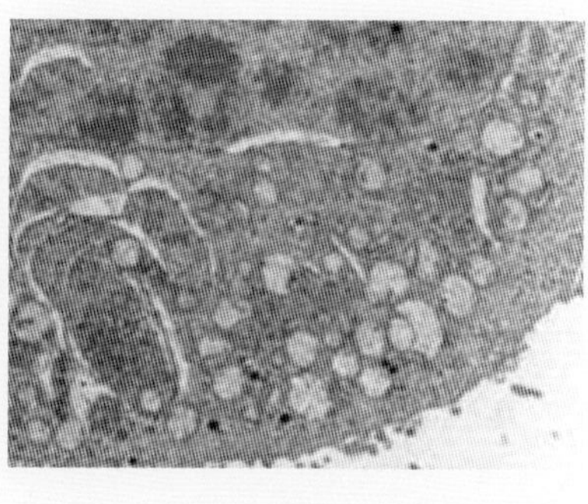

B

图 8　30mW/cm² 微波辐射后大鼠海马和 PC12 细胞线粒体超微结构

注：A. 辐射后 1 天大鼠海马，示线粒体肿胀、空化（TEM ×18000）；B. 辐射后 6 小时 PC12 细胞，示线粒体肿胀、空化，嵴断裂。（TEM ×21000）。

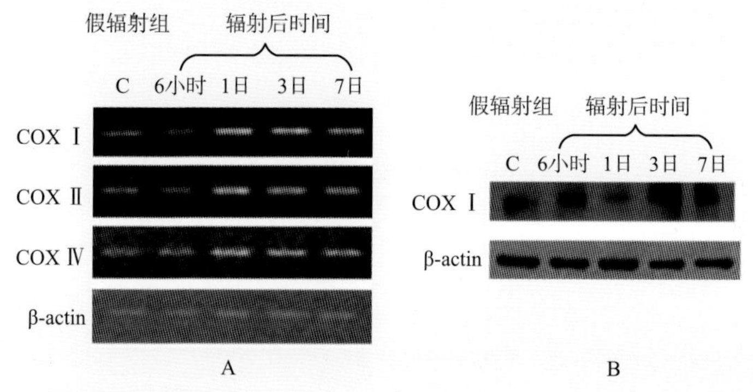

图 9　30mW/cm² 微波辐射后大鼠海马组织 COX Ⅰ、Ⅱ和Ⅳ mRNA 表达变化

注：A. 示 COX Ⅰ、Ⅱ和Ⅳ mRNA 表达均先减少后增加；B. 示 COX Ⅰ表达先减少后增加。

表 2　30mW/cm² 微波辐射后大鼠海马组织线粒体腺苷酸、SDH 和 MAO 变化

组别	辐射后时间	AMP (μg/g prot)	ADP (μg/g prot)	ATP (μg/g prot)	SDH (U/mgprot)	MAO (U/h/mgprot)
假辐射组	1 日	160.59±22.23	142.01±96.57	150.72±5.58	5.97±0.17	6.93±1.17
辐射组	6 小时	177.20±33.71	179.82±76.90*	119.97±18.40	2.47±0.31*	9.29±0.60
	1 日	194.06±94.53*	179.28±13.10*	108.27±52.78*	1.52±0.98**	11.22±0.15**
	3 日	206.01±35.15**	177.99±60.59*	97.97±62.23**	0.61±0.17**	12.02±0.86**
	7 日	172.49±13.35	168.95±35.54	126.47±26.30	3.63±0.20	10.34±0.63*

注：与假辐射组比较，$^{*}P<0.05$，$^{**}P<0.01$。

的保护作用。

G418 筛选得到稳定表达 HIF-1α 的 PC12 细胞系，目的质粒 pEGFP-N1-HIF-1α（H 组）和对照质粒 pEGFP-N1（N 组）转染效率均大于 90%，微波辐射后 H 组线粒体 ΔΨm 显著升高，见图 14。U0126 干预后 H 组 ATP 含量抑制率低于 N 组，ΔΨm 明显升高，见图 15。表明 HIF-1α 激活在辐射致线粒体损伤中起保护作用，ERK 通路对线粒体功能的保护作用部分通过 HIF-1α 的作用实现。

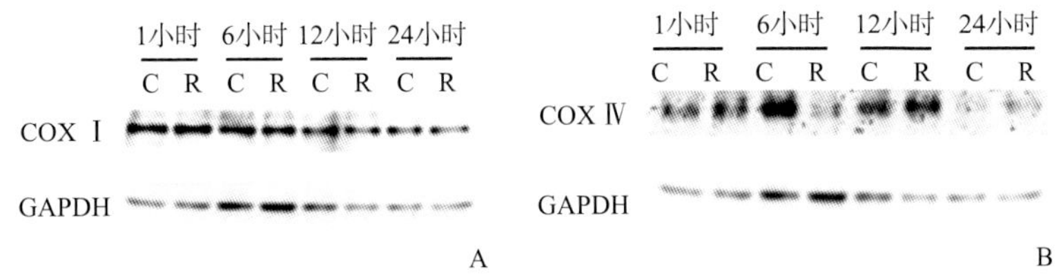

图 10　30mW/cm² 微波辐射后 COX Ⅰ和Ⅳ蛋白表达变化

注：A 和 B 示 PC12 细胞 COX Ⅰ 和Ⅳ蛋白表达均先减少后增加。C. 假辐射组；R：30mW/cm² 组；1～24 小时为辐射后时间点。

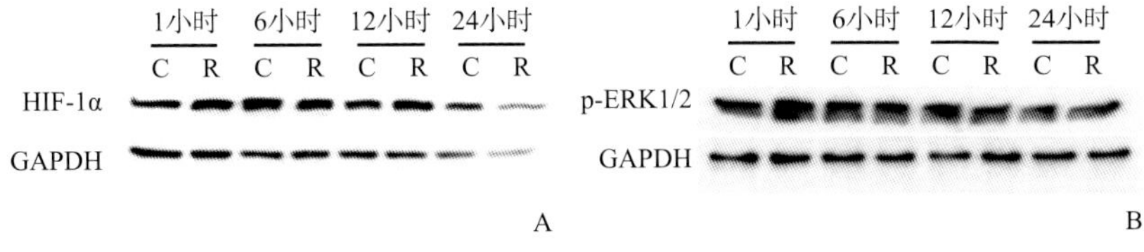

图 11　30mW/cm² 微波辐射后 PC12 细胞 HIF-1α 和 p-ERK1/2 表达变化

注：A. HIF-1α 表达增加；B. p-ERK1/2 表达增加；C. 假辐射组；R：30mW/cm² 组；1～24 小时为辐射后时间点。

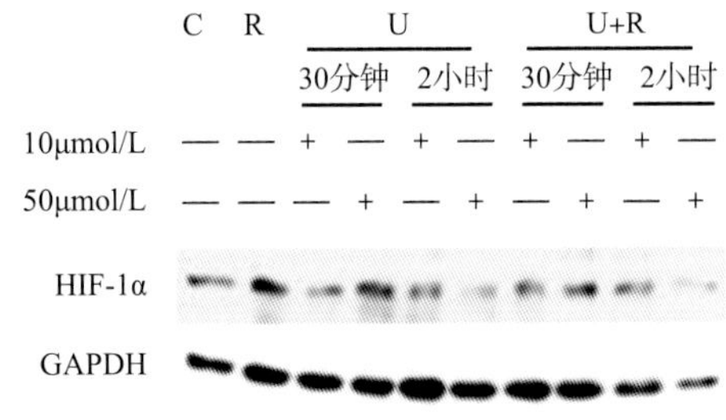

图 12　细胞 HIF-1α 蛋白的 WB 检测结果

注：C. 假辐射组；R. 30mW/cm² 组；U. 抑制剂组。30 分钟：辐射前 30 分钟加入 U0126；2 小时：辐射前 2 小时加入 U0126。

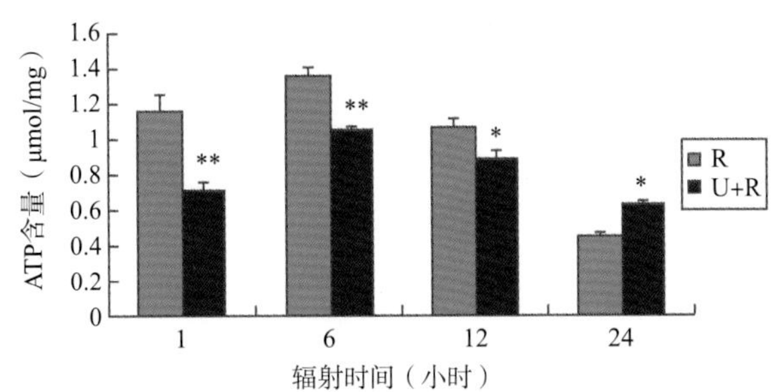

图 13　U0126 干预 2 小时经 30mW/cm² 微波辐射后 PC12 细胞 ATP 含量变化

注：R. 假辐射组；U+R. 抑制剂+辐射组。U+R 组与 R 组比较，* $P<0.05$，** $P<0.01$。

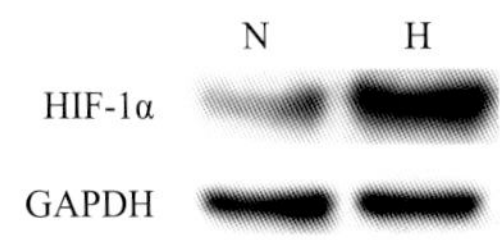

图 14　N 组和 H 组中 HIF-1α 表达的 WB 检测结果

微波辐射致血脑、血睾和血气等屏障结构改变机制　机体的屏障结构包括血脑屏障、血睾屏障、血气屏障等，结构特点是均有膜性结构组成，被认为是对微波辐射敏感部位。一定剂量的微波辐射后可使机体膜性结构损伤、通透性增加，其机制与血管内皮细胞损伤、紧密连接蛋白、水通道蛋白及其调控等密切相关。

微波辐射致血脑屏障结构的改变　通过建立微波辐射大鼠以及 ECV304 细胞和原代星形胶质细胞共培养的体外血脑屏障损伤模型，发现 10～100mW/cm² 微波辐射可引起海马血脑屏障结构和功能损伤，表现为内皮细胞紧密连接结构增宽，胶质细胞核染色质浓缩边移，胞质疏松，脑水肿，毛细血管对指示剂硫酸铁、铁氰化钾、大分子血清白蛋白和镧离子通透性增加。见图 16。

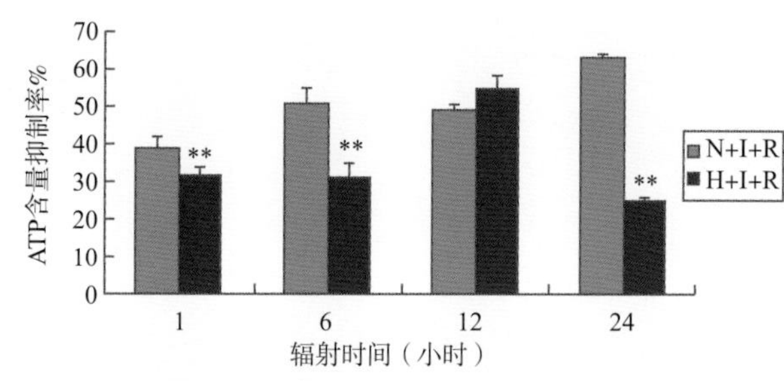

图 15 U0126 干预 2 小时对 30mW/cm² 微波辐射后 PC12-N 和 PC12-H 中 ATP 含量的影响

注：N+I+R. 对照质粒+抑制剂+辐射组；H+I+R. 目的质粒+抑制剂+辐射组。1~24 小时：辐射后时间。H+I+R 组与 N+I+R 组比较，** $P<0.01$。

结合各种激酶抑制剂或激动剂干预实验，发现紧密连接蛋白 ZO-1、Occludin 和 JAM1 在微波辐射后表达减少，分布发生改变，影响紧密连接功能；AQP4 表达升高，促进脑水肿的发生；二者均参与血脑屏障的损伤。VEGF 及其受体 FLK-1 表达上调，p-c-Raf、p-MEK1/2、p-ERK1/2 表达增加，Occludin 与 p-ERK1/2 相互作用增强，其酪氨酸磷酸化水平升高，表明 VEGF 作用于其受体 FLK-1 激活 ERK 信号通路，进一步通过对 Occludin 的调控介导微波辐射致血脑屏障通透性的增加。见图 17，图 18。

微波辐射致血睾屏障结构的改变　研究证实，10~100mW/cm² 微波辐射能够以剂量依赖方式引起大鼠血睾屏障结构损伤，通透性增加，表现为生精小管腔内红细胞和血浆蛋白积聚，间质水肿、毛细血管充血和出血，超微结构见生精小管界膜分裂成层，支持细胞线粒体肿胀。示踪硝酸镧及伊文思蓝于近腔室内精母细胞、精子细胞和精子之间沉淀（图 19，图 20）。

采用整体动物实验结合离体支持细胞培养发现，支持细胞的细胞周期阻滞、细胞内钙超载、凋亡增加，波形蛋白、Occludin 和 JAM-1 基因和蛋白表达下调是

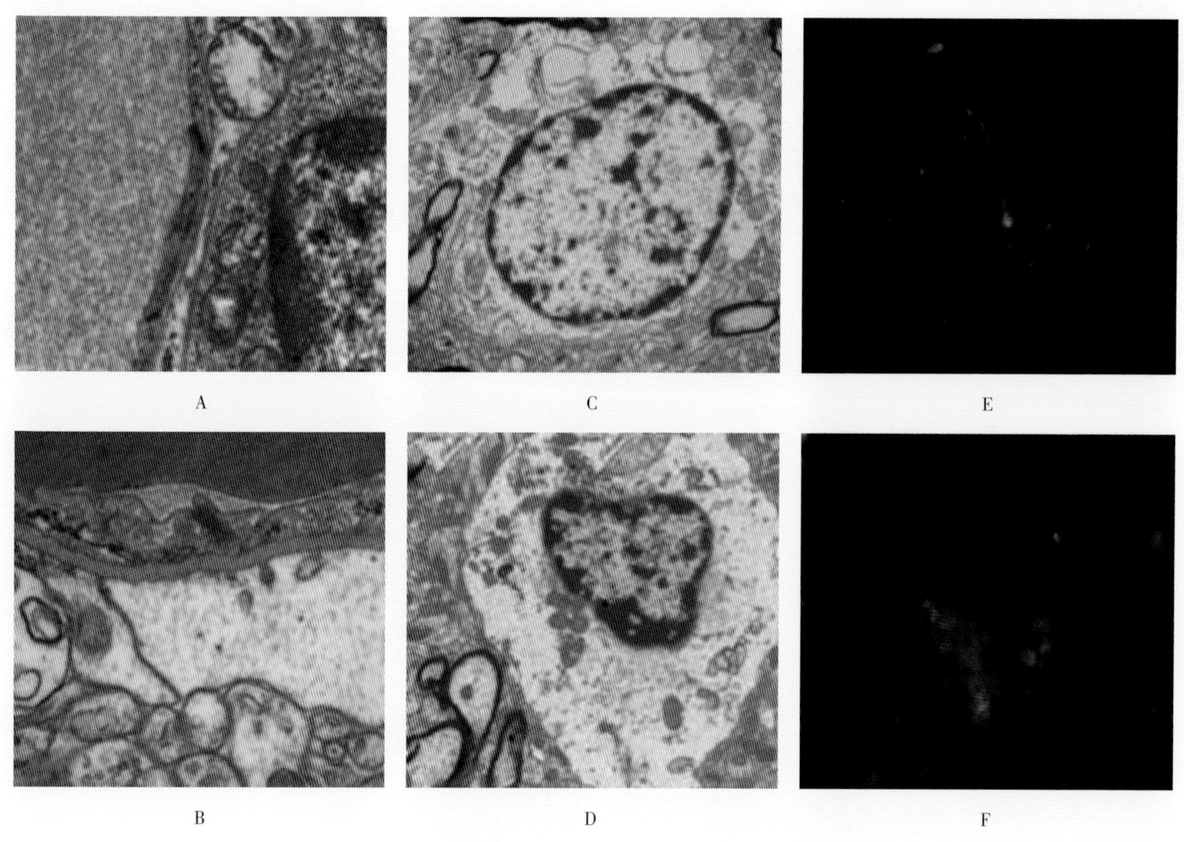

图 16 微波辐射后大鼠海马血脑屏障结构和功能改变

注：A. 示假辐射组内皮细胞间正常紧密连接（TEM scale bar=500nm）；B. 示 5mW/cm² 长期辐射后 1 个月内皮细胞间紧密连接及血管周间隙明显增宽（TEM scale bar=100nm）；C. 示假辐射组正常星形胶质细胞结构（TEM scale bar=500nm）；D. 示 5mW/cm² 长期辐射后 7 天星形胶质细胞核染色质浓缩边移，胞质疏松（TEM scale bar=500nm）；E. 示假辐射组 EB 局限于血管腔内，未见渗出及弥散（LSCM scale bar=50μm）；F. 示 5mW/cm² 长期辐射后 1 个月，EB 从管腔内至血管周弥散，血管周围可见弥散的红色荧光（LSCM scale bar=50μm）。

微波辐射致 BTB 通透性增加的分子基础。见图 21，图 23。

微波辐射致血气屏障结构的改变 研究证实，10～100mW/cm² 微波辐射后大鼠动脉血氧分压（PaO_2）下降，二氧化碳分压（$PaCO_2$）升高，肺系数增加；肺泡隔增宽，间质水肿，炎性细胞浸润，肺泡和支气管上皮变性、坏死、脱落，肺毛细血管扩张、充血、出血，镧离子通过毛细血管内皮细胞间增宽的紧密连接间隙，分布于血管周围内皮下层和Ⅱ型肺泡上皮细胞膜，表明血气屏障结构和功能损伤。进一步研究发现分别在肺上皮细胞、微血管和间质细胞 Occludin 和 VEGF 表达减弱，TNF-α 表达增强，均促进肺毛细血管通透性的增加；AQP5 表达减少，促进了微波辐射所致肺泡性水肿的发生。见图 24，图 25。

生物膜改变与微波辐射损伤 一定剂量微波辐射可使体外培养的神经细胞膜穿孔，细胞内 Ca^{2+}浓度增加，并认为此改变是微波辐射损伤的重要机制之一。另有研究发现，微波辐射可引起大鼠嗜铬瘤细胞（pheochromocytoma cells，PC12）（经 NGF 诱导，具有神经元样结构和功能）细胞线粒体膜电位下降，细胞膜粗糙度增大、膜穿孔增多，胞内游离钙离子浓度升高，提示微波辐射后神经细胞膜结构破坏、通透性增加以及胞内钙超载是微波辐射诱导神经细胞凋亡和功能改变的重要机制。还有研究发现，微波辐射后神经细胞膜受体表达下降和功能异常，在微波辐射致突触可塑性改变和学习、记忆功能障碍中也发挥重要作用。

细胞增殖与死亡信号通路改变与微波辐射脑损伤 一定条件

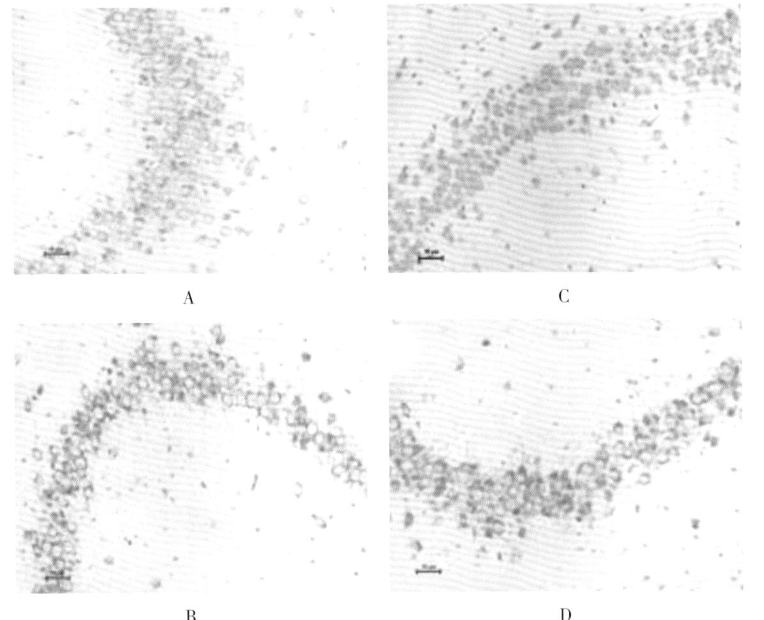

A　C　B　D

图 17　微波辐射后大鼠海马血脑屏障相关分子改变（SP scale bar=50μm）

注：A. 假辐射组 VEGF 于神经元胞质呈阳性；B. 5mW/cm² 长期辐射后 1 个月 VEGF 于神经元胞质呈强阳性；C. 假辐射组 Flk-1 于神经元胞质呈阳性；D. 5mW/cm² 长期辐射后 1 个月 Flk-1 于神经元胞质呈强阳性。

1小时　6小时　12小时　24小时
C R　C R　C R　C R
Occludin
p-ERK1/2
Occludin　IP：p-ERK
p-ERK　IP：Occludin
p-c-Raf
p-MEK1/2
VEGF
FLK-1
GAPDH

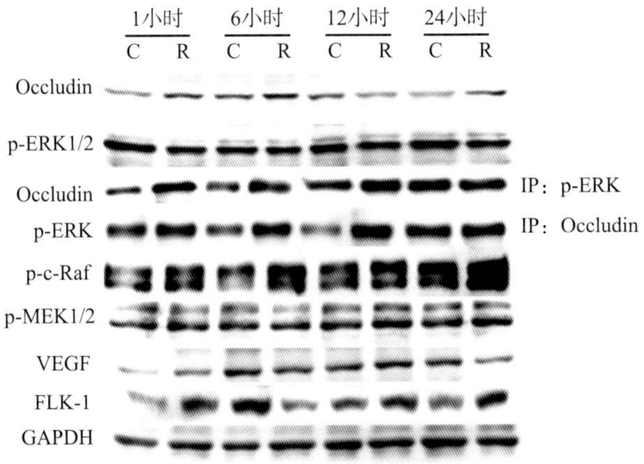

图 18　50mW/cm² 微波辐射后 ECV304 细胞血脑屏障相关分子改变的免疫印迹结果

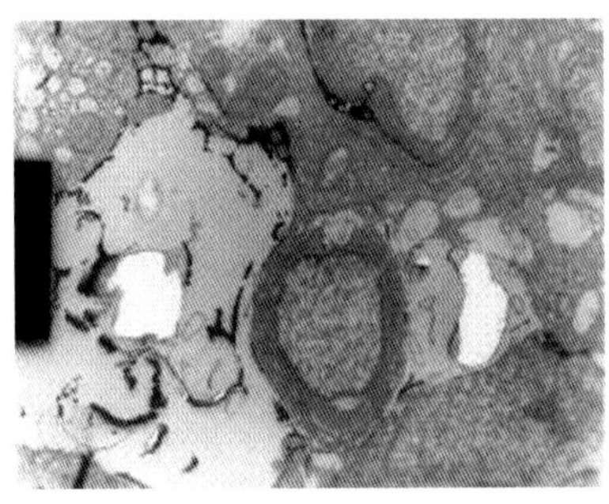

图 19　100mW/cm² 微波辐射后 1 天大鼠睾丸（TEM×13 000）

注：示镧颗粒于精子间沉积。

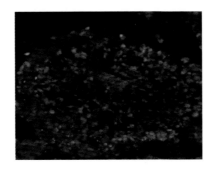

图 20　30mW/cm² 微波辐射后 7 天大鼠睾丸（LSCM×400）

注：示伊文思蓝于生精上皮及生精小管腔内沉积。

图 21　对照组原代培养睾丸支持细胞，示胞内 Ca^{2+} (LSCM×1 000)

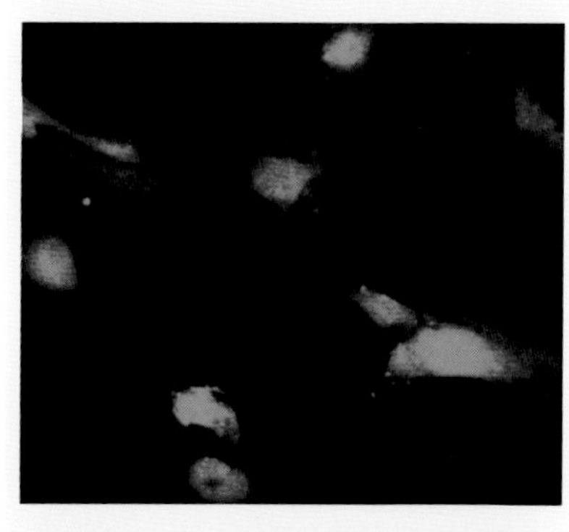

图 22　$100mW/cm^2$ 微波辐射后 6 小时原代培养睾丸支持细胞，示胞内 Ca^{2+} 荧光强度增加 (LSCM×1 000)

的电磁辐射可导致 SAPK/JNK 和 HSP27/p38 应激通路短暂性激活、ERK 通路活化及抗凋亡基因表达上调。频率为 2.45GHz 的微波辐射可引起 PC12 细胞轴突生长，其机制与 CREB 通路活化有关。杨学森等发现，平均功率密度为 $65mW/cm^2$ 的电磁辐射可引起大鼠海马神经元和 PC12 细胞中磷酸化 ERK 高表达，且此改变与辐射诱导的细胞凋亡明显相关。

另有研究发现，Raf 激酶抑制蛋白（raf kinase inhibitor protein，RKIP）调控的 Raf/MEK/ERK 信号通路活化增强在微波辐射诱导的神经细胞凋亡中发挥重要调节作用，磷酸化 CREB 表达改变及 Bcl-2/Bax 比值下降均参与了凋亡发生过程，MEK 的特异性抑制剂 U0126 对辐射所致原代海马神经元和 PC12 神经细胞凋亡均具有一定保护作用。上述结果提示，丝裂原活化的蛋白激酶（mitogen-activated protein kinase，MAPK）信号通路活化及其介导的基因转录改变是微波辐射致神经细胞凋亡的重要机制。

（彭瑞云）

wēibō fúshè chāyì biǎodá dànbái

微波辐射差异表达蛋白（microwave radiation induced differential expressed protein）　一定剂量微波辐射后生物体内蛋白质表达水平明显改变且具有统计学差异的蛋白。可通过普通分子生物学实验或高通量的比较蛋白质组学技术筛选检测。

病理机制　微波辐射后蛋白质的差异表达是生物体功能损伤的物质基础。蛋白质组学技术通过在整体水平上研究蛋白质表达谱的改变及其表达调控规律，为全面揭示微波辐射差异表达蛋白及其调控机制提供了可能。利用比较蛋白质组学技术筛选到的微波辐射差异表达蛋白的功能涉及细胞骨架、能量代谢、递质转运、信号转导及生物合成等多个方面，这些差异蛋白通过影响细胞的生长、分化、代谢和凋亡等而参与微波辐射损伤的病理生理过程。微波辐射差异表达蛋白可望成为评价辐射损伤程度或预测预后的敏感生物指标或治疗靶标，并为深入研究辐射致伤机制提供了重要线索。

应用　利用普通分子生物学

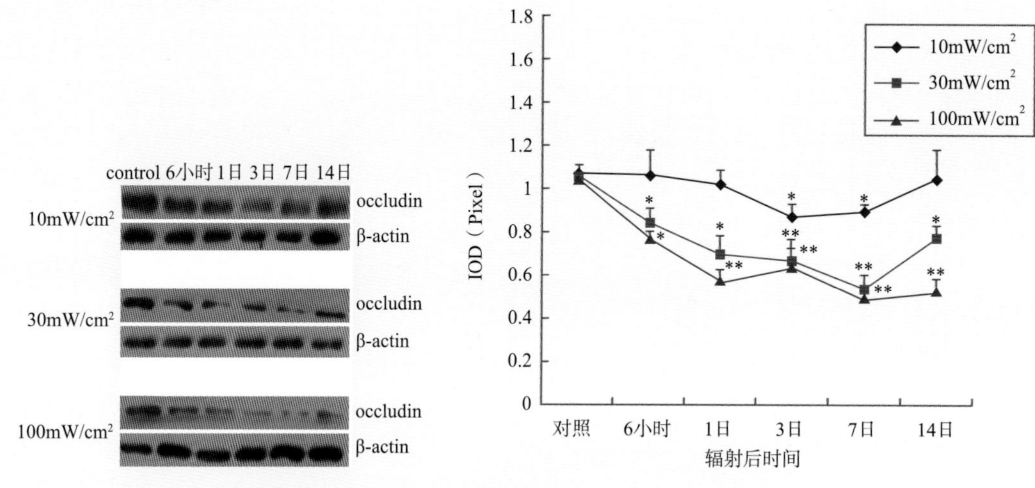

图 23　微波辐射后大鼠睾丸组织 Occludin 蛋白变化

注：与对照组比较：$^{*}P<0.05$，$^{**}P<0.01$。

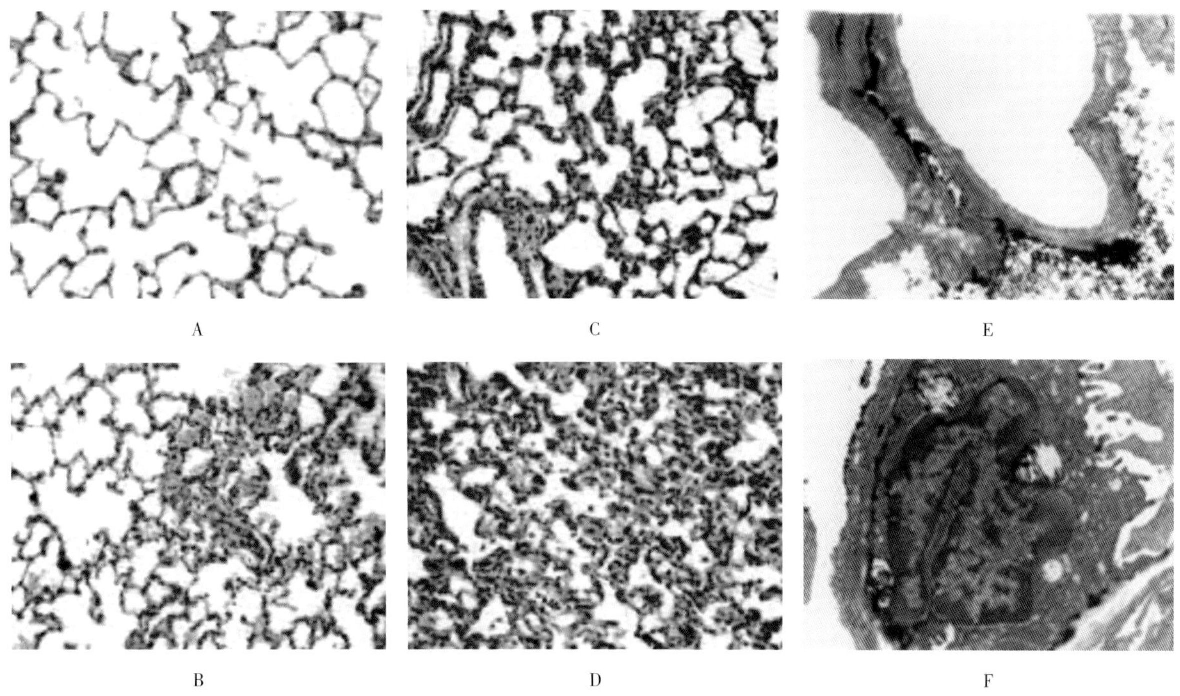

图 24　微波辐射后大鼠血气屏障结构组织学（HE×200）和超微结构改变（TEM×18 000）

注：A. 假辐射组；B. 10mW/cm² 辐射后 1 天；C. 30mW/cm² 辐射后 1 天；D. 100mW/cm² 辐射后 1 天；E. 100mW/cm² 辐射后 1 天，镧离子沉积于肺微血管周围内皮下层；F. 100mW/cm² 辐射后 1 天，Ⅱ型肺泡上皮细胞膜上有镧离子分布。

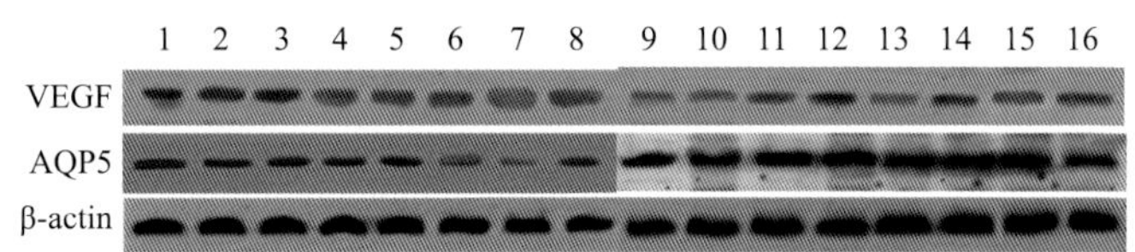

图 25　微波辐射后大鼠肺组织 VEGF 和 AQP5 蛋白变化免疫印迹结果

注：1. 假辐射组；2. 10mW/cm²-6 小时；3. 30mW/cm²-6 小时；4. 100mW/cm²-6 小时；5. 10mW/cm²-1 天；6. 30mW/cm²-1 天；7. 100mW/cm²-1 天；8. 10mW/cm²-3 天；9. 30mW/cm²-3 天；10. 100mW/cm²-3 天；11. 10mW/cm²-7 天；12. 30mW/cm²-7 天；13. 100mW/cm²-7 天；14. 10mW/cm²-14 天；15. 30mW/cm²-14 天；16. 100mW/cm²-14 天。

实验检测到的微波辐射差异蛋白涉及自由基损伤、细胞膜通透性改变、离子通道及其下游信号转导异常、神经突触传递异常、线粒体能量代谢障碍以及细胞凋亡等。基于双向凝胶电泳-质谱鉴定的比较蛋白质组学研究包括整体动物实验和离体细胞实验，其中整体实验仅涉及大鼠海马和睾丸组织，离体实验包括人类晶状体上皮细胞和内皮细胞。筛选到的差异蛋白功能涉及细胞骨架、应激反应、能量代谢、分子伴侣、离子运输、神经递质合成与释放、信号转导及生物合成等。以上提示微波辐射致机体损伤是多系统、多因素协同作用的结果及其损伤机制的复杂性。

尽管研究的微波辐射差异表达蛋白种类较多，其功能涉及范围广泛，但蛋白质组学研究仍较少。实验条件、组织细胞敏感性差异等问题，尚缺乏敏感特异的微波辐射损伤差异蛋白指标。迅速发展的蛋白质组学技术及其应用，将更加全面客观地揭示微波辐射损伤差异表达蛋白及其作用机制，为损伤防治及预后评价提供敏感生物学指标或治疗靶标。

（左红艳）

wēibō fúshèhòu chāyì biǎodá jīyīn

微波辐射后差异表达基因

（differential expressed gene of microwave radiation）　一定剂量和时间微波辐射可引起生物体内大量基因表达改变。一般可通过大通量的差异基因筛选技术得到。

研究方法　任何一种生物学效应都不是简单的单个或少数基因或蛋白变化的结果，以基因芯片或 DNA 微阵列为代表的差异基因筛选技术研究差异基因的表达具有的快速、高效和高通量的特点，在微波辐射领域中的应用越来越受到关注。

微阵列芯片以高密度阵列为特征，其基础研究始于 20 世纪 80

年代末，本质上是一种生物技术，主要是在生物遗传学领域发展起来的。微阵列分为 cDNA 微阵列和寡聚核苷酸微阵列，微阵列上“印”有大量已知部分序列的 DNA 探针，微阵列技术就是利用分子杂交原理，使同时被比较的标本（用放射性核素或荧光素标记）与微阵列杂交，通过检测杂交信号强度及数据处理，把他们转化成不同标本中特异基因的丰度，从而全面比较不同标本的基因表达水平的差异。微阵列技术是一种探索基因组功能的有力手段。

微阵列研究常见的缺点包括过于简单的实验设计（可能源于微阵列和相关试剂的高额费用），不合理的数据获取/校正程序，以及缺乏其他方法的数据验证等。微阵列使用中最为重要的是研究需要包括足够的生物学重复以进行合适的数据统计分析。数据预处理步骤（包括合理的规范化、过滤和质量控制检验的应用）是需要在数据分析前进行的。合理的统计学方法用于校正模型中偏倚和妨碍真实生物学差异的参数。最后，重要基因或一系列差异基因的生物学重复对于识别可能的假阳性非常重要。在筛选差异基因前将上述因素均考虑在内十分必要。

研究对象 包括整体动物和离体细胞。

整体动物 以整体动物为研究对象的微波辐射后差异基因研究较少，一般是大鼠和小鼠的动物模型，而差异基因的筛选主要集中于微波辐射后中枢神经系统的基因表达改变上。筛选得到的差异基因功能主要涉及应激、转运、代谢、发育分化、细胞周期、细胞凋亡、信号转导、转录、细胞黏附、细胞骨架组建和发生、DNA 复制和修复等，并与线粒体损伤、N-甲基-D-天冬氨酸受体信号通路开放、神经递质释放障碍、膜损伤等密切相关。

离体细胞 以离体细胞为研究对象的微波辐射后差异基因研究较多，细胞模型包括鼠神经元和胶质细胞、人胶质母细胞瘤、人视网膜色素上皮细胞、成纤维细胞、人血管内皮细胞等。筛选得到的差异基因功能与细胞骨架、信号转导、代谢、细胞周期、细胞凋亡、肿瘤生成等相关。同时，也有一些差异基因筛选的阴性研究报道，细胞模型包括人神经母细胞瘤细胞系（SKN-SH）、人乳腺癌细胞系（MCF-7）、人恶性胶质瘤来源细胞（A172）、人胎儿肺成纤维细胞（IMR-90）、胶质母细胞瘤细胞 U87MG、C3H 10T1/2 细胞，发现微波辐射后未筛选出差异表达基因。

应用 差异基因筛选的相关技术在电磁辐射领域中的应用逐渐增多，尽管微波辐射所引起的基因表达改变已基本达成共识，但由于电磁辐射的参数复杂性，实验动物、组织和细胞敏感性差异等诸多因素，现有实验结果还缺乏良好的重复性以及深入研究的切入点。尚存在无确切的辐射损伤相关的早期敏感指标和特异性标志物的发现等问题。但是，迅速发展的差异基因筛选技术的应用，仍将有助于加快电磁辐射损伤机制、诊治及预后评价的研究进程，并提供生物学依据和线索。

（赵　黎）

wēibō fúshè mósǔnshāng

微波辐射膜损伤（membrane injury induced by microwave）

微波辐射对生物体细胞膜系统所致损伤效应。主要表现为膜电位、膜脂流动性、膜表面形态及通透性、膜受体结构与功能的异常改变等。

病理机制 细胞膜是电磁场作用的主要位点，细胞膜系统的变化是微波辐射损伤的早期表现之一，膜结构与功能的变化直接影响物质运输、能量转换、信息传递、细胞表面识别、细胞运动、细胞分化等细胞功能的正常发挥。细胞膜原有静息电位在微波电磁场的协同作用下形成增强的跨膜电位，使膜内大分子结构产生构型变化，从而导致膜脂双层的离子通透性改变甚至孔洞形成，由此继发的胞内信号转导异常及钙超载被认为是微波辐射损伤的重要机制。

举例 一定剂量的微波辐射可使体外培养的神经元细胞膜有序性降低，膜流动性升高，膜表面粗糙度增大，膜穿孔增多（图 1），乳酸脱氢酶漏出，线粒体膜电位下降以及胞内钙离子浓度升高，提示神经细胞膜结构破坏、通透性增加以及胞内钙超载是微波辐射诱导神经细胞死亡和功能改变的重要机制。另一方面，微波辐射后神经细胞膜受体表达下降、结合活力改变及其下游信号转导异常在微波辐射致突触可塑性改变和学习记忆功能障碍中也发挥重要作用。一定剂量微波辐射可致离体的人脐静脉内皮细胞株 ECV_{304} 细胞膜脂流动性降低，红细胞膜脆性增加、流动性下降，淋巴细胞膜流动性增加及耳蜗外毛细胞膜电位异常等。以上提示微波辐射所致细胞膜损伤程度以及膜流动性改变与辐射剂量和组织细胞敏感性密切相关。

作为微波辐射作用的主要靶点以及微波辐射损伤的早期表现，细胞膜系统的损伤检测对于微波辐射损伤的早期诊断和评价具有重要意义。然微波辐射膜损伤的效应及机制尚未完全阐明，微波辐射膜损伤的量效关系以及不同

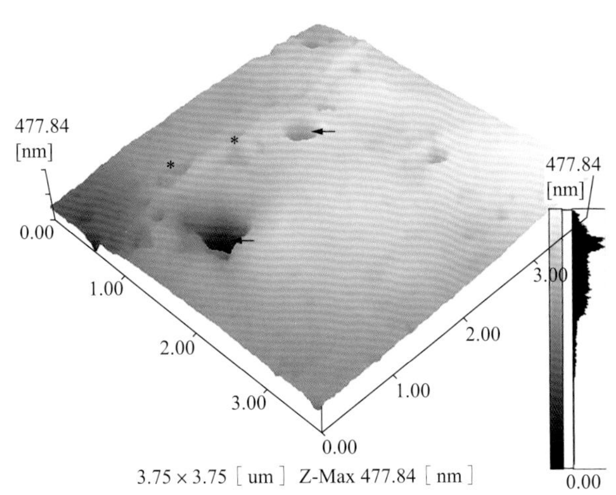

图 1　微波辐射后原代培养大鼠海马神经元原子力显微镜下观察

注：←细胞膜穿孔形成，＊细胞膜表面粗糙度增大。

组织细胞的敏感性差异亦有待于进一步研究。

（左红艳）

wēibō fúshè tūchù nángpào biànhuà

微波辐射突触囊泡变化

（mechanism of microwave radiation induced synaptic vesicle change）　一定剂量微波辐射所致突触囊泡结构和功能改变及其相关分子表达的异常。微波辐射突触囊泡变化可引起神经递质转运和释放异常，进而干扰脑功能的正常发挥，使学习记忆等能力改变。

病理机制　微波辐射致突触囊泡变化是多因素作用所致，其中突触前膜和突触囊泡作为特征性膜结构，微波辐射致神经细胞膜结构的损伤也可使突触前膜和突触囊泡膜结构损伤，使突触囊泡功能及囊泡上的相关分子表达异常；另一方面，突触囊泡功能的正常行使，需要线粒体中 ATP 能量的提供，因此突触前膜能量代谢的异常也可使突触囊泡功能改变。囊泡相关分子的表达需要其基因转录、蛋白合成和转运的正常运行，而微波辐射引起神经细胞信号转导的异常，可进一步引发囊泡中相关分子表达和转运的异常，使突触囊泡功能异常。

突触囊泡结构和功能变化　微波辐射后突触囊泡结构变化可表现为突触囊泡堆积（图 1A）或排空，突触膜穿孔（图 1B），突触前膜活性区延长，突触曲率增加等。微波辐射后突触囊泡功能变化主要表现为囊泡内神经递质释放量的改变，取决于囊泡融合方式、囊泡融合孔释放动力学和每个囊泡的递质充盈量的改变，包括氨基酸、乙酰胆碱、单胺类等递质，参见*微波辐射神经递质变化*。

突触囊泡相关分子变化　微波辐射后突触囊泡相关分子变化是引起突触囊泡功能改变的始动因素，其中包括与神经递质充填密切相关的囊泡膜上的递质转运体改变，如谷氨酸递质转运体、γ-氨基丁酸转运体、单胺转运体等的改变；与囊泡附着于突触前膜相关的分子改变，如突触素 I 表达及其不同位点磷酸化状态的改变等；与囊泡和突触前膜锚定、融合相关的分子改变，如 SNARE 蛋白复合体表达和相互作用改变，突触体素表达的异常等。

微波辐射引起突触囊泡变化在实验动物和细胞水平已有较深入的研究，但由于微波暴露条件的复杂性，其量效关系尚不明确，微波辐射后突触囊泡存在何种改变仍存在争议，而这与其辐射剂量密切相关。随着微波辐射生物效应及其机制的深入研究，微波辐射致突触囊泡变化及其病理机制将逐步完善。

（王丽峰）

wēibō fúshè dànjiǎjītiāndōngānsuān shòutǐ xìnhào tōnglù biànhuà

微波辐射氮甲基天冬氨酸受体信号通路变化

（the change of NMDA receptor signal pathway after microwave radiation）

一定剂量微波辐射致 NMDA 受体信号通路发生变化，可引起中枢神经系统的相关改变。随着经济的发展和信息时代的来临，各种频段的电磁波充盈整个生活空

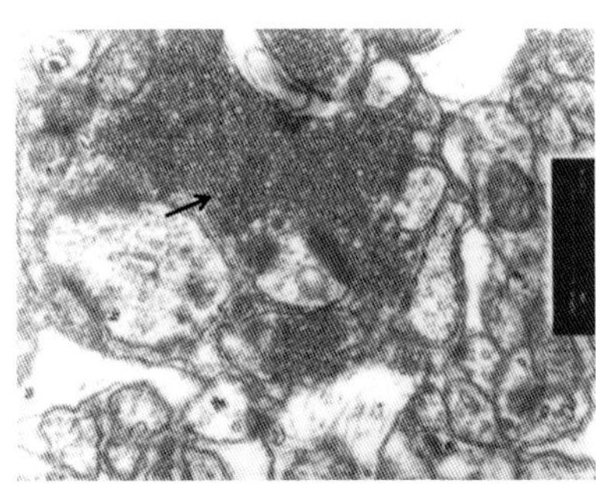
A

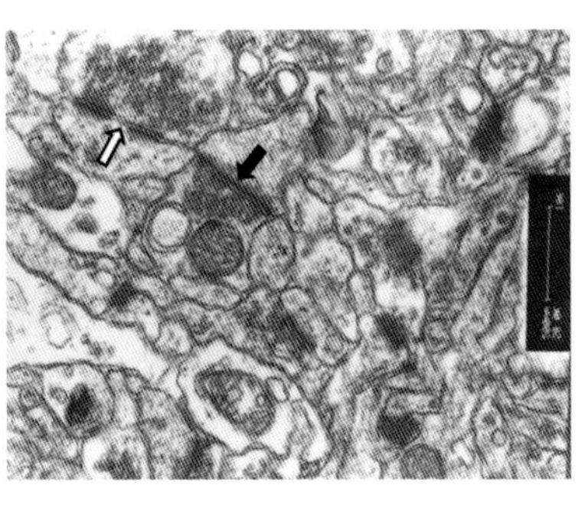
B

图 1　微波辐射后大鼠海马神经元突触结构改变（透射电镜，×28 000）

注：↘突触囊泡大量堆积；⇩突触膜穿孔；⬇突触前膜活性区延长。

间，而越来越多的研究表明，超过一定程度的微波，可引起机体的神经、生殖、内分泌、循环等多系统改变。中枢神经系统是机体对微波辐射最为敏感的靶点之一，学习记忆功能损害是其主要的靶效应，而突触可塑性被认为是学习记忆的基础，N-甲基-D-天冬氨酸（N-Methyl-D-Asparate，NMDA）受体信号通路是调节突触可塑性的重要机制之一。

NMDA 受体信号通路 在中枢神经系统中，NMDA 受体广泛分布，尤其是海马。NMDA 受体是中枢神经系统最重要的兴奋性氨基酸受体之一，通透钙离子，钙离子能激活胞内多种酶，触发各类复杂的生化和生理反应。NMDA 受体与长时程增强、学习记忆过程关系密切。包含 NR1 和 NR2 或 NR3 的 NMDA 受体在突触传递、突触可塑性、学习和记忆中起着重要的作用。突触后密集区（postsynaptic density，PSD）是突触后信号转导和整合的结构基础，对突触可塑性及 NMDAR 的稳定起着关键性的作用，其中最重要的组织蛋白是 PSD-95。NMDA 受体在树突棘有钙-钙调蛋白依赖蛋白激酶（Ca^{2+}/calmodulin-dependent protein kinase Ⅱ，CaMK Ⅱ），Ca^{2+} 通过 NMDA 型谷氨酸受体内流导致 CaMK Ⅱ激活和突触后聚集，最后导致 LTP，其被认为与学习记忆的生理活动相关。学习记忆形成的过程，功能性的可塑性如 LTP 与 CaMK Ⅱ及 cAMP 反应元件结合蛋白（cyclic AMP-response element binding protein，CREB）蛋白的活性改变密切相关。提示 NMDA 受体及其信号通路相关因子 PSD-95、CaMK Ⅱ、CREB 等与突触可塑性及学习记忆功能改变密切相关。

病理机制 在兴奋性突触中，NMDA 受体信号通路主要的信号分子包括受体（NR1、NR2A、NR2B 等）、PSD-95、CaMKⅡ和 CREB 等，调控由突触前向细胞内的传导以及在细胞内的级联释放和传递，参与突触可塑性、学习记忆和认知等多种神经功能，是突触可塑性的重要分子生物学基础。

微波辐射后 NR1 的改变 正常大鼠海马神经元胞质中 NR1 呈弱阳性（图 1A）。10 mW/cm^2 和 100mW/cm^2 微波辐射后 14 天内，大鼠海马神经元胞质中 NR1 表达增加；10mW/cm^2 微波辐射后 6 小时，神经元 NR1 表达增加（图 1B），1 天达高峰（图 1C），14 天基本恢复正常；100mW/cm^2 辐射后 6 小时见 NR1 表达增加，7 天达高峰（图 1D），28 天基本恢复至正常水平。表明 10～100mW/cm^2 微波辐射可导致海马神经元 NR1 受体蛋白增加，其定量分析结果见表 1。

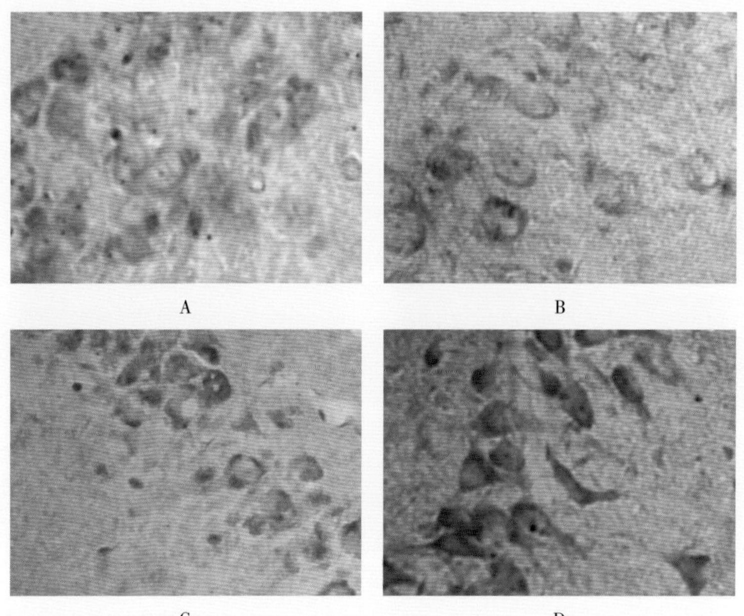

图 1 大鼠海马组织神经元胞质中 NR1 表达（SP ×400）

注：A. 假辐射组，示表达呈淡棕黄色弱阳性；B. 10mW/cm^2 辐射后 6 小时，示表达阳性；C. 10mW/cm^2 辐射后 1 天，示表达呈强阳性；D. 100mW/cm^2 辐射后 7 天，示棕黄色颗粒增加，呈强阳性表达，比 10mW/cm^2 组为多。

表 1 微波辐射后大鼠海马组织中 NR1 表达的定量分析结果（单位）

辐射后时间	辐射剂量（mW/cm^2）			
	10		100	
	MOD（$\times10^{-2}$）	IOD	MOD（$\times10^{-2}$）	IOD
假辐射组	4.80±0.84	4.34±0.20	—	—
6 小时	6.20±0.84*	5.27±0.54*	6.40±0.11*	5.39±0.26**
1 天	7.00±0.71**	6.04±0.70**	7.20±0.84**	5.65±0.48**
7 天	6.60±0.11*	5.32±0.49*	6.80±0.13**	5.97±0.46**
14 天	5.60±0.11	5.17±0.38*	6.40±0.89*	4.95±0.30*
28 天	5.20±0.84	4.66±0.27	5.00±0.12	4.71±0.25

注：与假辐射组比较，*$P<0.05$，**$P<0.01$。

微波辐射后 NR2A 和 NR2B 的改变　正常大鼠海马神经元细胞胞质中的 NR2A 和 NR2B 呈弱阳性表达（图 2A）。$10mW/cm^2$ 和 $100mW/cm^2$ 微波辐射后 14 天内海马神经元胞质中 NR2A 和 NR2B 表达增加。$10mW/cm^2$ 辐射后 6 小时，神经元胞质中 NR2A 和 NR2B 增加（图 2B），1 天达高峰（图 2C），14 天基本恢复正常；$100mW/cm^2$ 辐射后 6 小时，NR2A 和 NR2B 增加，7 天达高峰，28 天基本恢复至正常水平；$100mW/cm^2$ 辐射组比 $10mW/cm^2$ 表达增加更为显著（图 2D）。表明 10～$100mW/cm^2$ 微波辐射可以导致海马神经元胞质中 NR2A 和 NR2B 表达的增加，其定量分析结果见表 2、表 3。

微波辐射后 NMDAR1 mRNA 的改变　正常大鼠海马组织见神经元胞质中 NMDAR1 mRNA 呈弱阳性（图 3A）。10 mW/cm^2 和 $100mW/cm^2$ 微波辐射后 6 小时可见海马神经元 NMDAR1 mRNA 含量增加，$10mW/cm^2$ 辐射后 1 天达高峰，14 天基本恢复正常；$100mW/cm^2$ 辐射后 7 天达高峰，28 天基本恢复至正常水平；其中 $100mW/cm^2$ NMDAR1 mRNA 含量高于 $10mW/cm^2$（图 3B、3C）。这表明 10～$100mW/cm^2$ 微波辐射可以导致海马神经元胞质中 NMDAR1 mRNA 含量的增加，即微波辐射可引起海马组织 NR1 基因水平的改变，其定量分析结果见表 4。

微波辐射后 PSD-95 的改变　正常大鼠海马神经元胞质中 PSD-95 呈弱阳性（图 4A）。$10mW/cm^2$ 和 $100mW/cm^2$ 微波辐射后可见大鼠海马神经元胞质中 PSD-95 表达有不同程度的增加；$10mW/cm^2$ 辐射后 6 小时，神经元 PSD-95 表

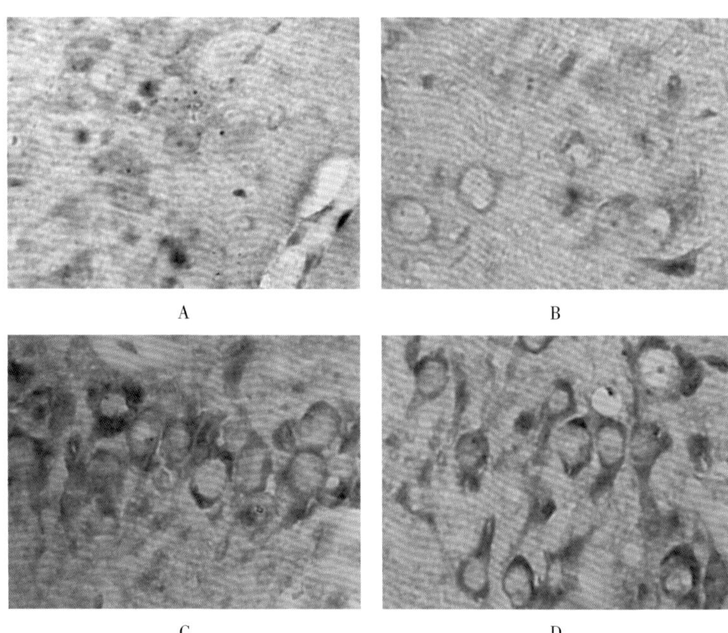

图 2　大鼠海马组织（SP×400）

注：A. 假辐射组，示神经元胞质中 NR2A 呈弱阳性表达；B. $10mW/cm^2$ 辐射后 6 小时，示神经元胞质中 NR2A 呈阳性表达；C. $10mW/cm^2$ 辐射后 1 天，示神经元胞质中 NR2B 强阳性表达；D. $100mW/cm^2$ 辐射后 7 天，示神经元胞质中 NR2B 呈强阳性表达，比 $10mW/cm^2$ 组为强。

表 2　微波辐射后大鼠海马组织中 NR2A 表达的定量分析结果（单位）

辐射后时间	辐射剂量（mW/cm^2）			
	10		100	
	MOD（$\times10^{-2}$）	IOD	MOD（$\times10^{-2}$）	IOD
假辐射组	4.60±0.89	3.31±0.23	—	—
6 小时	5.20±0.84	3.54±0.22	5.40±0.55	3.61±0.14
1 日	6.80±0.45**	5.48±0.45**	6.60±0.11*	5.42±0.32**
7 日	6.60±0.55*	4.15±0.52*	7.40±0.89**	6.43±0.25**
14 日	5.80±0.84	3.70±0.38*	6.60±0.89*	5.42±0.38**
28 日	4.80±0.84	3.58±0.32	5.60±0.89	3.41±0.34

注：与假辐射组比较，* $P<0.05$，** $P<0.01$。

表 3　微波辐射后大鼠海马组织中 NR2B 表达的定量分析结（单位）

辐射后时间	辐射剂量（mW/cm^2）			
	10		100	
	MOD（$\times10^{-2}$）	IOD	MOD（$\times10^{-2}$）	IOD
假辐射组	5.00±0.71	4.18±0.16	—	—
6 小时	5.20±0.13	5.09±0.10**	5.60±0.11	5.02±0.69
1 日	7.20±0.13**	6.10±0.18**	5.40±0.89	6.10±0.41**
7 日	7.80±0.84**	5.074±0.48*	7.20±0.13*	6.43±0.32**
14 日	6.60±0.55**	4.582±0.55	8.80±0.84**	5.67±0.22**
28 日	5.60±0.89	4.29±0.52	6.40±0.11**	4.55±0.38

注：与假辐射组比较，* $P<0.05$，** $P<0.01$。

达见增加，并于1天达高峰，14天基本恢复正常；100mW/cm^{2}辐射后6小时见PSD-95表达增加（图4B），7天达高峰（图4C），28天基本恢复至正常水平；表明10~100mW/cm^{2}微波辐射可以导致海马神经元胞质中突触后致密物PSD-95表达的增加，其定量分析结果见表5。

表4　微波辐射后大鼠海马组织中NMDAR1 mRNA表达的定量分析结果（单位）

辐射后时间	辐射剂量（mW/cm^2）			
	10		100	
	MOD（×10^{-2}）	IOD	MOD（×10^{-2}）	IOD
假辐射组	6.80±0.84	5.34±0.48	—	—
6小时	7.20±0.84	6.01±0.54*	7.00±0.71	5.91±0.47*
1日	8.00±0.71**	6.68±0.46*	8.00±0.71*	7.61±0.37**
7日	7.80±0.84*	6.16±0.45	8.40±0.55	7.74±0.46**
14日	7.60±0.55*	5.84±0.49	7.40±0.89	6.54±0.35*
28日	6.20±0.45	5.65±0.52	6.40±0.55	5.77±0.49

注：与假辐射组比较，*$P<0.05$，**$P<0.01$。

微波辐射后p-CaMKⅡ的变化　采用免疫细胞化学技术检测结果显示，正常大鼠海马神经元胞质中p-CaMKⅡ呈弱阳性表达。30mW/cm^{2}微波辐射后1小时，大鼠海马神经元胞质中棕黄色颗粒明显增多，颜色加深，p-CaMKⅡ表达明显增加（图5A、5B）。

采用免疫荧光技术检测结果显示，正常大鼠海马神经元胞质中p-CaMKⅡ呈微弱红色荧光，30mW/cm^{2}微波辐射后1小时，大鼠海马神经元胞质中红色荧光明显增强，胞核荧光较胞质弱，同假辐射组相比p-CaMKⅡ表达明显增加（图6A、6B）。表明30mW/cm^{2}微波辐射可引起海马神经元CaMKⅡ磷酸化增加，其参与微波辐射致海马突触可塑性的改变。

微波辐射后CREB与DNA结合活性的改变　30mW/cm^{2}微波辐射后大鼠海马组织细胞核蛋白，结合条带减弱（图7）。表明30mW/cm^{2}微波辐射可导致海马组

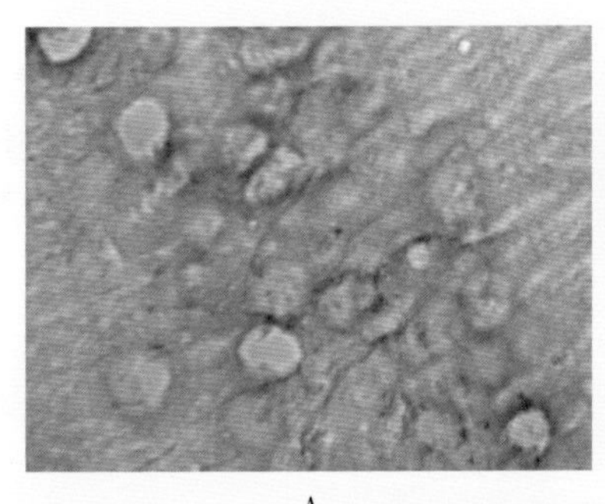
A

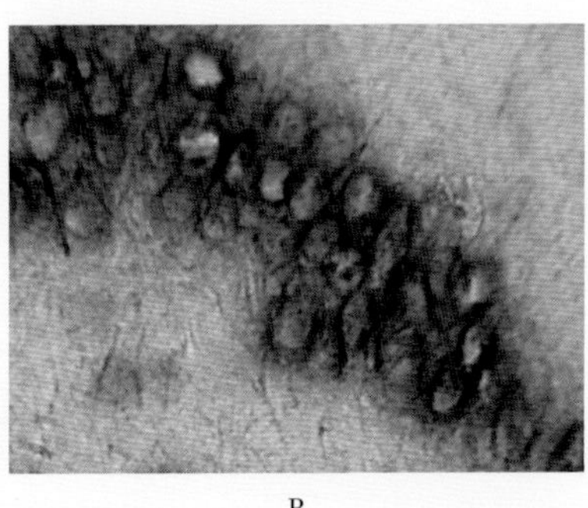
B

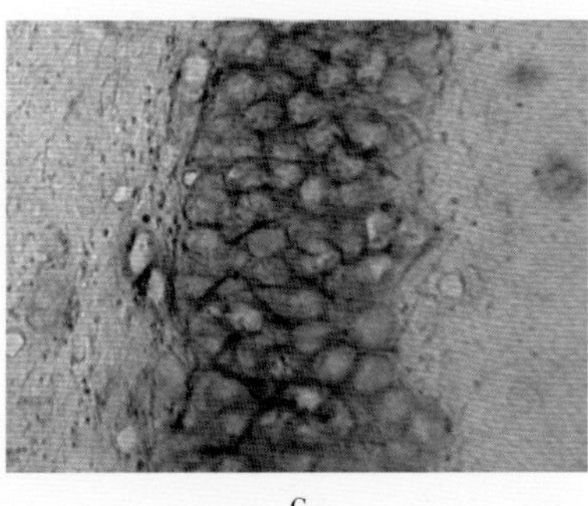
C

图3　大鼠海马组织，神经元胞质中NMDAR1 mRNA表达（ISH×400）

注：A. 假辐射组，示淡紫蓝色颗粒弱阳性表达；B. 10mW/cm^{2}辐射后1天，示阳性表达；C. 100mW/cm^{2}辐射后7天，示强阳性表达，比10mW/cm^{2}组为强。

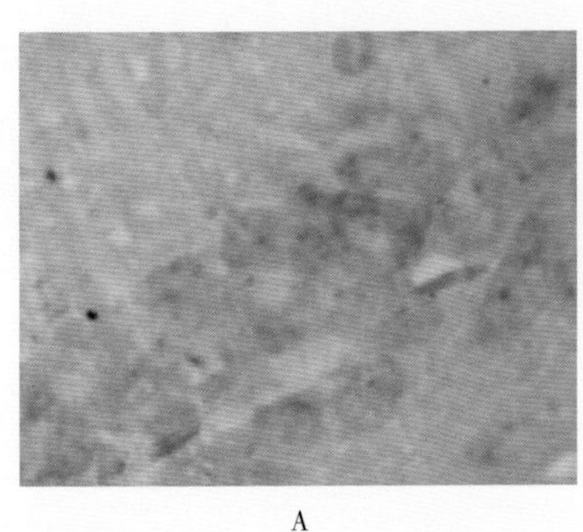
A

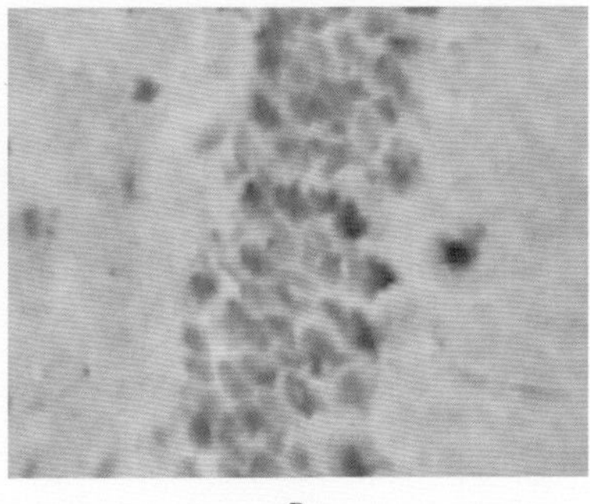
B

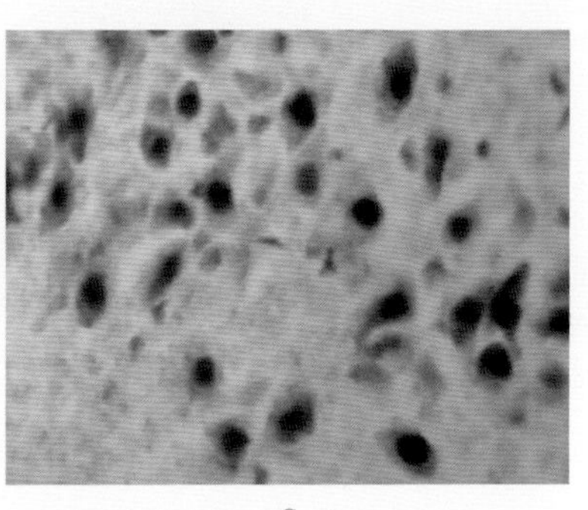
C

图4　大鼠海马组织，神经元胞质中PSD-95表达（SP×400）

注：A. 假辐射组，示弱阳性表达；B. 100mW/cm^{2}辐射后6小时，示阳性表达；C. 100mW/cm^{2}辐射后7天，示强阳性表达。

表 5 微波辐射后大鼠海马组织中 PSD-95 表达的定量分析结果（单位）

照后时间	辐射剂量（mW/cm²）			
	10		100	
	MOD（$\times10^{-2}$）	IOD	MOD（$\times10^{-2}$）	IOD
假辐射组	7.60±1.10	5.34±0.48	—	—
6 小时	8.20±0.80	6.01±0.54*	8.00±1.00	5.91±0.47*
1 日	9.20±0.80*	6.68±0.46*	9.80±0.80**	6.61±0.37**
7 日	8.60±0.90*	6.16±0.45	8.40±0.50	6.74±0.46**
14 日	8.00±0.70	5.84±0.49	7.40±0.90	6.54±0.35*
28 日	7.40±1.10	5.65±0.52	7.20±0.80	5.77±0.49

注：与假辐射组比较，* $P<0.05$，** $P<0.01$。

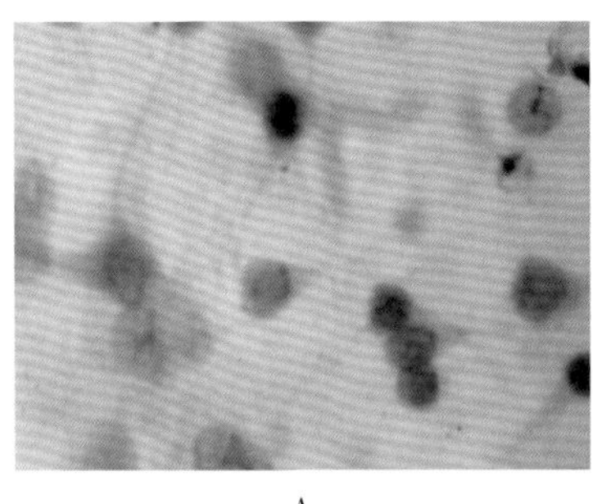
A

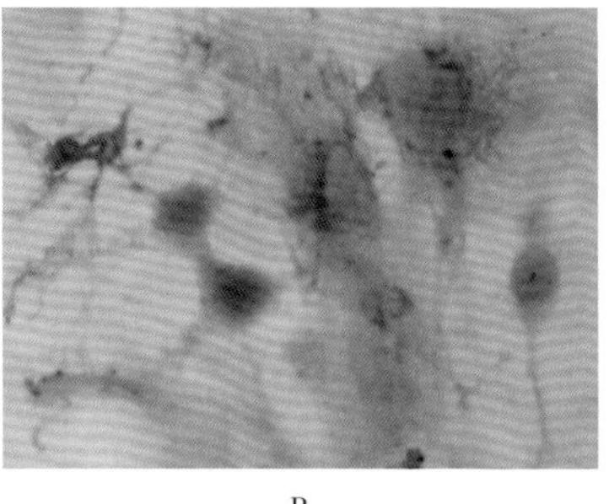
B

图 5 大鼠海马原代培养神经元，胞质中 p-CaMKⅡ表达（SP×400）

注：A. 假辐射组，呈阴性表达；B. 30mW/cm² 辐射后 1 小时，示阳性表达。

A

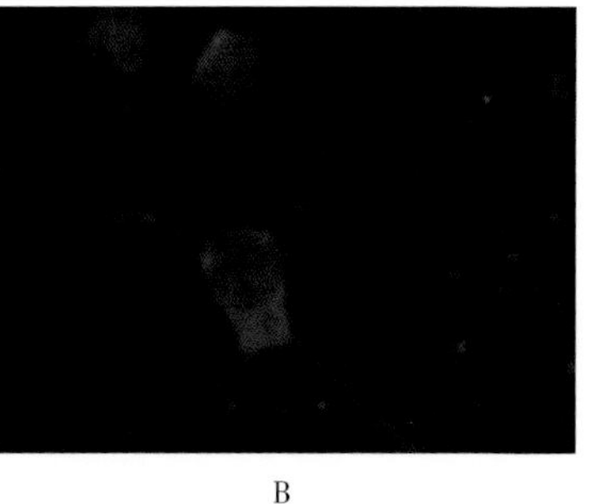
B

图 6 大鼠海马原代培养神经元，胞质中 p-CaMKⅡ表达（LSCM×1 000）

注：A. 假辐射组，示阴性表达；B. 30mW/cm² 辐射后 1 小时，示阳性表达。

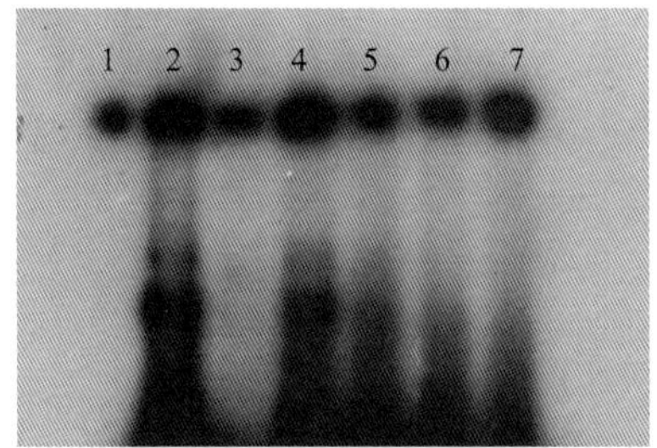

图 7 微波辐射后大鼠海马组织中转录因子 CREB 与 DNA 结合活性的变化（EMSA）

注：1. 阴性对照，无结合条带；2. 阳性对照，结合条带明显；3. 特异性抑制反应，无结合条带；4. 非特异性抑制反应，结合条带较弱；5. 30mW/cm² 辐射后 6 小时，结合条带减弱；6. 30mW/cm² 辐射后 1 天，结合条带减弱增加；7. 30mW/cm² 辐射后 3 天，结合条带减弱最明显。

织中转录因子 CREB 与 DNA 结合活性降低，其参与微波辐射致海马突触可塑性的改变。

（彭瑞云）

wēibō fúshè néngliàng dàixiè biànhuà tiáokòng

微波辐射能量代谢变化调控（mechanism of energy metabolism induced by microwave radiation） 机体对微波辐射致能量代谢变化的调控机制。目前微波辐射后能量代谢变化的调控机制尚不明确，现有研究主要包括呼吸链基因表达改变、转录因子变化和信号通路的激活。在呼吸链基因表达改变上，微波辐射后脑线粒体呼吸链复合体Ⅳ细胞色素氧化酶（cytochrome c oxidase，COX）Ⅰ、Ⅱ和Ⅳ在转录和翻译水平表达均降低，提示能量合成受阻，线粒体功能受损。在转录因子变化上，线粒体转录因子（mitochondrial transcription factor，mtTFA）表达降低和转运受抑导致能量代谢障碍。低氧诱导因子（hypoxia-induced factor，HIF）-1α 活化可能发挥修复线粒体损伤的作用。在信号通路的研究上，细胞外信号调节激酶（extracellular signal-regulated kinase，ERK）通路活化参与微波辐射致海马线粒体损伤的过程。

（赵 黎）

wēibō fúshè fánghù

微波辐射防护（microwave radiation protection） 保护人类免受或少受微波辐射危害的技术措施。微波辐射随处可在，其健康危害受到广泛关注，尽管其生物效应尚未完全阐明，但其损伤防护尤为重要。国际上有两大公认的标准，分别是国际非电离辐射防护委员会（International Commission on Non-Ionizing Radiation

Protection，ICNIRP）标准和美国电子电气工程师协会（Institute of Electrical and Electronics Engineers，IEEE）标准。中国在参考上述两个标准的基础上，最新制定了国标 GB8702—2014《电磁环境控制限值》和军标 GJB5313A—2017《电磁辐射暴露限值和测量方法》。其中 GB8702—2014《电磁环境控制限值》提出了公众暴露于微波频率范围内的电场强度、磁场强度、磁感应强度和功率密度限值。微波辐射生物损伤防护措施主要包括物理防护、药物防治及综合防护措施。

物理防护 物理防护是指通过物理的手段，对微波辐射进行个体防护。常用的手段主要是微波防护服、微波防护面罩、微波防护帽等。微波防护服被广泛应用，材料主要包括金属丝与常规纤维混编织物、金属镀层织物、金属纤维混纺织物和金属化纤维。有研究发现新型梭织面料对微波辐射损伤具有防护作用，且防护效果优于不锈钢纤维面料。

药物防治 防治药物是以中成药为主，如安多霖、巴戟天、藤黄霖、蜂毒等。上述药物可改善微波辐射后学习记忆能力下降和精子损伤。褪黑素、二磷酸果糖、牛磺酸、咖啡酸苯乙酯、茶碱等对微波辐射损伤效应也有一定防护作用。长期摄入硒、锌、维生素 E、维生素 C 等微量营养素能够对抗微波辐射的过氧化损伤。

综合防护 对于微波辐射的防护措施，仍以预防为主、治疗为辅。在严格遵行电磁辐射安全标准的基础上（如定期检测环境的微波辐射），采用个体防护装备、尽量减少微波辐射环境下工作时间、尽量减少手机、电脑等电器使用时间、服用药物防治、定期体检、加强体育锻炼和开展微波辐射防护宣传增强防护意识等，能有效减少微波辐射对人体的损伤效应。

（刘　琦）

wēibō fúshè wēihài

微波辐射危害（hazard of microwave radiation）

微波辐射对人或环境产生的各种危害。随着微波技术的广泛应用，微波辐射的危害也引起人们的关注和担忧。一方面，微波辐射可能对电子仪器设备造成干扰，影响人们的正常生活，甚至造成间接危害；另一方面，微波辐射可能对人的健康造成直接危害。微波辐射对人的健康造成直接危害包括确定性的或者已知的危害和非确定性的或者未知的危害。具体包括：①休克和烧伤。这两点基本包括了大部分的微波辐射危害。相当比例的休克和烧伤是由于直接接触了正在工作中的高功率微波。②局部热损伤。一般发生在工业上高功率微波应用不当或者医疗上应用时。③表面热损伤。微波辐射致人体表面热损伤被视为一个对人体的潜在危害。这种危害可能发生在高功率的高频源的开放波导处或者使用主动拒止武器时。只要微波辐射的强度和照射时间低于某一阈值就不会发生实质的损伤。④全身热损伤。与局部的热损伤相对应，但全身的热损伤发生概率极小，只是比局部的热损伤发生时受高强度微波辐射的面积大的多，从而引发全身的热损伤。

现阶段，可以确定的微波辐射对人体健康的危害是过度的微波辐射造成的热损伤。对于低水平的微波辐射对人体健康是否有害这一问题包括两类。①确定性生物效应：如微波听觉效应。②非确定性生物效应：其对人体的危害性存在广发的争议，需要进一步研究。

（邹　勇）

wēibō fúshè ānquán xìshù

微波辐射安全系数（safety factor of microwave radiation）

微波辐射有害效应阈值与基本限值或最大允许暴露值的比值。又称微波辐射安全因子。考虑到微波辐射生物效应尤其是微波辐射非热效应尚未完全明确以及实验研究过程中的一些不确定性，比如发生生物效应阈值的不确定性，研究中使用模型中存在的不确定性等，需要一个<1 的乘数或者>1 的除数，用于获得最大允许暴露（maximum permissible exposure）值的微波辐射，目的在于为人体提供保护。一般安全系数是有害效应阈值与基本限值（basic restriction）或者最大允许暴露值的比值。由于得到安全系数这个比值的实体可能是电流，电压，电场强度，功率或能量，当比较不同的安全系数时，应该用分贝来表示以保证一个有意义的和公正的比较。在任何具体情况下，真实的安全系数可以比正常条件下的安全系数大或者小。此外，微波辐射的安全系数并不是一个固定不变的值，针对不同的人群，不同的环境条件是不同的，比如根据 IEEE C95.1 标准，以比吸收率（SAR）衡量微波辐射有害效应的基本限值为 4 W/kg，在受控的环境中取安全系数 10，即得到公众全身平均暴露限值为 0.4W/kg，而在不受控的环境中，安全系数为 50，即此时公众全身平均暴露限值为 0.08 W/kg。

（邹　勇）

wēibō fúshè gōngzhòng bàolù

微波辐射公众暴露 （public exposure of microwave radiation） 公众成员受到的微波辐射。不包括职业暴露和医疗过程中的暴露。这里的公众成员包括各年龄段，不同健康状态的个体，除非具体要求作为电磁辐射安全项目研究的一部分，儿童、孕妇、热调节系统受损的个体、带有电子医疗辅助设备的个体等这一类特殊人群也属于公众成员。微波辐射公众暴露的一大特点是作为公众的个体并不关心甚至不知道自己受到微波辐射的水平。考虑到这类人群包括范围广泛，既有广大的健康成年人，也有特殊的弱势群体，如儿童，孕妇等，并且缺乏微波辐射的相关知识和信息，因此在评估和管理微波辐射风险，建立和公众之间的有关微波辐射风险的对话以及制定公众暴露安全限值时，一般要考虑最差的情况，比如在制定微波辐射安全限值标准时采取最大的安全系数（参见微波辐射安全系数），使微波辐射对公众的风险降到最低，最大程度的减少公众的担心。

（邹　勇）

wēibō fúshè zhíyè bàolù

微波辐射职业暴露 （occupational exposure of microwave radiation） 个人在工作中受到的微波辐射暴露。与微波辐射公众暴露对应，这里的职业人员主要包括通信或者广播领域接近微波发射天线的工作人员，医疗应用领域使用微波热疗仪的医生，工业应用领域从事微波加热和干燥的工作人员，另外还包括雷达操作人员，导航人员等。与公众暴露不同，微波辐射职业暴露人员相对单一，集中，具有一定的关于微波辐射相关知识，并且对于微波辐射职业暴露的研究相对详细，比较深入，制定了相应的微波辐射防护标准，尽管微波辐射职业暴露的标准低于公众暴露的标准，比如根据 IEEE C95.1 标准，以比吸收率（SAR）衡量微波辐射有害效应的基本限值为 4 W/kg，职业人员全身平均暴露限值为 0.4W/kg，公众全身平均暴露限值为 0.08 W/kg，但是如果严格遵照职业暴露的安全标准，一般不会危害工作人员的健康。

（邹　勇）

wēibō fúshè quánshēn bàolù

微波辐射全身暴露 （whole-body exposure of microwave radiation） 全身都暴露在微波辐射场下。与微波辐射局部暴露对应。对于全身暴露，当身体的长轴和微波中电场分量的方向平行，也即 E 极化时，身体能够吸收最大的微波能量。由于人体不同部位，不同组织的电导率、介电常数等参数不同，吸收的微波能量也各不相同，考虑到某些器官如脑可能对微波辐射更敏感和脆弱，为防止极端情况，全身暴露安全标准严于局部暴露安全标准，即全身暴露的基本限值比局部暴露的基本限值小，比如对于公众暴露，全身暴露方式对应的安全限值为 0.08W/kg，而局部暴露对应的安全限值为 2 W/kg，局部暴露方式下，人体远端部位如臂和小腿的安全限值要更宽松一些，为 4 W/kg。微波辐射全身暴露的装置主要有横电磁室（TEM cell），放射状波导（radial waveguide），阜式轮（Ferris wheel）等，局部暴露的装置有传送带系统（carousel systems），环状天线（loop antenna）。其实全身暴露装置与局部暴露装置并不是完全分隔的，是全身暴露还是局部暴露取决于受照射体而不是暴露装置。

（邹　勇）

wēibō fúshè júbù bàolù

微波辐射局部暴露 （partial-body/local exposure of microwave radiation） 仅身体的一部分暴露在微波辐射场下，与微波辐射全身暴露相对应。局部暴露通常发生在微波源贴近身体表面或者微波能量高度集中在身体部分区域的情形下。微波辐射局部暴露的损伤部位可以是任意区域，主要取决于身体暴露部位。以 IEEE Std C95.1—2019 标准为例，其损伤阈值的规定：6GHz 以下时，在非受控环境下，头部和躯干的暴露限值为 2W/kg，四肢和耳郭的暴露限值为 4W/kg；而在受控环境下，头部和躯干的暴露限值为 10W/kg，四肢和耳郭的暴露限值为 20W/kg。6GHz 以上时，由于该频段的微波辐射穿透人体组织的深度很小，绝大部分能量沉积在体表，以体表功率密度即可表示。在非受控环境下，人体的暴露限值为 $20W/m^2$，在受控环境下，人体的暴露限值为 $100W/m^2$。根据微波辐射条件不同（频率、功率密度、暴露时间、暴露部位等），局部暴露后可导致皮肤灼伤、热刺激、红肿等症状，由于人体本能的趋利避害反应，一般情况下不会造成非常严重的损伤。

（邹　勇）

wēibō fúshè mànxìng bàolù

微波辐射慢性暴露 （chronic exposure of microwave radiation） 在较长一段时间中一系列重复或连续的低强度微波照射。又称微波辐射长期暴露（long term exposure of microwave radiation）。参见微波辐射慢性效应。

（邹　勇）

wēibō fúshè jíxìng bàolù

微波辐射急性暴露（acute exposure of microwave radiation） 从几分钟、数小时、数天不等的较短时间的微波辐射暴露。也称短期暴露。与微波辐射慢性或长期暴露相对应。微波辐射急性暴露会导致急性生物效应，如最典型的热效应，短期间高强度的微波暴露导致生物体温度快速升高，超过一定阈值后即可导致热损伤。参见微波辐射急性效应。

（邹 勇）

wēibō fúshè fēngxiǎn

微波辐射风险（microwave radiation risk） 在微波辐射条件下，出现负面后果的可能性。所谓风险是指在某些特定条件件组合下，出现特定后果（一般为负面后果）的可能性。微波辐射风险的影响因素众多，主要包括辐射参数（强度、频率、调制方式等）、辐射时间和目标对象的特点。其中一个较为明确的风险为过度微波辐射导致的热效应，可直接导致生物体热损伤。由于微波辐射的生物效应研究尚存众多争议，对微波辐射风险的评估是一项十分复杂的工作，存在许多模糊区域。现实中需要根据实际情况综合考虑，对于有明确风险较大的微波辐射必须采取物理隔离等防护措施。

（邹 勇）

wēibō fúshè jiànkāng fēngxiǎn píngjià

微波辐射健康风险评价（health risk assessment of microwave radiation） 评价人在微波辐射环境中健康受到损害的可能性或概率。所谓健康风险评价是指用来描述和估计某物剂（如某化学、生物或物理因素）的环境暴露导致负面健康后果可能性的正规程序，一般包括4个步骤。①危害识别：对潜在有害物剂或暴露情况的识别。②剂量-反应评价：评价物剂或环境暴露剂量与某种影响的程度或严重性之间的关系。③暴露评价：评价实际情况中暴露或潜在暴露的程度。④风险特征描述：以对决策者和利益相关者有用的形式对潜在危害处境的信息作出综合和概述。另外，根据作出风险评价主体或者称为利益相关者的不同，可分为专业风险评价和非专业风险评价。专业风险评价重视客观科学事实，关注技术的利益-代价比较，用科学的方法量化风险。而非专业风险评价偏向从个人情况及喜好出发，关注绝对安全性，靠直觉来量化风险。严格来说，后者更可视为一种风险感受，受到基本的社会和个人价值观（比如风俗传统）以及个人经历的影响。1996年，WHO（世界卫生组织）发起了国际EMF（电磁场）计划，旨在评估0~300GHz的电磁波对健康的危害以及制定保护措施。0~100KHz电磁波暴露的健康风险评价已于2007年完成。

（邹 勇）

wēibō fúshè fēngxiǎn rènzhī

微波辐射风险认知（microwave radiation risk cognition） 对微波辐射风险特点以及危害程度作出主观判断。风险认知也被称为风险感知，是指人们对风险的特征和严重性的主观判断。主观判断就意味着同样对于微波辐射这一个风险因素，不同的人的判断，感受和认知程度可能都是不同，比如人们在与已感受到的利益相比较后，作出风险是可以忽略的、可以接受的、可以容忍的或者无法接受的等不同判断。这些感受取决于个人因素、外部因素和风险本身的性质。个人因素包括年龄、性别、文化程度和教育背景等；外部因素包括可得到的科学信息、媒体和其他形式的信息发布、个人和社会的经济状况、舆论趋势和社会的管理及决策模式等。风险本身的性质也可导致不同的感受，如微波辐射环境下，场是不可见的、一般也无法觉察的，风险不容易计量，暴露程度无法即时控制，相比其他可见或容易觉察到的风险，微波辐射环境容易使人们感到他们不拥有控制能力。

主要有3种理论可以解释不同的人对风险的危害性作出不同的估计这一现象。①心理学方法理论：试图去理解人们是如何处理信息的，通过这种方法可以发现大量影响个人风险认知的因素，比如恐惧，新奇等。②人类学/社会学方法理论：假定风险认知源自社会制度，同时支持社会制度。从这个角度来看，认知是由社会制度、文化价值观以及生活方式等因素在社会中所构成的。③跨学科的方法理论：应用范围广泛，具体到风险认知的领域的理论有风险的社会放大框架。风险的社会放大框架，结合了心理学、社会学、人类学和传播理论领域的研究。风险的社会放大框架描述了社会与个体因素如何作用以放大或弱化对风险的认知。

（邹 勇）

wēibō fúshè wùlǐ fánghù

微波辐射物理防护（physical protection of microwave） 为减少微波辐射对人体的伤害而采用的物理手段。是最有效、最直接的防护手段。

电磁波暴露限值 对国内外多年以来的电磁波生物效应研究报告进行归纳总结，国际上有两种比较流行的电磁波暴露限值准则和标准，分别是国际非电离辐射防护协委员会（ICNIRP）在2020年颁布的ICNIRP准则《用于限制接触电磁场（100 KHZ至300 GHZ）》和美国电子与电气工程师学会与美国国家标准协会共同制定的标准《IEEE安全等级标准关于人类接触电，磁场和电磁场0 Hz至300 GHz》最新修订版本C95.1。

两种准则和标准分别针对公众和职业人员的电磁环境暴露限值进行了阐述，在300MHz～300GHz频率范围内两种标准基本一致（表1），但是由于职业人员对工作场地电磁环境有所认识，其电磁暴露限值较公众高（表3），是公众暴露限值的5倍。

中国在GJB 5313A—2017《电磁辐射暴露限值和测量方法》中对公众和职业人员电磁环境暴露限值有所规定，与国际主流电磁波暴露限值相比，职业人员的暴露限值与国际限值相同（表3），但公众的暴露限值较国际限值低，是国际公众暴露限值的1/5（表2）。

需要说明的是，以上电磁波暴露限值指的是连续波情况，如果是在脉冲波条件下，其电磁场峰值暴露限值较连续波高，如在GJB 5313A—2017《电磁辐射暴露限值和测量方法》中规定脉冲电磁波峰值限为其对应频段连续波平均功率密度限值的1 000倍。

为了更加直观地对国际和中国电磁波暴露限值有更清晰的认识和对比，对上述表格中暴露限值随频率变化曲线进行了绘制（图1）。

电磁波防护建议 根据国际和国内关于电磁波暴露的限值，通过保证人体所处环境电磁场强度低于限值，就可以保证人体基本不会受到电磁场的有害影响。可以采取以下几种办法来降低电磁场对人体的影响：①对电磁环境进行监测，了解电磁场环境分布，为电磁防护提供指导。②远离电磁波辐射源：电磁场随距离变化呈平方衰减，所以越远离电磁波辐射源，受电磁波影响就越小。③减少电磁设备使用时间：电磁场对人体作用可能具有累积效应，通过减少接触电磁设备时间，降低电磁场对人体伤害。④必要时穿戴电磁防护服：电磁防护服可以通过反射和吸波等方式有效降低外界电磁波入射到人体的强度，并且基本不影响人员正常活动。⑤在高电磁场强场合作业，配备电磁屏蔽室：可以大幅减少外界电磁波进入作业区域，从而降低高强度电磁场对人体产生的伤害。

（赵雪龙　王长振）

表1　ICNIRP/IEEE暴露限值（公众）

频率范围	电场强度（V/m）	磁场强度（A/m）	功率密度（W/m^2）
300～400MHz	27.7	0.073	2
400～2 000MHz	$1.375f_M^{0.5}$	$0.003\,7f_M^{0.5}$	$f_M/200$
2～300GHz	—	—	10

表2　中国暴露限值（公众）

频率范围	电场强度（V/m）	磁场强度（A/m）	功率密度（W/m^2）
300～3 000MHz	12	0.032	0.4
3 000～15 000MHz	$0.22f_M^{0.5}$	$0.000\,59f_M^{0.5}$	$f_M/7\,500$
15～300GHz	27	0.073	2

表3　ICNIRP/IEEE/中国暴露限值（职业人员）

频率范围	电场强度（V/m）	磁场强度（A/m）	功率密度（W/m^2）
300～400MHz	61	0.16	10
400～2 000MHz	$3f_M^{0.5}$	$0.008f_M^{0.5}$	$f_M/40$
2～300GHz	—	—	50

wēibō fúshè píngbì

微波辐射屏蔽（microwave radiation shielding）　在微波辐射源和受其照射的某一区域之间，采用能减弱辐射的材料来降低此区域内的辐射水平，从而减少人体和目标区域受照量的辐射防护技术。

微波属于频率范围300MHz～300GHz的电磁波。微波辐射屏蔽目的是防止微波辐射对环境的污染，或者为防止微波辐射对人体的可能健康损害和对电子仪器设备的干扰所采取的保护措施。

微波辐射屏蔽的机制：微波在介质中传播时会发生反射和衰减，其机制包括三个过程。①微波到达屏蔽体表面时，由于交界面阻抗不匹配，一部分入射波会发生反射。②进入屏蔽体的微波在屏蔽体内传播的过程中会发生衰减，这一过程可以称为吸收。③如果微波还未衰减完，剩余微波能量传到材料的另一表面时，阻抗不匹配界面，会再次反射，这种反射在两个交界面上可能多次反射（图1）。总之，屏蔽体对

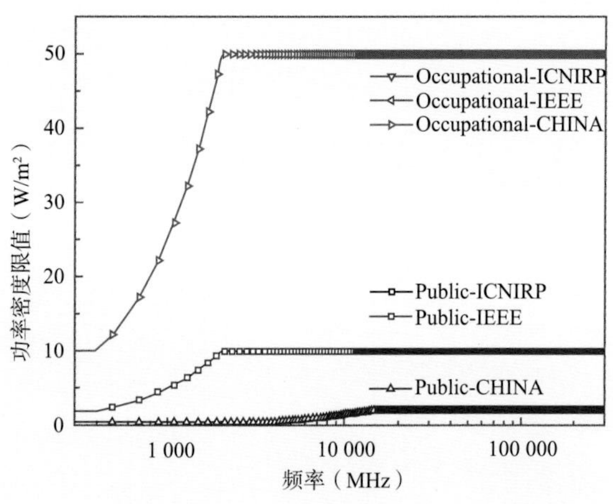

图1 ICNIRP/IEEE/中国公众及职业人员暴露限值

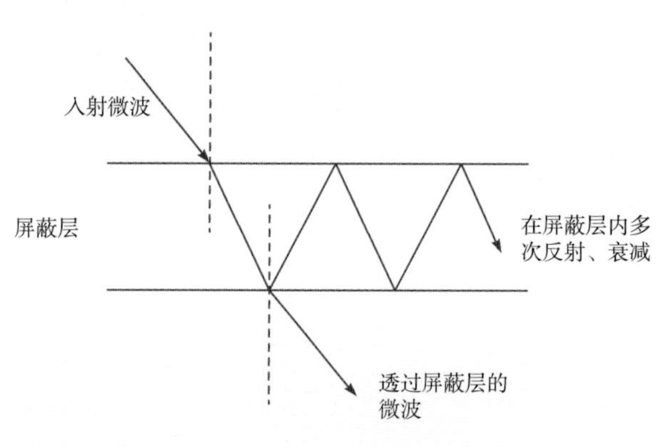

图1 微波辐射屏蔽过程示意

微波的屏蔽主要是基于对微波的反射和吸收作用。

（邹 勇）

wēibō fúshè xīshōu

微波辐射吸收（absorption of microwave radiation） 微波传播时衰减的能量被介质吸收转化为热能或其他形式能量的过程。微波辐射吸收是利用微波在介质传播过程中的介质损耗实现。微波辐射吸收是微波辐射屏蔽的主要原理之一。根据这一原理，开发了不同性能的吸波材料，以满足军用隐身技术、保温节能、电磁屏蔽以及人体防护等方面的应用。吸波材料是指能吸收投射到它表明的电磁波能量，并通过材料的介质损耗使电磁波能量转化为热能或其他形式的能量，一般由基体材料与吸收介质复合而成。

（邹 勇）

wēibō de yīxué fánghù

微波的医学防护（medical protection of microwave radiation） 治疗及预防微波辐射对人体的损伤。

微波辐射可可使人体心脏传导系统、免疫系统、神经系统、屏障系统、生殖系统生理功能紊乱，也可导致心理功能紊乱，并伴烦躁、头痛、记忆力减退。其应用于军事可使人体暂时失能而丧失战斗力。微波的医学防护很重要但也很困难。

微波医学防护包括服用抗微波辐射药物或保健食品，其中最重要的是抗辐射药物的使用，中药治疗微波损伤是研究的热点，黄芪、人参皂苷、红景天、甘草、芩丹、黄芩，麦冬等都对微波辐射的损伤有保护作用，其中，黄芩、黄芪、甘草和麦冬对免疫系统有保护作用，红景天、黄芪和人参皂苷对神经系统及生殖系统有保护作用。黄芩有解热、镇静作用，且黄芩苷可在体内水解析出苷元黄芩素和葡萄糖醛酸，后者是已知的解毒、保肝药物，且具有抗过敏作用。黄芪有强心作用，对因中毒或疲劳而陷于衰竭的心脏强心作用更明显，使收缩振幅增大，排血量增多，且提高机体免疫力，对干扰素系统有促进作用。红景天是景天科红景天属植物。以全草入药，有清肺止咳、止血的功能。古代亦作滋补强壮药。众所周知，人参、刺五加有健身强体，增强机体抗逆境的功能而被广泛用于加强新陈代谢、调节生理功能、轻身延寿的营养保健药物。研究发现红景天不但有类似人参、刺五加的滋补强壮作用，而且在某些方面更优于前两种药物，红景天抗缺氧、抗寒冷、抗微波辐射作用，还有提高工作效率、延缓机体衰老、防治老年疾病等功能。虽然有多种中药成分对微波辐射的损伤有治疗作用，但成熟的抗微波中药合剂非常少，因此综合多种中药成分之优点，优化其综合药效，是中药治疗微波损伤的重要任务。

微波武器的心理防护也非常重要，微波武器虽然不会造成战场人员的大量死亡，但可造成战场人员的神经错乱、行为失控、心脏功能衰减等，使人们增加了对微波的恐慌。应更好做好心理咨询与疏导。

（乔思默）

wēibō fúshè fánghù biāozhǔn

微波辐射防护标准（criteria of microwave radiation protection） 微波辐射环境下保护人体健康的基本标准。通常确定了全身或局部人体暴露于任何数量的产生微波的装置时的最大允许水平，提供了限制人体暴露的基本指南。

制定目的 鉴于微波技术在

应用的同时可能对环境和人产生影响或危害。人们采取相应的措施来应对，微波辐射防护标准主要是针对微波辐射对人体健康的危害而制定的标准。根据微波辐射环境的不同，其微波暴露人群可分为两类，一类是“一般微波辐射环境”中生活的普通公众，他们常年生活在此环境中，每天24小时受此环境中的微波辐射，但他们一般不知已经受到辐照；另一类是“特殊微波辐射环境”中工作的职业人群，他们一般经过一定训练，对微波辐射有所了解并采取一定的必要防护措施。对不同环境中的人群要采取不同的保护措施，制定的微波辐射标准也不同，即制定职业微波辐射标准和公众微波辐射标准。

制定原则 制定微波辐射防护标准必须要有先进的科学依据，即理论依据、动物实验研究依据、现场调查和人群流行病学依据。理论依据是指微波辐射对人体的生物效应，主要是热效应和非热效应。很多国家制定标准时出现的分歧主要是由于所遵循的理论不同，如美国等国家主要强调微波辐射热效应，而前苏联（俄罗斯）等国家强调微波辐射非热效应。在不同理论指导之进行的其他研究也不同。动物实验依据是制定好标准的依据，包括急性实验和慢性实验，根据具体情况而定，其中慢性实验很重要，一般是用一定强度的微波辐射动物，模仿职业现场或公众现场情况，根据取得的结果进行分析。在制定职业卫生标准和公众环境卫生标准时，应有具代表性的现场调查和一定数量的人群流行病学调查材料，主要指职业人群和公众人群的健康检查材料，以及现场微波辐射分布情况等的材料。

标准界定内容 主要包括微波辐射安全剂量，微波辐射测试、评估和计算方法。在微波辐射防护标准中暴露限值所定义的“基本限值”是直接建立在健康影响以及生物考虑的基础之上，所使用的物理量反映了不同频率下健康影响最低阈值相关的不同的“剂量”概念。在高频范围（300MHz～10GHz），基本限值是比吸收率，它是为了防止全身热应力和局部加热的；在很高的频率范围（10～300GHz），基本限值是入射功率密度，它是为了防止邻近或表皮上的组织过热。只要不超过这些基本限值，就可确认不会发生已知的急性有害健康影响。基本限值通常是一个难以测量的量，因此把其他一些量引入实际暴露评估中，用以确定基本限值是否可能超出，即“参照水平”，这些参照水平对应于在最不利的暴露条件下的基本限值。超出参照水平并不表示一定超出基本限值，但在这种情况下，必须检测与相关的基本限值相符性，且确定是否需要附加的保护措施。

补充说明 各国关于微波辐射暴露的标准法规分为两类：一类主要以国际非电离辐射防护委员会导则所确立的限值为立法依据，如大多欧洲国家、北美国家、中东国家等；另一类主要是在国际非电离辐射防护委员会导则的基础上，将暴露标准设置更加严格，代表国家为俄罗斯、波兰、中国等国家。尽管世界上微波辐射的标准很多，但基本上都采用了相同的体系，如在限值上分为基本限值和导出限值，在对保护对象的分类上分为普通公众和职业人群。国际上常用的微波辐射防护标准主要有国际非电离辐射防护委员会（ICNIRP）导则、美国电气和电子工程师协会（IEEE）标准（IEEE Std C95.1™—2019）等。中国同时并存多个相关的国家标准，几个部门同时又制定或修订类似的国标，中国与微波辐射相关的国家标准主要有《电磁环境控制限值》（GB 8702—2014）和《移动电话电磁辐射局部暴露限值》（GB 21288—2007）等。

（王丽峰）

索　引

条目标题汉字笔画索引

说　明

一、本索引供读者按条目标题的汉字笔画查检条目。

二、条目标题按第一字的笔画由少到多的顺序排列，按画数和起笔笔形横（一）、竖（丨）、撇（丿）、点（丶）、折（乛，包括㇆乚𡿨等）的顺序排列。笔画数和起笔笔形相同的字，按字形结构排列，先左右形字，再上下形字，后整体字。第一字相同的，依次按后面各字的笔画数和起笔笔形顺序排列。

三、以拉丁字母、希腊字母和阿拉伯数字、罗马数字开头的条目标题，依次排在汉字条目标题的后面。

四　画

五　画

六　画

七　画

八　画

九　画

十　画

十一　画

十二 画

十三 画

十四 画

十六 画

条目外文标题索引

A

B

C

D

E

F

H

I

L

M

N

O

P

R

S

T

U

W

内 容 索 引

说 明

一、本索引是本卷条目和条目内容的主题分析索引。索引款目按汉语拼音字母顺序并辅以汉字笔画、起笔笔形顺序排列。同音时，按汉字笔画由少到多的顺序排列，笔画数相同的按起笔笔形横（一）、竖（丨）、撇（丿）、点（、）、折（乛，包括亅乚𡿨等）的顺序排列。第一字相同时，按第二字，余类推。索引标目中夹有拉丁字母、希腊字母、阿拉伯数字和罗马数字的，依次排在相应的汉字索引款目之后。标点符号不作为排序单元。

二、设有条目的款目用黑体字，未设条目的款目用宋体字。

三、不同概念（含人物）具有同一标目名称时，分别设置索引款目；未设条目的同名索引标目后括注简单说明或所属类别，以利检索。

四、索引标目之后的阿拉伯数字是标目内容所在的页码，数字之后的小写拉丁字母表示索引内容所在的版面区域。本书正文的版面区域划分如右图。

a	c	e
b	d	f

A

B

C

D

E

F

K

L

M

X

Y

本卷主要编辑、出版人员

执行总编　谢　阳

编　　审　谢　阳

责任编辑　李亚楠

索引编辑　赵　健

名词术语编辑　陈丽丽

汉语拼音编辑　崔　莉

外文编辑　顾　颖

参见编辑　杨　冲

责任校对　张　麓

责任印制　卢运霞

装帧设计　雅昌设计中心·北京